Wolfgang Blohm

Die Seele der Krankheit

Für Eike, die so sehr viel Liebe in mein Leben bringt.

„Wunder geschehen, ganz leise zwar, aber sie geschehen …“

Wolfgang Blohm

Die Seele der Krankheit

Wie Sie innere Anspannungen lösen
und Ihr Immunsystem stärken

mvgverlag

Bibliografische Information der Deutschen Nationalbibliothek
Die Deutsche Nationalbibliothek verzeichnet diese Publikation in der Deutschen Nationalbibliografie. Detaillierte bibliografische Daten sind im Internet über http://dnb.d-nb.de abrufbar.

Für Fragen und Anregungen:
blohm@mvg-verlag.de

2. Auflage 2013

Nymphenburger Straße 86
D-80636 München
Tel.: 089 651285-0
Fax: 089 652096

Umschlaggestaltung: www.coverdesign.net
Umschlagfoto: ©age fotostock/mauritius image
Redaktion: Kornelia Blohm, Kiel
Satz: J. Echter, Redline GmbH
Druck: Books on Demand GmbH, Norderstedt
Printed in Germany

ISBN Print 978-3-86882-306-6
ISBN E-Book (PDF) 978-3-86415-359-4

Inhalt

Vorwort . . . 7
Einleitung . . . 11
Perspektiven zur Gesundheit . . . 19
Das Immunsystem . . . 29
Verbindungen und Einflüsse . . . 33
Seele und Körper . . . 39
Seele und Immunsystem . . . 45
Spannungsfelder . . . 51
Orientierungen: Gefühle und Symptome . . . 61
Zugänge . . . 111
Die Seele der Krankheit . . . 125
Die Atemorgane . . . 131
Die Herz-Kreislauf-Organe . . . 151
Der Magen-Darm-Trakt . . . 173
Die Haut . . . 199
Alltägliche Begegnungen . . . 223
Konsequenzen . . . 235
Ausblick . . . 251
Dank . . . 257
Literatur . . . 259
Über den Autor . . . 265
Register . . . 267

Vorwort

Die Welt, in der wir leben, macht viele Menschen atemlos. Wo einmal Zeit und Muße war, in Ruhe Dinge zu betrachten, um deren Wert und Inhalt und Bedeutung zu entdecken und deren Wert zu würdigen, beherrschen Unrast, Hektik und flüchtiges Erleben den Alltag und bestimmen so die Wirklichkeit. Acceleration, so nennt man das: unglaubliche Beschleunigung ist überall, wohin Aufmerksamkeit sich richtet. Nichts scheint davon verschont zu bleiben. Zum eigenen Tun verliert man den Bezug, denn Werte wechseln ständig.

Für Besinnung bleibt da wenig Raum, und Begegnungen mit sich und anderen finden so nur noch selten statt.

Die Seele hat das längst bemerkt und gibt erst leise und dann immer lauter Zeichen: Kopfschmerzen können das sein, Schlaflosigkeit, matte Müdigkeit und kraftlose Erschöpfung, Niedergeschlagenheit macht sich am Morgen breit, und abends ist die Resignation dann immer häufiger zu Gast. Langsam schleichen sich vielleicht auch existenzielle Ängste ein und ver-drängen alte Zuversicht. Frohsinn, heitere Gelassenheit und Sicherheit im Tun und Lassen trifft man nur noch selten an.

Reagiert man nicht, kommt vielleicht Bitterkeit hinzu, und erste körperliche Symptome treten auf den Plan. Denn dem, der die Seelensprache, seine Gefühle, nicht versteht, versucht der Körper nun den rechten Weg zu weisen: Herzrasen, Schwitzen, Magenschmerzen, Atemnot und Schwindelirritationen und hoher Blutdruck setzen um, was die Seele spürt.

All das hat mit Strafe oder Besserwisserei so wenig zu schaffen wie mit esoterischem Gedankengut. Denn nur nach eigenen Maßstäben und eigener Betroffenheit geben erst die Seele und dann der Körper Zeichen, dass man sich nicht wohl fühlt in seiner Haut und nach Veränderungen streben sollte, um Harmonie von Körper und Seele in einem Maße wiederherzustellen, wie das dann eben möglich ist.

Körper und Seele gehen sozusagen Hand in Hand, sie sind von Geburt an auf das Innigste miteinander verwoben. Geht es der Seele gut, ist der Körper auch gesund. Tut es der Seele auf die Dauer weh, wie man sein Leben lebt und alltägliche Bereiche so gestaltet, wird auch der Körper in der Folge krank. Niemand ist an seiner Krankheit „schuld“. Aber **Ursache** ist ein dauerhaftes Spannungsfeld, in dem das seelische Erleben sich Tag für Tag befindet. Und **Wirkung** zeigt der Körper dann: erst in einzelnen Symptomen, in der Folge dann mit Krankheit, wenn Spannungsfelder nicht entschärft werden können oder unbeachtet bleiben. Drohung ist das nicht und auch nicht Strafe, das sei hier noch einmal betont. Die Seele misst nur mit den ureigenen Maßstäben und sendet Botschaften. Der Körper setzt diese dann in der Folge um.

Solche Zusammenhänge sind inzwischen wissenschaftlich nachgewiesen, und eine eigene Wissenschaft, die Psychoneuroimmunologie, beschäftigt sich mit diesem sehr komplexen Fachgebiet: den Zusammenhängen von Seele, Nerven und Immunsystem, von Körper und Seele, den Hintergründen von Krankheit und Gesundheit.

Dieses Buch verbindet die Erfahrungswerte aus zwanzig Jahren allgemeinmedizinischer Arbeit mit den neuesten Erkenntnissen aus dem Bereich der psychoneuroimmunologischen Forschung.

Es dokumentiert vor dem Hintergrund des über die Jahre gesammelten Materials Zusammenhänge zwischen Körper und Seele und spricht konkret und anhand zahlreicher Beispiele mögliche seelische Hintergründe für Erkrankungen der Organsysteme an.

Darüber hinaus werden in diesem Buch Lösungsmöglichkeiten in Form von Übungseinheiten angeboten, die Spannungsfelder beseitigen oder entschärfen helfen und so den

Weg zurück in die Gesundheit weisen. Denn Krankheit ist keine Einbahnstraße.

In diesem Buch werden Orientierungshilfen angeboten, um Gesundheit auf Dauer zu erhalten und das Immunsystem zu stärken.

Dieses Buch weist Wege, die eigene Kompetenz, die eigenen Ressourcen und die eigene Verantwortung für die Gesundheit wieder wahrzunehmen. Es eröffnet dem Leser die Möglichkeit, Abhängigkeiten in einem fragwürdigen Gesundheitssystem zu mindern und den eigenen Weg eindrucksvoll und sicher zu gestalten.

Dieses Buch wird das Verständnis von Krankheit und Gesundheit grundlegend verändern können, wenn Sie es möchten.

Auf keinen Fall kann dieses Buch notwendige medizinische Maßnahmen wie lebensnotwendige Medikation, dringend angezeigte Operationen oder eine unumgängliche Psychotherapie ersetzen.

Und dieses Buch erhebt auch nicht den Anspruch auf Allgemeingültigkeit: Vielmehr bietet es denen, die offen sind für neue Wege, und denen, die selbst den entscheidenden Beitrag zur Gesundheit leisten möchten, viele und hilfreiche Perspektiven, die ein Leben sehr verändern können. Denn es gilt, wie schon erwähnt: Krankheit ist keine Einbahnstraße, und der Weg führt zurück!

Einleitung

Unser Gesundheitssystem ist in den letzten Jahren ins Gerede gekommen. Und es vergeht kaum ein Monat, in dem nicht über steigende Kosten, ausufernde Verwaltung oder explodierende Beiträge in den Medien zu lesen wäre.

Eine Reform, mag sie ihren Namen verdienen oder nicht, folgt der nächsten und löst jeweils riesige Umordnungsaufgaben aus. Ärzte verbringen mittlerweile ein Drittel ihrer Zeit damit, Formulare auszufüllen, statistisches Material zu erheben, Gebühren zu kassieren und neue Abrechnungsverfahren zu erlernen.

Die Hauptforderung der Krankenkassen wird vor allem dann erfüllt, wenn immer engere finanzielle Rahmen eingehalten werden, wenn Mediziner in Diagnostik und Verordnungen „nicht aus dem Rahmen fallen" und sich im statistischen Vergleich von benachbarten Kollegen und Fachgruppen am besten gar nicht unterscheiden.

Der Patient mit seinem Anliegen auf Gehör, angemessene Zuwendung und Diagnostik, seelische und körperliche Betreuung oder menschliches Verständnis stellt mit großer Verwunderung fest: Trotz unverändert hoher Gebühren und ständiger öffentlicher Diskussion in Politik und Medien spielt er keine so rechte Rolle mehr in dieser Medizin.

Und der ärztliche Beruf gerät mehr und mehr zur Farce bürokratischer Verteilungsmuster. Es ist an der Zeit, dass sich daran etwas ändert. Viele Jahrzehnte hindurch sind die Menschen ermuntert worden, sich mit ihren Krankheiten an Spezialisten, die Ärzte, zu wenden. Es ist ein gutes Gefühl, wichtige Bereiche aus dem eigenen Lebensbereich zu delegieren: Man ist dann selbst nicht in der Pflicht, und Heilung mag von außen kommen, ohne dass sich an der Lebensführung oder an Verhaltensweisen etwas ändern müsste. Dass es sich bei dieser Perspektive wohl eher um einen Irrtum handelt, wird immer mehr und spürbar deutlich.

Immer aufwändiger und technisch kaum noch zu bedienen gestaltet sich die Diagnostik. Und was mancher erfahrene Hausarzt in früheren Jahren mit einem Blick und kurzer körperlicher Untersuchung sicher feststellen konnte, braucht heute diverses medizinisch-technisches Gerät, umfangreiche Analysen aus dem Labor und mitunter zwei oder drei Spezialisten, um als gesichert anerkannt zu werden.

Ein unglaublicher Apparat dient dabei vor allem einem Zweck: Krankheit auf immer neue Art und Weise zu beschreiben. Ob all das einen sinnvollen, hilfreichen oder in der Folge heilenden Nutzen für den erkrankten Patienten hat, wird häufig nicht mehr hinterfragt.

Um Gesundheit hingegen kümmert man sich vergleichsweise recht wenig. Vorsorge und salutogene Perspektiven erschöpfen sich seit vielen Jahren in Hinweisen zu einer ausgeglichenen Ernährung und angemessener Bewegung. In den letzten Jahren kommt die Vermittlung des einen oder anderen Verfahrens zur Entspannung hinzu und ergänzt den ziemlich alten Katalog. Offenbar erscheint es vielen Menschen nicht bedeutsam, Aufmerksamkeit und finanzielle Mittel in Gesundheit statt in Krankheit zu investieren. Und der oft gehörte Hinweis des Systems, dass die umfangreiche Suche nach Krankheiten und Erklärungsmodellen Gesundheit erst ermögliche, lässt sich so nicht wirklich halten.

Denn längst ist bekannt, dass nicht gleiche Einflüsse, Erreger und Faktoren alle Menschen in der gleichen Weise erkranken lassen. Einer Erkrankung mit dem HI-Virus geht ohne Frage eine Infektion voraus. Aber manche Menschen erkranken nach nur kurzer Frist, während andere Jahrzehnte oder immer ohne den Ausbruch der gefürchteten Krankheit bleiben.

Einige Menschen müssen nur von weitem einen Grippeerkrankten erblicken und niesen schon Minuten später, während anderen täglicher Kontakt auch aus der Nähe mit den Viren keinen Schaden zufügen kann. Manche Tabletten wirken bei einigen Patienten sofort und auch sehr gut, während andere keine Wirkung oder nur einen Teil davon verspüren und stattdessen Nebeneffekte zu erdulden haben.

Und so zeigt sich sehr deutlich, dass bei Gesundheit und Krankheit offenbar noch andere Faktoren eine Rolle spielen, als man bislang vermutet oder berücksichtigt hat. Es ist an der Zeit, dass sich daran etwas ändert.

Die Verbindungen von Körper und Seele sind zu allen Zeiten auf sehr unterschiedliche Weise betrachtet worden. Innerhalb der letzten zwei Jahrhunderte hat sich eine Trennung von Körper und Seele in der Medizin vollzogen.

Da gibt es die „richtige" Medizin, die sich mit der Behandlung aller „organischen" Erkrankungen befasst, zu denen Herzinfarkte, Bronchitiden, Schlaganfälle, Bluthochdruck, Diabetes mellitus (Zuckerkrankheit) oder Magengeschwüre zählen können. Daneben hat sich eine Psychotherapie entwickelt, die sich schwerpunktmäßig mit den seelischen Veränderungen und Erkrankungen beschäftigt, zu welchen Depressionen, Ängste, Wahnerkrankungen oder Zwangshandlungen gerechnet werden.

In jüngster Zeit hat sich die Psychosomatik etablieren können, jener Zweig am Baum der Therapie, der Zusammenhänge zwischen Psyche (Seele) und Soma (Organ) vermutet und bei der Behandlung der Erkrankungen mit einzubeziehen sucht. Zu solchen Krankheitsbildern werden körperliche Beschwerden wie Herzrasen, Atemnot oder Engegefühle gezählt, zu denen sich keine organischen Ursachen finden lassen können. Aber auch Asthma bronchiale, Colitis ulcerosa (entzündliche Darmerkrankung) oder der Migräne und der Hauterkrankung Neurodermitis werden seelische Anteile an Entstehung und Verlauf inzwischen zuerkannt.

Tatsächlich sind jedem Menschen unabhängig von medizinischen Betrachtungsweisen die Zusammenhänge von Körper und Seele gut bekannt und direkt am eigenen Leib spürbar. Die Erinnerung an die ersten Vogelstimmen nach einem langen Winter, die auf Frühling, Wärme und Licht hoffen lassen, kann ganz wunderbare wohlige Wärme in der Bauchregion wecken oder die Bewegungen leichter werden lassen.

Betrachtet man ein älteres Bild, das den Moment nach einer bestandenen Prüfung festgehalten hat, spürt man die Erleichterung mit freier Atmung, einem weiten Blick und aufrechter Körperhaltung so direkt, als geschähe das gerade so erst jetzt.

Wie wunderbar ist es, einen geliebten Menschen nach langer Zeit wieder in die Arme zu schließen. Und schon die Erwartung eines solchen Ereignisses lässt den Puls schneller schlagen („vor Freude hüpfen"), verbessert die Durchblutung der Haut oder löst ein angenehmes Zittern aus.

Rechnet man dagegen mit dem Eintreten einer unangenehmen Entwicklung, die mit Unsicherheit, Angst oder Spannungsfeldern verbunden ist, meldet der Körper diese Empfindungen der Seele auf andere Art und Weise: Herzrasen, schnelle Atmung, Schweißausbrüche, Darmaktivitäten, verspannte Nackenmuskeln oder eine gebückte Haltung können solche Zeichen sein. Jeder spürt also sehr direkt, dass es zwischen dem seelischen Empfinden und den körperlichen Wahrnehmungen eine absolut sichere Verbindung gibt. Seele spiegelt Körper und Körper spiegelt Seele.

Eine Wissenschaft, die sich seit wenig mehr als zehn Jahren mit den Verbindungen von Körper und Seele auf naturwissenschaftlicher Ebene beschäftigt und dieses Gebiet zunehmend intensiv beforscht, nennt sich Psychoneuroimmunologie. Sie vereint „unter einem Dach" die Psychologie (Seelenkunde), die Neurologie (Nervenkunde) und die Immunologie (Körperabwehrkunde) und beschäftigt sich mit den Verknüpfungen dieser Bereiche.

In der Praxis bedeutet das: Wie wirken sich seelische Ereignisse oder Empfindungen auf die Körperabwehr aus, und welche Rolle kommt dabei dem Nervensystem zu? Und derartige Fragen und die möglichen Antworten darauf sind von elementarer Bedeutung für die Gesundheit oder die Seele der Krankheit.

Eine solche Frage und die möglichen Konsequenzen daraus könnten unser Gesundheitssystem und den Umgang mit der Krankheit revolutionieren. Denn das Abwehrsystem des Körpers, das Immunsystem, zeigt sich inzwischen als der zentrale Punkt, die absolute Schaltstelle für Gesundheit oder Krankheit.

Der Körper wird täglich mit vielen Millionen Krankheitskeimen konfrontiert, die über den Mund, die Lungen, über den Darm oder die Harnwege eindringen. Das Immunsystem sorgt aber dafür, dass sich diese Krankheitserreger (Viren oder Bakterien zum Beispiel) nicht ausbreiten und den Organismus schädigen können, und vernichtet sie. Ebenso werden jeden Tag unzählige Krebszellen im Körper gebildet. Und auch diese erkennt die körpereigene Abwehr und macht sie unschädlich. Erst wenn dieses Immunsystem verändert, geschädigt oder überfordert wird, kommt es zum Ausbruch einer Krankheit wie einer Infektion oder Krebs. Zahlreiche andere Einflüsse spielen dabei ohne Zweifel auch eine Rolle, aber die wirklich „letzte Entscheidung“ liegt beim Immunsystem.

Erfahrene Ärzte wissen, wie sehr der weitere Verlauf einer Erkrankung vom grundsätzlichen seelischen Zustand des Patienten abhängt.

Umfangreiche Studien belegen inzwischen, dass bestimmte psychische Konstellationen Krankheit und deren Entwicklung sehr ungünstig beeinflussen, während andere die Heilung beschleunigen oder überhaupt den Gesundheitszustand stabilisieren und den Ausbruch von Krankheiten verhindern können.

Die Psychoneuroimmunologie weist immer klarer auf der naturwissenschaftlichen Ebene nach, wie sehr das körpereigene Abwehrsystem von der Psyche beeinflusst werden kann. Immer deutlicher zeichnet sich ab, dass und auf welche Weise

Gesundheit und Krankheit miteinander zusammenhängen, und welche entscheidende Rolle die Seele dabei spielt. Immer unmissverständlicher zeigt sich, wie sich diese Erkenntnisse nutzen lassen. Immer einleuchtender wird, dass die Rolle des Erkrankten selbst auf dem Weg zu seiner Gesundung bislang bei weitem unterschätzt worden ist. Immer offenbarer wird, dass Krankheit keine Einbahnstraße ist.

Und immer mehr gewinnt das Wissen über die Zusammenhänge von Körper und Seele dabei an Bedeutung: das Prinzip von Ursache und Wirkung. Dieses Wissen über Krankheit und Gesundheit verdichtet sich seit vielen Jahren. Und dennoch wird ihm in unserem Gesundheitssystem allenfalls ein Nischenplatz oder die Esoterikecke eingeräumt.

Es ist an der Zeit, dass sich daran etwas ändert. Es ist an der Zeit, einen Wertewechsel zu vollziehen. Es ist an der Zeit, den eigenen Einfluss und die eigene Macht über Krankheit und Gesundheit wieder in der eigenen Mitte zu entdecken.

Wer die Seele der Krankheit kennt und versteht, wird die Gesundheit an seiner Seite wissen. Denn Krankheit ist nicht irreversibel: Sie lässt sich oftmals heilen.

Es stellen sich damit sehr viele neue Fragen:

Was ist Gesundheit, was ist Krankheit, und wer bestimmt das jeweils?

Wann ist ärztliche Hilfe unabdingbar, und wann kann ich mir selber helfen?

Wenn die Seele eine solche entscheidende Rolle spielt, kann ich dann Krankheiten verhindern?

Welche Orientierungssysteme helfen mir dabei?

Bin ich nun etwa auch noch „schuld“ an meiner Krankheit?

Gibt es seelische Hintergründe für bestimmte Krankheiten, die immer wieder zu finden und für die Organe typisch sind?

Wenn der Körper „Dolmetscher“ meiner Seele ist, wie lerne ich die Sprache selbst?

Kann ich Gesundheit „üben“?

Was kann ich bei Krankheit gezielt und wirkungsvoll selbst für die Gesundheit tun?

Wie führe ich mein Leben so, dass Gesundheit kein Zufall ist, sondern vielmehr Konsequenz?

Ist das Prinzip von Ursache und Wirkung auch in meinem Leben gültig?

Und wie setze ich das alles in meinem ohnehin schon ausgefüllten Alltag um?

Kann das Wissen um die Körper- und- Seele- Zusammenhänge wirklich das Gesundheitssystem verändern?

Dieses Buch wird Ihnen helfen, Antworten darauf zu finden.

Perspektiven zur Gesundheit

Die Gesundheit, liest man allerorten, sei doch das höchste aller Güter. Nur wenige Menschen würden wohl eine solche Aussage wirklich in Frage stellen wollen. Eine unüberschaubare Anzahl von Gesellschaften, Organisationen und auch die Krankenkassen haben sich das Wort „Gesundheit" auf ihre Fahnen geschrieben. Gesundheitsfarmen gibt es, Gesundheitszentren, Gesundheitsoasen oder Gesundheitskompetenzen. Daneben blüht ein Markt von nicht zählbaren Produkten: Nahrungsmittel in besonderer oder besonders natürlicher Zusammensetzung, Nahrungsergänzungsstoffe wie Mineralien oder Vitamine, Kräuter, Tees, Ballaststoffe, Leberschutzprodukte, Verjüngungsmittel oder Aufbaustoffe für den geschwächten oder gesundheitsbewussten Körper. Die abenteuerlichsten Geräte versprechen bereits nach kurzer und natürlich absolut müheloser Anwendung eindrucksvolle Verbesserungen des Gesundheitszustandes, der Bauch verschwindet, die Muskeln wachsen, und durch Trägheit und fehlendes Training verlorene Kräfte kehren über Nacht zurück.

Es wäre doch ganz wunderbar, wenn das alles wirklich so wäre! Schaut man aber einmal genauer hin, hält diesen riesigen Markt für „Gesundheit" meistens nur die eine Absicht zusammen: Geld zu verdienen!

Dabei steht es außer Frage, dass eine ausgeglichene Ernährung mit einem hohen Anteil an Obst und frischem Gemüse aus der Region jenen Fertigprodukten vorzuziehen ist, die in Chemielabors entstanden oder aus den Imbissstuben einer Fastfoodkette stammt. Und wer wollte den Wert von Bewegung und frischer Luft wohl leugnen?

Nur all das bekommt man gleichsam vor seiner Haustür, all das muss nicht mit völlig überhöhten Gebühren bezahlt werden, und all das verbringt eben auch so nicht wirklich große Wunder.

Solche Produkte können nur deshalb den Markt überschwemmen, weil offenbar in ausreichender Zahl leichtgläubige Kunden vorhanden sind, die den völlig überzogenen, gänzlich unhaltbaren Versprechungen der Hersteller Glauben schenken. Denn Gesundheit ist nicht käuflich. Das Interesse der Menschen scheint gemessen an den Umsätzen der beschriebenen Erzeugnisse ungeheuer groß zu sein.

Man schätzt inzwischen, dass mehr als die Hälfte der Bevölkerung an erheblichem Übergewicht leidet. Der Zigarettenkonsum ist trotz enormer Preise kaum verändert. Alkohol wird im Lande in Strömen getrunken, die weit jenseits der Genussgrenze liegen. Der Drogenkonsum steigt stetig und ist auch durch rigide Gesetze nicht einzudämmen. Steter Bewegungsmangel offenbart sich als Herz-Kreislauf-Killer ersten Ranges.

In der Folge finden sich Herzinfarkte, Gefäßerkrankungen, Schlaganfälle, die Zuckerkrankheit, Lungenkrebs, Leberschäden, Suchterkrankungen, Frühinvalidität und jäher Tod. Die Zusammenhänge sind bekannt, aber offenbar interessiert sich kaum jemand dafür; wie wäre es sonst möglich, ein Verhalten fortzuführen, das unser „höchstes Gut" so krass und wissentlich gefährdet?

Und aus umfangreicher Forschung ist bekannt, dass etwa ein Drittel der Krebserkrankten oder Herzinfarktpatienten – durchweg also Menschen, die sich als bedroht an Leib und Seele erleben müssen – genau nach jenen Regeln weiter leben – die den Tod wahrscheinlich machen und die Chancen auf Genesung dramatisch senken.

Gemeinsam ist diesen Perspektiven, dass man Gesundheit nicht käuflich erwerben kann, dass Gesundheit nicht von außen leicht zu haben ist und auch nicht ohne jede Mühe. Gemeinsam ist diesen Perspektiven, dass der Preis für die Gesundheit aktiv und mit Einsatz von Einsicht und Anstrengung, Verzicht oder Trainingsfleiß zu zahlen ist.

Und da hört der Spaß dann für viele wohl doch auf: So wertvoll ist offenbar Gesundheit wieder nicht!

An dieser Stelle können Sie nun bereits Ihre erste Entscheidung treffen: Sie können wählen, ob Sie sich jener leichtgläubigen, bequemen, kapitaleinsatzfreudigen, aber eher erfolglosen Gruppe zurechnen möchten, oder ob Sie bereit sind, den Einsatz an Fleiß, Veränderungen oder gar Verzicht zu erbringen, um Ihre Gesundheit wieder zu erhalten oder wiederzuerlangen.

Wäre diese Entscheidung so einfach, wie Sie jetzt vielleicht denken, wäre vermutlich die eine Gruppe nicht so groß und die andere Gruppe nicht so klein. Deshalb sollten Ehrlichkeit und Überzeugung die Grundlage Ihrer Entscheidung sein.

Und nachdem nun diese Wahl getroffen ist, kommen vielleicht doch bei manchem Leser leise Zweifel auf, ob die Entscheidung für oder gegen Gesundheit denn gar so leicht zu treffen sei, und ob eine gesunde Lebensweise fernab von Alkohol und anderen Genüssen, rauchfrei und mit viel Bewegung ein langes und gesundes Leben folgerichtig garantiere.

Wie mag es dann wohl möglich sein, dass jüngst der schlanke Nachbar mit etwas über dreißig Lebensjahren einen Herzinfarkt erlitten hat, der doch Sportler war und sich von jedem Rauch aus Überzeugung fernhielt?

Und wie erklärt sich wohl die Brustkrebserkrankung der freundlichen Kollegin, die immer hilfsbereit, in allem maßvoll war und wirklich gesund lebte? Sind das nur Ausnahmen, die angeblich eine Regel bestätigen? Und dürfen dann Ausnahmen statistisch gesehen dergestalt zahlreich sein? Diese grundlegenden Zweifel teile ich aus ganzem Herzen!

Viel zu viele Fragen bleiben offen, viel zu viele Zweifel tun sich auf, ob man das „Übel" auf diese Weise wirklich bei der Wurzel packte. Und es scheint auch gar zu einfach, wollte man Menschen und Gesundheit auf solche Formeln der externen Lebensweise reduzieren. Und uralt sind diese Perspektiven auch! Wenden wir uns also anderen Horizonten zu!

Klarheit zeichnet neue Perspektiven neben deutlichen Konturen ja oft in ganz besonderer Weise aus. Und ganz sicher gilt es, sich zunächst einmal Klarheit darüber zu schaffen, was denn unter „Gesundheit" wohl zu verstehen ist und wie sie sich von Krankheit unterscheidet.

Auf den ersten Blick scheint das ganz klar und definiert, aber auf den zweiten ändert sich das Bild. Gesetzt den Fall, Sie wachten morgens auf mit einem pochenden Klopfen in den Schläfen, dem Gefühl, als schnüre ein Reifen den Kopf eng und erbarmungslos ein, die Lider sind schwer und geschwollen, leichte Übelkeit macht sich breit: Sie haben starke Kopfschmerzen.

Da Ihre Arbeit ein hohes Maß an Konzentration erfordert, haben Sie nun drei Möglichkeiten: Sie gehen mit den Kopfschmerzen zur Dienststelle, verrichten die Arbeit so gut, wie es geht, und riskieren, dass die Fehlerquote steigt und dass die Kopfschmerzen weiter zunehmen bis zur Unerträglichkeit. Daneben ist es möglich, eine Schmerztablette einzunehmen, deren Wirkung Sie nach etwa einer halben Stunden spüren, und von der die nachlassende Intensität der Schmerzen herrührt. Ihre Arbeit verrichten Sie fast ungehindert. Die dritte Möglichkeit bedeutet, Sie konsultieren einen Arzt, erhalten den guten Rat zur Ruhe und eine Bescheinigung über eine Arbeitsunfähigkeit, die offizielle Bestätigung, dass Sie „krank geschrieben" sind. Am nächsten Tag ist der Spuk vorbei, und nur ein leichter Druck weist noch auf die Qualen hin.

Waren Sie nun krank? Oder waren Sie gesund und „hatten" nur Kopfschmerzen? Entscheidet die Bescheinigung des Arztes über Krankheit und Gesundheit, oder entscheidet der gnadenlose Umgang mit dem eigenen Selbst, das zum Ertragen der Schmerzen verurteilt wird? Oder hat die Tablette am Ende entschieden, dass Sie als „gesund“ zu bezeichnen sind?

Was ist mit einer Magenverstimmung nach einem gar zu üppigen Essen oder doch übermäßigem Alkoholgenuss? Ist man danach und damit krank, auch wenn man die Hintergründe kennt oder ist man „eigentlich“ gesund?

Die Weltgesundheitsorganisation sieht „Gesundheit“ immer dann gegeben, wenn man sich in einem Zustand des körperlichen und seelischen Wohlbefindens befindet. Nach dieser Bestimmung allerdings würden sich wohl die meisten Menschen als mehr oder minder chronisch krank bezeichnen müssen, denn wer ist schon immer in einem körperlichen und seelischen Wohlfühlzustand?

Es geht also nicht besonders eindeutig zu, wenn es gilt, Gesundheit klar und genau zu bezeichnen und von Krankheit abzugrenzen. Für unsere Betrachtungen zur Seele der Krankheit sollen deshalb die folgenden Kriterien für das Vorliegen von Krankheit gelten: längere Dauer, behandlungsbedürftig, externe Hilfe ist erforderlich, keine natürliche Reaktion auf Fehlverhalten oder Ereignisse im Umfeld. Das gilt für seelische und körperliche Erkrankungen in unserem Zusammenhang in gleicher Weise.

Gesundheit wird so zu einer Ausschlussdiagnose und kann natürlich mit den Kriterien der WHO anteilig verbunden werden. Falls Sie also einmal bei dem Verzehr von Pflaumen einfach nicht „genug“ bekommen können, und wenn sich dann am nächsten Tag ein kräftiger Durchfall in der Folge einstellt, gilt das hiernach nicht als krank, sondern es ist eine natürliche Reaktion des Körpers, dem Sie zu viel des Obstes zugemutet haben.

Haben Sie nach einer Trennung von einem langjährigen Partner oder einer Partnerin Ihren Antrieb und Ihre Konzentration und Ihre Lebenslust für eine Zeit verloren, kann man das als eine reaktive Depression benennen. Ganz sicher aber wäre es fatal, diesen Zustand nun als Krankheit zu bezeichnen. Denn die Reaktion auf den Verlust der Bezugsperson ist schmerzlich, stimmt traurig und erfordert „Trauerarbeit", um diese Spannungen abzuarbeiten. Und das ist ein sehr natürlicher und „gesunder" Vorgang.

Es gibt zwar keine Statistiken darüber, aber aus mehr als zwanzig Jahren eigener Erfahrung im Umgang mit diesem Thema lässt sich herleiten, dass die Zahl der demzufolge erkrankten Personen bei vielleicht 30 Prozent liegen mag, während jene Menschen, die zwar unter dem einen oder anderen Beschwerdebild leiden, aber nicht einer „Krankheit" im definierten Sinne zugeordnet werden müssen, bei 70 Prozent angesiedelt werden könnten.

Diese Gruppe bestimmt also gleichsam selbst, ob sie krank oder noch gesund genannt werden möchte – mit allen Konsequenzen. Und diese Konsequenzen können sehr erheblich sein und den Verlauf einer Krankheit oder von Beschwerden verschiedener Art sehr beeinflussen.

Um zu unserem Beispiel zurückzukehren: Nach einem Trauerfall in der Familie fühlen Sie sich ausgesprochen elend, haben keinen Appetit mehr und schlafen auch schlechter. Sie nehmen den Rat einer Verwandten gerne an und konsultieren deshalb nun ein Mitglied des Gesundheitssystems, einen Arzt. In nahezu allen Fällen wird, nachdem Sie Ihre Beschwerden geschildert haben, die Diagnose „Depression" auf dem Krankenschein zur Abrechnung für die Krankenkassen stehen und auf Ihrer Krankenakte auch. Und der Arzt wird Ihnen gegen die Beschwerden ein Medikament verordnen, wahrscheinlich ein Antidepressivum, vielleicht auch einen Tranquilizer (Beruhigungsmittel). Sie nehmen diese Medikation ein und stellen fest: Es geht mir besser. Und bevor die Tabletten zur Neige gehen, wird eine neue Rezeptur geholt, die nahezu immer ohne eine weitere Konsultation des Arztes zu haben ist.

An der Trauer, die Ursache und Hintergrund für ihre Beschwerden war und eine absolut gesunde und natürliche

Reaktion darstellte, arbeiten Sie allerdings nicht, denn Sie fühlen sich ja wohl. Vielleicht versuchen Sie dann, die Tabletten abzusetzen, spüren aber schnell: Die Beschwerden kehren wieder. Also setzen Sie die Medikation fort. Nehmen Sie auf diese Art einen Tranquilizer über ein paar Wochen ein, sind Sie bereits in einer Abhängigkeit und müssen mit heftigen Entzugserscheinungen rechnen. Und das ist fatal, weil Sie ja auch noch die Trauerarbeit nicht erledigt haben.

Das Antidepressivum wird nach einiger Zeit seine Wirkung einbüßen, eine weitere Medikation wird erfolgen oder die Dosis erhöht. Und damit sind Sie „chronisch depressiv" erkrankt. Es ist das eingetreten, was man eine Perversion, eine Umkehrung nennen könnte, und was nicht besonders selten ist: Die Tablette, die Ihnen Heilung bringen sollte, hat Sie chronisch krank gemacht, weil Sie Trauerarbeit nicht leisten konnten und inzwischen tatsächlich ohne Tablette mehr Probleme bekommen als mit ihr.

In anderer Form stellt sich diese Umkehrung auch bei Erkrankungen dar, die ärztlicher Hilfe ausdrücklich bedürfen:

Wer an einem Magengeschwür erkrankt, bekommt nach einer Magenspiegelung zur Sicherung der Diagnose eine Kombinationstherapie in Tablettenform verordnet. Die Ursachen der Beschwerden werden in einem Erreger vermutet, den man so neben der Blockade von Magensäure mit einem Antibiotikum bekämpfen will. Und das ist sicher richtig, denn Behandlung ist erforderlich.

Daneben hat der Kollege aus mancherlei Gründen aber leider versäumt, sich mit Ihnen über Ihr Lebensumfeld und Stressoren darin zu unterhalten, den hohen Kaffeekonsum anzusprechen, und vor allem hat er nicht mit Ihnen nach Spannungsfeldern gesucht, die man bei Magengeschwüren ausnahmslos und sicher finden kann. Die Tablette soll es also richten, und das tut sie auch. Aber nach einiger Zeit kommen die Beschwerden trotz der medikamentösen Heilsversprechen wieder. Denn die Hintergründe wurden ja weder erkannt noch verändert.

Wieder soll die Tablette Heilung bringen, und wieder wird es einen Rückfall geben. Die Tablette unterhält also letztendlich die Erkrankung, denn der Arzt kann keine Hintergründe ändern und Medikamente noch viel weniger. Und der Patient wird in dem guten Glauben gehalten, für seine Krankheit sei allein die Delegation an den Arzt und die Medikation gegen die Magenbeschwerden der angemessene Weg.

Dabei dokumentiert jeder Rückfall, dass diese Annahme ein Irrtum ist! Die Hintergründe sind verschieden: Eine natürliche Reaktion auf einen Trauerfall wird zur Depression mit medikamentösem Behandlungsbedarf erklärt, der Patient wird „pathologisiert". Und die ohne Zweifel notwendige Behandlung eines Magengeschwürs lässt die wesentlichen Aspekte für eine Rückfallvorbeugung außer Acht. Die Konsequenz ist in beiden Fällen die gleiche: Das Gesundheitssystem in dieser Form macht krank und nicht gesund. Dabei haben doch die Ärzte in beiden Fällen gemäß den Regeln der kassenärztlichen Kunst behandelt!

Da sich die Liste der Beispiele für diese Umkehrung der eigentlichen Zielrichtung „Gesundheit" beliebig erweitern und fortsetzen ließe, sind die Konsequenzen einer solchen Medizin wohl dramatisch zu nennen, auch wenn die geschilderten Beispiele nicht alleine stellvertretend für medizinische Behandlung sind. Denn natürlich kommen auch Ausnahmen vor.

Und selbstverständlich kann bei einer akuten Blinddarmentzündung kein noch so schlüssiger Hintergrund die Operation ersetzen, so wie auch ein akuter Asthmaanfall oder eine Krebserkrankung zunächst medizinisch angemessen behandelt werden müssen. Daran soll es bitte keine Zweifel geben. Aber diese Erkrankungen machen einen eher sehr kleinen Anteil medizinischer Inanspruchnahme aus.

Und auch diese Erkrankungen benötigen im Anschluss eine Hintergrundanalyse. Denn dafür gibt es sehr gute und zwingende Gründe, um die Zukunft „gesünder“ zu gestalten. Krankheit geschieht ja so nicht ohne Grund, und Heilung ist kein Zufall oder allein ein Produkt medizinisch-medikamentöser Therapie.

Sie erinnern sich sicher an jene anfangs in diesem Zusammenhang gestellten Fragen? Um die Antworten darauf zu finden, gilt unsere Aufmerksamkeit zunächst dem Immunsystem.

Das Immunsystem

Es ist gleichgültig, an welchem Ort Sie sich befinden. Es ist ohne Bedeutung, ob Sie wachen oder schlafen. Es spielt überhaupt keine Rolle, ob Sie Mann oder Frau sind, Erwachsener oder Kind. Auch Jahreszeiten oder Tagabschnitte üben wenig Einfluss aus: Immer arbeitet Ihr Immunsystem, die Gesundheitspolizei des Körpers.

Sehen, hören oder mit anderen Sinnen erspüren kann man sie zwar nicht, aber unablässig dringen Krankheitskeime in das Innere des Körpers ein. Viele Millionen Bakterien, Viren oder Pilze täglich nutzen Körperöffnungen wie den Mund, die Nase, den Darmausgang oder die Scheide, um auf diesem Wege einen Ort zum Ansiedeln zu finden. Sind die Krankheitserreger dabei erfolgreich gewesen, werden die Auswirkungen nach Stunden oder Tagen für den Körper folgenreich zu spüren sein: Schwitzen, Fieber, Husten, Durchfall oder eine Blutvergiftung weisen darauf hin, dass eine Infektion, eine Entzündung erfolgt ist. In den allermeisten Fällen verläuft diese tägliche Invasion von Krankheitserregern allerdings gänzlich unbemerkt und ohne die geringsten wahrnehmbaren Folgen.

Auch entartete Zellen, die das Ausgangsgewebe für eine Krebserkrankung darstellen, werden jeden Tag vieltausendfach von unserem Körper produziert. Und das ist auch kaum verwunderlich, wenn man bedenkt, dass Körperzellen meistens nur eine sehr kurze Lebensdauer von wenigen Tagen bis zu vier Wochen haben, so dass viele Millionen unentwegt neu gebildet werden müssen. Da kommt es schon einmal zu genetischen Fehlinformationen und in der Folge zu Zellen, die ihre Funktion nicht erfüllen können oder im Wachstum völlig ungehemmt entarten. Blieben solche Zellen ungehemmt, wäre jeder menschliche Körper in sehr kurzer Zeit von Krebs durchwachsen und zersetzt. Aber auch diese Gefahren für Leib und Leben bleiben nahezu immer unbemerkt und wirken sich nicht schädigend aus. Denn es gibt ja das Immunsystem: zuverlässig, sicher und fast immer erfolgreich bei stetiger Arbeit im Dienste der Gesundheit.

Neben den beschriebenen Angriffen auf die Gesundheit ist jeder Körper einer weiteren Anzahl von Gefahren ausgesetzt: Staub und feinste Schadstoffteilchen werden über die Lungen ohne Unterlass in unglaublichen Mengen eingeatmet, Abgase finden so den Weg in das Innere des Menschen, schädliche radioaktive oder kaum noch gefilterte ultraviolette Sonnenstrahlen nehmen Einfluss und lösen Schäden aus. Auch Gewebetrümmer nach Unfällen und Verletzungen stellen eine Bedrohung dar. Das Immunsystem gleicht zuverlässig nahezu jeden Schaden aus, begrenzt eine Entzündung oder sorgt dafür, dass Fremdkörper abgekapselt und damit unschädlich werden.

Für diese umfangreichen und ungemein vielseitigen Aufgaben steht dem körpereigenen Abwehrsystem eine hoch spezialisierte und sehr anpassungsfähige „Mannschaft" zur Seite. An erster Stelle sind dabei die **weißen Blutkörperchen** zu nennen, die sich ständig in den Adern auf der Reise durch den Körper befinden, um sofort an jeder Stelle zur Verfügung zu stehen. Unterschiedliche Arten sind für ihre Aufgaben „ausgebildet" worden. Manche verbinden sich mit den schädlichen Eindringlingen und hemmen so deren Beweglichkeit, andere geben Stoffe ab, die Schadzellen zerstören, wieder andere fressen die Zellen gleichsam auf, und weitere Arten räumen die Reste der Vernichtungsaktion aus dem Körper weg.

Ein Teil der weißen Blutkörperchen ist dabei hoch spezialisiert und greift bei bestimmten und bekannten Erregern sofort ein. Daraus erklärt sich die Wirkung einer Impfung, bei der dem Körper abgeschwächte Erreger verabreicht werden, die den gefährlichen ähneln. Im Falle einer Infektion etwa mit Masern oder Kinderlähmung sind dann – trainiert durch die Impfung – die richtigen Abwehrzellen sofort zur Stelle und können die Ausbreitung verhindern.

Diese mobilen Abwehrspezialisten sind nicht nur in den Blutbahnen zu finden. Denn neben einem Blutgefäßsystem, das Sauerstoff, Energie und eben Abwehrzellen in jedes Gewebe transportiert, ist unser Körper noch von einem **Lymphsystem** in der gleichen Weise durchzogen, das wie die feinsten Blutgefäße ebenfalls jede Körperzelle direkt erreichen kann. Dieses Kanalsystem ist ein weiterer wichtiger Baustein der Körperabwehr, denn es transportiert in der Lymphflüssigkeit eine Vielzahl sehr aktiver Stoffe und eben auch die weißen Blutzellen.

In bestimmten Abständen finden sich Verdickungen dieser Gefäße, die man als **Lymphknoten** bezeichnet. Wenn eine Entzündung sich weiter auszubreiten droht, werden diese Knoten als Zentren zusätzlich aktiv. Wer jemals eine Zahnentzündung erleiden musste oder eine eitrige Infektion der Rachenmandeln (Tonsillitis) wird sich an die geschwollenen und oft sehr schmerzhaften Knoten im Halsgebiet sehr gut erinnern können.

Diese **Rachenmandeln** sind neben anderen kleinen Mandeln im Hals- und Rachenbereich ebenfalls Abwehrzentren, die direkt vor Ort, an der Eintrittspforte der Krankheitskeime, die erste Stufe der Abwehr bilden und erste Eindringlinge unschädlich machen können. Mitunter kommt es dabei dann eben auch zu ihrer Entzündung, der Tonsillitis. Treten solche Entzündungen öfter auf, zerklüften diese Organe, werden selbst Herberge für viele Krankheitskeime und können ihre Funktion dann nicht mehr wahrnehmen. Dann entfernt man sie häufiger operativ, um die Streuherde für Bakterien auszuschalten.

Sehr wichtig und doch erst zu einem kleinen Teil erforscht und bekannt ist die Immunfunktion des **Darms**. Dort finden sich mehr Bakterien, als es Körperzellen gibt, also in einer Anzahl, die sich dem menschlichen Vorstellungsvermögen entzieht. Alle diese Erreger sind dort in einem relativ stabilen und ausgewogenen Gleichgewicht zu finden und dienen wohl der Reife und Ausbildung von Immunzellen. In den Darmregionen finden sich auch umfangreiche und große Lymphknotenpakete mit einer ausgeprägten Abwehrleistung.

Die **Milz** liegt als weiteres zentrales Organ des Immunsystems im linken Oberbauch und zählt zu den besonders gut durchbluteten Organen. Diese gute Versorgung hat vor allem den Sinn, dass möglichst viele schädliche Bestandteile und Erreger auch mit möglicht vielen Abwehrzellen in Kontakt kommen und dann eliminiert werden können. Daneben hat die Milz noch die Aufgabe, Zelltrümmer zu entsorgen und alte Blutzellen aus dem Blutstrom herauszufiltern.

Für die Reifung und Ausbildung intakter Immunzellen ist im Kindesalter und in der Jugend auch die **Thymusdrüse** zuständig. Sie liegt hinter dem Brustbein und verliert mit zunehmendem Alter einen Teil ihrer Bedeutung. Alle Organe und Teile dieses Immunsystems sind direkt oder indirekt – durch Botenstoffe – miteinander verbunden und in einem ständigen Austausch. Es lässt sich denken, dass ein so komplexes Organsystem auch sehr differenziert funktioniert. Und nur ein kleiner Teil der Abläufe und Zusammenhänge ist bislang wirklich umfassend bekannt. Die Immunologie befasst sich mit der Erforschung dieser Zusammenhänge, über die wir in Zukunft noch viel erfahren werden.

Verbindungen und Einflüsse

Betrachtet man einmal die Entstehung von Krankheiten auf der organisch-medizinischen Ebene, so spielen eine Vielzahl von Faktoren eine Rolle.

Das Alter des Erkrankten ist von Bedeutung: Bestimmte Infektionen wie Masern, Mumps oder Windpocken treten bevorzugt und gehäuft im Kindesalter auf; Herz- und Kreislauferkrankungen, Stoffwechselstörungen und viele Krebserkrankungen können der mittleren Lebensphase schwerpunktmäßig zugeordnet werden, und Verschleißerscheinungen am Bewegungsapparat, Veränderungen der Sinneswahrnehmung, schwere Verläufe von Erkrankungen aus dem mittleren Alter, sowie Hirnleistungsstörungen werden gehäuft im höheren Lebensalter anzutreffen sein.

Die körperliche Allgemeinverfassung (Konstitution) spielt in gleicher Weise eine Rolle. Ein trainierter, gut mit allen Nährstoffen und Sauerstoff versorgter Körper wird weniger anfällig sein als ein ausgemergelter, entkräfteter oder mangelhaft oder einseitig ernährter.

Das Lebensumfeld beeinflusst erheblich die Entwicklung von Krankheiten. So ist bekannt, dass es in der Umgebung von Kernkraftwerken gehäuft zu Tumorerkrankungen kommt. Auch große Magnetfeldveränderungen in der Nähe von Kraftwerken, Sendestationen oder benachbart zu Transformatoren wirken sich erheblich aus, auch wenn die Zusammenhänge wenig erforscht und bekannt sind. In Gebieten mit hohen Schadstoffemissionen sind Atemwegserkrankungen nahezu an der Tagesordnung. Und wer in früheren Jahren unter Tage im Bergbau tätig war, musste sehr sicher mit einer Lungenerkrankung im mittleren Lebensalter rechnen.

Menschen, die sich zu legalen Genussgiften wie Nikotin, Alkohol im Übermaß oder dem verbotenen Drogenmissbrauch von Cannabis oder intensiveren Substanzen verleiten lassen, werden in kurzer Zeit viele Organe nachhaltig schädigen können. Darüber hinaus sollen noch Erbfaktoren eine nicht unerhebliche Rolle bei einigen Erkrankungen spielen und gehäuft für deren familiäres Auftreten sorgen.

Alle diese Faktoren beeinflussen nachweisbar unser Immunsystem in einer Form, die seine Leistung mindert, verändert, anteilige Organe schwächt oder die für ein solches Übermaß an schädlichen Einflüssen verantwortlich ist, so dass unser Abwehrsystem dem irgendwann nicht mehr gewachsen ist.

Und dennoch, es sei hier noch einmal betont: Offenbar spielen diese Einflüsse eine wichtige Rolle bei der Entscheidung, ob aus Gesundheit Krankheit werden kann; aber ebenso sicher ist auch, dass einige Menschen davon betroffen sind, andere aber alle Gefahren völlig schadlos an Leib und Seele überstehen.

Die Aktivität und die „Gesundheit" des Immunsystems lassen sich an Werten bestimmen, die im Blutserum oder in Zellkulturen zu messen sind. So kann schon die Anzahl der weißen Blutkörperchen Auskunft darüber geben, ob eine akute Infektion besteht, mit der das Immunsystem sich auseinandersetzt, ob die Abwehr geschwächt ist durch zu wenige oder besonders viele, aber nicht leistungsfähige Zellen (Leukämie), und auch die Verteilung der einzelnen Zellarten untereinander lässt zahlreiche Rückschlüsse zu.

Daneben ist es möglich, bestimmte Botenstoffe zu messen, die dem Abwehrsystem zugeordnet werden. Die Veränderung der Bluteiweißzusammensetzung liefert Messdaten. Und es ist sogar inzwischen möglich, die Aktivität der „Killerzellen" zu erfassen, die als wichtige Parameter für die Aktivität und die Unversehrtheit unseres Immunsystems gelten. Wir sind also bei der Beurteilung über die Leistungsfähigkeit unserer Abwehr nicht mehr auf Vermutungen angewiesen. Und dieses Wissen lässt sich in vielfältiger Art und Weise nutzen.

Das Immunsystem steht, wie bereits anfänglich beschrieben wurde, durch das Lymphsystem und das Kreislaufsystem in Verbindung mit jeder Zelle des Körpers und ist an jedem Ort direkt oder in Minutenschnelle verfügbar. Über diese Kanäle sind alle immunkompetenten Anteile mit einer weiteren einflussreichen Familie aus der körpereigenen Produktionsfamilie verbunden: den Hormonen. Diese werden in speziellen Organen produziert und dann über das Blut in jede Körperzelle transportiert. Die Schilddrüse ist ein solches Organ, oder die Nebenniere, die Hirnanhangdrüse (Hypophyse) und die anteiligen Geschlechtsorgane. Stoffe, die an solchen Orten gebildet werden, heißen Östrogene, Cortisol, Adrenalin, Testosteron oder Schilddrüsenhormon.

Und alle diese Hormone wirken sich zwar unterschiedlich auf das Immunsystem aus, aber sie nehmen Einfluss. Wie man inzwischen weiß, besteht dabei auch eine Wechselbeziehung, denn die Reaktionen des Immunsystems verändern wiederum Hormonkonzentrationen im Blut, wodurch dann die davon betroffenen Organe wie die Schilddrüse, das Herz-Kreislauf-System oder der Stoffwechsel beeinflusst werden.

Auf diesem Gebiet über Wirkungen und Zusammenhänge ist noch umfangreich Forschungsarbeit zu leisten, ohne Frage. Und nur für einen kleinen Bereich liegen bislang ausreichende Erklärungsmodelle vor. Gut bekannt und bewiesen ist aber zum Beispiel, dass Cortisol, ein Hormon, das unter Stress vermehrt ausgeschieden wird, um den Körper in „Alarmbereitschaft“ zu versetzen, kurzfristig das „Richtige“ tut: Es verbessert die Immunreaktion des Körpers. Über längere Zeit aber kehrt sich diese Reaktion dann um, und chronischer Stress setzt die Körperabwehr gleichsam matt.

Die Zusammenhänge zwischen Stress und zahlreichen Erkrankungen sind gut belegt. Es sei an dieser Stelle bereits betont: Stress ist ein Gefühl, eine Empfindung, eine psychische Qualität, ein inneres Erleben. Es gibt also Erklärungen auf der körperlichen Ebene dafür, dass sich ein Gefühl über die Hormonproduktion negativ auf die Funktion des Immunsystems auswirkt!

Freigesetzt und in die Blutbahn ausgeschüttet wird Cortisol unter anderem durch Nervenimpulse. Und damit sind wir bei einem weiteren Netz von Leitungen und Verknüpfungen angelangt, das ebenso wie Blutgefäße und Lymphsystem in der Lage ist, jede Körperzelle – und natürlich auch das Immunsystem – zu erreichen und zu beeinflussen.

Das Nervensystem besteht aus einem Netzt von Verbindungen, die, Stromleitungen gleich, Impulse an die einzelnen Organe und Zellen senden. Ohne einen solchen Stromimpuls können sich Muskeln nicht bewegen, Drüsen keine Hormone ausschütten, oder das Herz kann nicht schlagen.

Diesen Einfluss nimmt das Nervensystem auch auf die Körperabwehr. Hinzu kommt dabei, dass die Stromleitungen immer wieder einmal unterbrochen sind an Schaltstellen, die man Synapsen nennt. An diesen Schaltstellen sind die Leitungen nicht mehr direkt miteinander verbunden wie bei einer Verbindung zwischen zwei Stromkabeln, sondern es bleibt ein Spalt zwischen ihnen offen. Um diesen Spalt zu überbrücken, sind Überträgersubstanzen erforderlich, um die Nervenimpulse weiterzuleiten. Eine solche Substanz ist zum Bespiel Adrenalin. Das ist ein Hormon, welches man deutlich spürt, wenn Aufregung im Spiel ist. Es erhöht die Herzschlagzahl, macht die Atmung schneller und erhöht den Stoffwechsel. Zusammen mit dem Cortisol ist es auch ein „Stresshormon“.

Auch dieser Überträgerstoff wirkt sich auf das Immunsystem aus. Bei dauerhafter Ausschüttung und Einwirkung schwächt es diese Abwehr. Im Nervensystem und im Gehirn befindet sich eine Vielzahl von solchen Überträgerstoffen, und nur ein sehr kleiner Teil von ihnen ist bislang bekannt. Während man noch vor kurzer Zeit der Meinung war, dass diese Stoffe nur im Gehirn oder im Nervensystem ihre Wirkung entfalten können, weiß man heute, dass sie überall im Körper an den Zellen Einfluss nehmen.

Diese Zusammenhänge sind sehr vielschichtig und kompliziert. Festzuhalten wäre aber bei allen Unsicherheiten und bei allem zusätzlichen Erklärungsbedarf: Substanzen, die im Gehirn und im Nervensystem wirksam sind, wirken auch sonst überall im Körper und an Organen. Immer mehr dieser Vorgänge werden bei intensiver Forschung bekannt und verstehbar.

Neurobiologische Wissenschaft weist ständig neue und mehr Substanzen nach, die im Gehirn bei Gedanken, Gefühlen, beim Wachen und beim Schlafen eine Rolle spielen. Und offenbar ist es so, dass sich die dabei entstehenden Stoffe auf den Körper ebenso direkt auswirken wie im Nervensystem. Gedanken, Gefühle und Eindrücke hinterlassen ihre Spuren auch im Körper. Gedanken, Gefühle und Eindrücke beeinflussen auch das Immunsystem. Hier wird die Seele der Krankheit geboren.

Seele und Körper

Über den Begriff der „Seele" wird ja von alters her viel spekuliert, philosophiert und formuliert. Irgendein religiöser oder theoretischer Hintergrund wird in unserem Zusammenhang aber in keiner Weise gefordert.

Es ist sehr einfach für unsere Überlegungen zur Seele der Krankheit: Jede Art von Wahrnehmung, alle Gedanken, alle Gefühle, alle Eindrücke, alle Träume. alle Wünsche, alle Vorstellungen, alle Sehnsüchte, alle Empfindungen und alle Sinneswahrnehmungen sind Ausdruck der Seele. Oder mit anderen Worten: Unser gesamtes inneres Erleben, unabhängig davon, ob jemand seinen Körper wahrnimmt oder seinen Gedanken nachhängt, eine wunderbare Liebe spürt oder besonders traurig ist, rechnen wir der Seele zu. Auch das, was mitunter als „Geist" vom inneren Erleben abgekoppelt wird, gehört in diesem Sinne mit dazu. So haben wir es mit zwei Anteilen menschlichen Seins zu tun: dem Körper und der Seele, dem „Organischen" und einem auf materieller Ebene nicht wirklich Erfassbaren.

Ich schreibe das in dem Wissen um die Versuche gerade in jüngerer Zeit, alle Vorgänge menschlichen Erlebens chemisch-biologischen Reaktionen zuzuordnen, den Menschen gleichsam als ein Produkt chemischer Reaktionen zu erklären, weil ich diese Versuche als sehr unangemessen und nicht haltbar betrachte.

Zu dem bewussten Teil der menschlichen Seele und des seelischen Erlebens gesellt sich eine nicht bewusste oder unbewusste oder teilbewusste Komponente. Auch auf diesem Gebiet sind zahllose Theorien und Erklärungsmodelle verfügbar. Ich greife hier ein paar heraus:

So sieht der psychoanalytische Ansatz das Unbewusste als Tummelplatz der Triebe, auf dem letztendlich alle Entscheidungen getroffen werden, die dann ohne großen Einfluss vom Bewusstsein übernommen und ausgeführt werden. Andere vermuten im Unbewussten den genialen Freund und Helfer, der immer alles weiß und das auch preisgibt, wenn man ihn darum bittet. „Beweisen" lassen sich beide Thesen eher nicht, aber das kennen Sie ja bereits von der Existenz der Seele.

Im Sinne dieses Buches soll das Unbewusste alle Anteile Ihres Lebens umfassen, die Ihnen nicht wissentlich zur Verfügung stehen. Betrachten Sie es als eine riesige Datenbank, die Aufzeichnungen über jede Sekunde Ihres (Er-)Lebens enthält. Kein Mensch könnte es aushalten, eine so ungeheure Summe an Wissen und Informationen zu erfassen oder stets verfügbar zu haben. Deshalb steht immer nur ein Teil der Datenbank, eine Seite aus dem Buch des Lebens zur bewussten Verfügung, den Sie gerade für die Lebensführung benötigen.

Noch ein wenig komplizierter werden die Verhältnisse dadurch, dass jede neue Information, jedes neue Erlebnis, jede Minute Ihres Lebens, die in diese Datenbank einfließt, sich mit allen anderen gespeicherten Daten verbindet und diese dadurch auch verändert. Man spürt das sehr deutlich an manchen Erinnerungen, die sich anders darstellen, wenn man sie in Abständen von Jahren immer einmal wieder betrachtet. Auch das Verhältnis zu Verstorbenen aus dem persönlichen Umfeld unterliegt solchen Veränderungen, denn sie leben auch auf diese Weise in uns weiter und verändern sich mit uns.

Und weil diese Zusammenhänge so komplex und verwoben sind, gestaltet sich unser Leben häufig anders, als wir es bewusst steuern oder planen. Denn die Einflüsse aus dem unbewussten Bereich nehmen immer Platz und Bedeutung ein. Und deshalb kann man im Unbewussten auch Lösungen finden für Probleme, weil man unwissentlich oder nicht erinnerbar abgespeicherte Erfahrungen oder Wissen hat, das Probleme lösen kann. In diesem Sinne ist dann das Unbewusste ein sehr kompetenter Freund und Helfer, denn jeder Mensch verfügt über einen unermesslichen Erfahrungsschatz. Und das unbewusste Wissen lässt sich nutzen oder aktivieren über Träume, Meditationen, Entspannungsverfahren oder auch sehr wissentlich, wenn man sich auf die Suche danach begibt. Diese Wege werden noch beschrieben.

Für Menschen, die im Umgang mit dem Computer gut vertraut sind, stellt sich der unbewusste Teil der Seele als die Festplatte dar, und der bewusste Anteil wäre dem Arbeitsspeicher zuzuordnen. Die Zuordnung und Abgrenzung der beiden Teile von „Seele" oder innerem Erleben dient dabei allein dem theoretischen Verständnis, denn beide Teile sind miteinander verbunden.

Sind Sie in der letzten Zeit einmal einem verliebten Menschen begegnet? Es ist doch ein wunderbarer Anblick, dieses Strahlen in den Augen zu sehen, das Gesicht, die Haut, alles scheint in einem Glanz voller Wärme, voller Liebe und voller Glück. Solche Liebenden bewegen sich fließend und geschmeidig, gehen aufrecht, der Blick ist weit nach vorn gerichtet, dabei auch ein wenig verträumt nach innen. Es braucht keine Worte, und es bedarf keiner Erklärungen: Diese Menschen sind glücklich, und ihr Körper strahlt genau dies auf allen Ebenen aus.

Ganz anders gestaltet sich der Eindruck, wenn man einen Menschen trifft, der mit sich und seinem Schicksal aus irgendeinem Grunde hadert. Gebeugt ist die Haltung, die Miene starr, blass und fahl wirkt die Haut im Gesicht, alle Bewegungen wirken kraftlos und langsam. Und auch hier wird jedem Betrachter schon beim bloßen Anblick klar, dass die Depression ihm so begegnet. „Körper" drückt also sehr direkt, eindrucksvoll und deutlich aus, was die Seele so empfindet.

Aus dem eigenen Erleben sind die Beziehungen von Körper und Seele tagtäglich gut bekannt, und niemand wird an dieser

Stelle ein Fragezeichen setzen: Jeder Schauspieler kennt es (mitunter mehr, als es ihm lieb sein kann), das Lampenfieber. Manchmal schon Stunden vor dem Auftritt hat er das Gefühl, es schnüre eine unerbittliche Hand die Kehle zu, der Puls beginnt anfallsweise zu rasen, Schweiß perlt auf der Stirn, die Luft wird knapp, er hat Angst, die Stimme zu verlieren oder sich an kein Textwort jemals wieder zu erinnern.

Ausgangspunkt dieses eindrucksvollen körperlichen Verhaltens war die Vorstellung, vor dem versammelten Publikum zu versagen, die Furcht, den Text zu vergessen, mitten in der Vorstellung stecken zu bleiben oder ein anderes, verschuldetes Missgeschick zu erfahren. Direkt und gleichsam im Verhältnis eins zu eins setzte der Körper um, was Seele spürte: Angst! Angst ist ein Gefühl. Und offenbar löst dieses Gefühl Botenstoffe und Nervenimpulse aus, die ohne Umschweife den korrespondierenden Körperorganen mitgeteilt werden. Denn sonst wäre das in dieser Form nicht spürbar geworden!

Für das Wohlfühlen gilt das natürlich in der gleichen Weise. Mitunter vermittelt die Erinnerung an einen wunderbaren Urlaubstag ein solches Gefühl. Man sitzt am Strand, schaut weit auf das Meer, wo sich am Horizont die Sonne spiegelt. Die Luft ist mild und würzig, von See weht ein leichter Wind, der sanft die Haut streichelt. Alles um einen herum versinkt, man atmet tief, lässt der Seele freien Raum, sich zu entfalten, eine große innere Ruhe spiegelt der Körper wider, der Puls verlangsamt sich, alle Muskeln spürt man herrlich wohlig, fast schwer, im Bauch breitet sich Wärme aus, angenehm weitet sich der Brustkorb. Ein wunderbares Gefühl ist das, man wird eins mit allem, was ist.

Innere Harmonie, Frieden mit sich und der Welt: Diese Gefühle lösen offenbar Botenstoffe und Nervenimpulse aus, die ohne Umschweife den Körperorganen vermittelt werden. Denn sonst wäre all das in dieser Form nicht spürbar.

Die engen Verbindungen von Körper und Seele sind zu spüren, man kann sie sehen, man kann sie messen und man kann sie in ihren Auswirkungen auf die Organe darstellen. Der Körper ist in diesem Moment „Seele" – organisch abgebildet. Wäre für Sie an dieser Stelle eine Erklärung verfügbar, wann, unter welchen Bedingungen, warum oder auf welche Weise diese Verbindung keine Gültigkeit haben sollte? Wäre es für Sie vorstellbar, den Körper nur in bestimmten Augenblicken als Ausdruck von Seele zu erleben? Und wenn körperliche Funktionen die Seele so präzise abzubilden in der Lage sind, gäbe es eine plausible Erklärung dafür, dass dies nur für einen gesunden Körper gilt und nicht für einen kranken? Wer sollte die „Einstellungen" vornehmen, wann ein Körper die Seele spiegelt, und wann er das nicht macht? Und nach welchen Kriterien sollte eine solche Einstellung eingerichtet sein oder werden?

Gerne nehme ich es vorweg: Meine Antwort auf alle diese Fragen wäre eindeutig ein Nein. Es ist daher an der Zeit, sich den Beziehungen zwischen Seele und Immunsystem intensiver zuzuwenden, um der Seele der Krankheit weiter auf die Spur zu kommen.

Seele und Immunsystem

Die Einflüsse der Seele auf das Immunsystem haben Sie auf der biologisch-medizinischen Ebene bereits kennen lernen können. Und es gibt ja die Möglichkeit, sich daran zu erinnern.

Für den Alltag und den eigenen Umgang mit dem Wissen darum hilft das allerdings noch nicht so sehr viel weiter. Grundlagenwissen vermittelt die Sicherheit, auf dem richtigen Weg zu sein, den Weg selbst vermittelt es nicht. Und es stellt sich so die nächste Frage: Welche Botschaften der Seele an den Körper lassen ihn gesund erblühen und gedeihen, und welche wecken Krankheit ziemlich sicher oder begünstigen sie?

Vor wenigen Jahren wurden die Ergebnisse dreier Studien veröffentlicht, die es so umfangreich bis dahin noch nicht gab. Über einen Zeitraum von zwanzig Jahren haben Heidelberger Forscher mehr als 30.000 Menschen im Rahmen der Erfassung ihrer wissenschaftlichen Daten betreut. Es wurden dabei verschiedene Daten und Risikofaktoren untersucht, die in der Entstehung und im Verlauf von Krankheiten eine Rolle spielen können.

In Bezug auf eine Krebserkrankung fanden die Forscher heraus, dass Menschen, die über eine gute Selbstregulation verfügten, über einen Zeitraum von zwanzig Jahren um etwa 70 Prozent weniger häufig an Krebs erkrankten als die Gruppe mit einer schlechten Selbstregulation. Bei dem erkrankten Personenkreis stellte sich heraus, dass nach einem Training zur Erlernung von Selbstregulation eine verlängerte Lebenszeit in wieder fast 70 Prozent bei den auf diese Weise Trainierten zu finden war.

Unter dem Begriff Selbstregulation ist die Fähigkeit gemeint, sein Leben eigenständig und aktiv nach eigenen Vorstellungen und Werten zu gestalten. Solche beeindruckenden Verbesserungen in der Verhinderung von Krebserkrankungen oder in der Verbesserung der Überlebenszeit wurden bislang noch von keinem einzigen Medikament, keiner Bestrahlung und keiner Operation erzielt.

Herr Schmiedemann erkrankte im Alter von 54 Jahren an Prostatakrebs. Er war zu diesem Zeitpunkt selbstständig, führte eine Klempnerei mittlerer Größe, war verheiratet und hatte zwei erwachsene Kinder. Die Krebserkrankung traf ihn wie ein Blitz aus heiterem Himmel und wurde eher zufällig im Rahmen einer Untersuchung entdeckt. Und natürlich löste die Nachricht zunächst große Betroffenheit, Angst und Entsetzen aus.

Herr Schmiedemann hatte immer großen Wert auf eine intakte Familie gelegt, seine Zeit nicht nur im Betrieb verbracht, sondern sich stets um Gemeinsamkeit gekümmert. Auch die Geselligkeit war nie zu kurz gekommen in seinem Leben, so dass ein Freundeskreis gewachsen war.

Gemeinsam gelang es sehr schnell, dem Erkrankten Sicherheit und Rückhalt zu vermitteln. Und so, wie er es immer gehalten hatte, reagierte Herr Schmiedemann auch jetzt: Er nahm das Heft in die Hand, fest entschlossen, der Krankheit die Stirn zu bieten. Er informierte sich über neueste Therapien, alternative Möglichkeiten, Heilungsaussichten und Experten und suchte mit diesen Informationen seinen Hausarzt auf. Gemeinsam wurde dann ein Therapieplan erstellt, der zunächst mit einer Operation begann und im Anschluss mit einer medikamentösen Behandlung fortgesetzt wurde. Während dieser Zeit, die der Patient mit Optimismus und dem festen Glauben an seine Heilung verbrachte, dachte er auch immer einmal wieder darüber nach, was in seinem Leben sonst vielleicht verbesserungswürdig sei, wo er sich wohl gefühlt hatte im Alltag und in welchen Bereichen weniger.

Diese Überlegungen hatten Konsequenzen, weil er alle Punkte, die bei dieser Suche von Bedeutung schienen, notierte und Tag für Tag an der Umsetzung von Änderungen arbeitete. Und ermuntert von Freunden und der Familie beteiligte Herr Schmiedemann sich weiter an den gemeinsamen Aktivitäten im Bereich Sport, Geselligkeit und anderen Unternehmungen.

Es war dann für die Familie, die Freunde und natürlich auch für den Patienten selbst eine sehr große Freude, dass trotz einer anfänglich sehr schlechten Prognose wegen der Tochtergeschwülste, die sich bereits gebildet hatten, bei den folgenden Nachsorgeuntersuchungen kein Krebs mehr nachweisbar war. Inzwischen sind mehr als zehn Jahre vergangen, und der ehemalige Patient erfreut sich bester Gesundheit. Herr Schmiedemann verfügte über eine sehr ausgeprägte Selbstregulation.

Dazu gehört an allererster Stelle das Gefühl, dem Leben gewachsen zu sein, es selbst mitzubestimmen und sein Schicksal aktiv mit beeinflussen zu können. Diesem Gefühl hatte er Rechnung getragen, indem er nach einer kurzen „Schreckenszeit“ die Krankheit akzeptierte und sich aber sehr bald umfassend informierte, um selbst mitzubestimmen, was und wie bei der Behandlung seiner Erkrankung verfahren werden sollte.

Daneben hatte der Klempnermeister in seinem Leben schon häufiger krisenhafte Erlebnisse gemeinsam mit seiner Familie durchgestanden und wusste aus Erfahrung, dass er solchen Aufgaben gewachsen war; er vertraute also optimistisch diesen bereits erlebten Fähigkeiten. In seinem Umfeld hatte sich Herr Schmiedemann immer geborgen und sicher gefühlt, denn auf seine Frau, seine Kinder und auf seine Freunde war Verlass. Das wusste er genau, denn er selbst gewährte das in der gleichen Weise. Das vermittelte ihm zusätzlich enorme Sicherheit.

Medizinisch ließ der Patient sich gut beraten und entschied sich schließlich gemeinsam mit dem Arzt seines Vertrauens für eine Behandlung, die gesichert schien und mit relativ geringem Risiko tatsächlich Erfolg versprechen konnte. Auch hier hatte der Erkrankte ein gutes Gefühl durch die eigene Überzeugung von der Richtigkeit seiner Behandlung „erarbeiten" können. Das medizinisch Notwendige, aber auch nur das, war getan. Das wusste er sehr sicher.

Unterstützt und ermuntert durch seinen Arzt und durch das Studium selbst gewählter Bücher zu den Themen Krebs und Heilungschancen hatte Herr Schmiedemann sich dann auf die Suche nach Verbesserungen in seinem persönlichen Umfeld gemacht, dort Spannungsfelder entdeckt, und konsequent mit deren Änderung begonnen. Die Lebensfreude wurde bei aller „Arbeit" an der Gesundheit aber auch nicht vergessen, denn die gemeinsamen Aktivitäten vermittelten stets unbeschwerte Stunden und viele heitere Momente. Herr Schmiedemann hat seinen Weg aus der Krankheit selbst mit „reguliert" und selbst mit gestaltet in der festen Überzeugung und mit dem inneren Wissen, auch dieses Problem in seinem Leben meistern zu können. Und die Gesundheit gab ihm Recht!

Bei Frau Meinert trat der Brustkrebs im Alter von 36 Jahren auf. Sie selbst entdeckte einen kleinen Knoten in der linken Brust und suchte angstvoll sofort ihren Frauenarzt auf. Dieser führte verschiedene Untersuchungen durch und kam dann zu der bitteren Diagnose: Brustkrebs.

Frau Meinert war halbtags als Krankenschwester tätig, während die beiden minderjährigen Kinder die Schule besuchten. Verheiratet war sie auch, aber eine Liebesbeziehung war die Ehe nicht mehr wirklich zu nennen. Man lebte eben zusammen, und alles hatte seine Ordnung. In der Klinik arbeitete die Krankenschwester unermüdlich, war die Seele der Station, für jeden gab es ein tröstendes und gutes Wort, und gerne sprang sie mit großer Selbstverständlichkeit für Kollegen ein. Den Kindern war sie eine sehr fürsorgliche Mutter, und bis spät in den Abend wurde der Haushalt vorbildlich versorgt. So dachte Frau Meinert stets an alle und kümmerte sich mit absolutem

Einsatz oft auch bis über den Rand der Belastbarkeit hinaus um sie. Nur sie selbst und ihre Bedürfnisse blieben dabei auf der Strecke.

Als sie nun von der Erkrankung erfuhr, gingen ihr ständig viele Fragen durch den Kopf: Warum gerade ich? Warum jetzt? Was habe ich nur wieder falsch gemacht? Wer soll sich denn um den Mann und um die Kinder kümmern? Und ob es in der Klinik so schnell eine Vertretung gibt?

Um die Krankheit kümmerte sich dann der Arzt, nicht sehr persönlich, aber er veranlasste, was ihm geboten schien: Operation, Chemotherapie, Bestrahlung, damit wirklich alle Möglichkeiten ausgeschöpft wurden, die die moderne Medizin zu bieten hat. Denn schließlich war der Krebsherd nur sehr klein, die Aussichten auf Heilung groß, da sollte auf jeden Fall das geringste Risiko vermieden werden. Frau Meinert ließ alles mit sich geschehen, war nach der Behandlung völlig erschöpft und ohne großen Mut.

Sehr früh wurde sie, wie das ja heute üblich ist, ohne weitere Betreuung aus dem Krankenhaus entlassen. Eine Rehabilitationsmaßnahme bot man ihr noch an, die aber aus Fürsorge für die Kinder und wegen der Arbeit von Frau Meinert nicht in Anspruch genommen werden sollte.

Der Mann begegnete ihr, nachdem die erste Fürsorge abgeklungen war, mit freundlicher Gleichgültigkeit, die Kinder waren froh, die Mutter endlich wieder bei sich zu wissen, und nahmen sie sogleich gewohnt in Anspruch. Für einen Freundeskreis war nie so wirklich Zeit und Raum gewesen. Und Frau Meinert fühlte sich sehr allein und einsam. Sehr frühzeitig nahm sie ihre Arbeit wieder auf, um nicht die Kolleginnen zu belasten, obwohl die Kräfte nicht schon wirklich reichten.

Bei der Nachsorgeuntersuchung fanden sich nach einem halben Jahr in der Lunge und in den Knochen Metastasen. Frau Meinert ist dann zur Bestürzung der Kollegen und zum großen Leidwesen der Familie im Alter von knapp 38 Jahren an der Erkrankung verstorben.

Medizinische Behandlung reicht offenbar nicht immer und alleine aus, um den Weg zurück in die Gesundheit zu finden. Es zeigt sich wohl, dass Selbstregulation mit allen Anteilen, die darin enthalten sind, mit allen Eigenschaften und Konsequenzen einen erheblichen Anteil daran hat, die Krebserkrankung zu besiegen. Eine gute Selbstregulation ist das perfekte Training für ein intaktes Immunsystem. Gerade nach einer eingreifenden Therapie, die häufig in dramatischer Weise das Abwehrsystem schwächen kann, ist das Erlernen solcher Inhalte von kaum zu unterschätzender Bedeutung. Die wissenschaftlichen Studien aus Heidelberg und aus anderen Hochschulen belegen das klar und deutlich.

Spannungsfelder

Vielfältig sind sie wie das Leben. Mitunter lebt man sie bewusst und nimmt sie billigend in Kauf, mitunter spürt man sie nur hier und dort und immer einmal wieder, und manchem bleiben sie auch gänzlich unbewusst: die Spannungsfelder!

Frau Mattau konnte zu ihrer Kindheit und zur Jugendzeit gar nicht so viel Besonderes berichten. Behütet sollen die ersten Jahre wohl gewesen sein, die Mutter achtete sehr darauf, dass ihr Kind immer ordentlich und adrett gekleidet war, auch beim Spielen gab es dort doch deutlich Grenzen: Schmutzig werden durfte sie nicht, und wild mit den Jungen zu toben oder gar Fußball zu spielen, das schickte sich einfach nicht.

So wuchs das Mädchen heran, war angepasst, unauffällig und immer sehr daran orientiert, nicht aufzufallen und den Menschen in ihrer Umgebung nicht irgendwie verdächtig oder tadelnswert zu erscheinen. Natürlich hätte Frau Mattau damals gerne einmal all die Dinge getan, die man ihr sanft, aber doch sehr eindrucksvoll verbot, aber die tadelnden Blicke der Mutter, die leisen, aber doch sehr eindringlichen Vorwürfe und die stete Versicherung, man meine es doch nun wirklich nur gut mit ihr, hatten diese Gedanken dann immer wieder erstickt. Im Laufe der Jahre wurden die Wünsche und Sehnsüchte nach einem freieren Leben und nach eigenen Maßstäben merklich leiser.

Von Beruf wurde Frau Mattau schließlich Lehrerin am Gymnasium. Kunst hatte sie als Fach gewählt und Musik und Englisch. Bei den Kollegen war sie vor allem wegen der sehr extravaganten Kleidungsstücke bekannt mit wallenden Tüchern, auffälligen Farben und einem alternativen Touch. In dieser Kleidung fühlte sie sich wohl und hob sich für das eigene Gefühl wohltuend vom Durchschnitt der Kollegen und der Menschen auf der Straße ab. Sonst lebte Frau Mattau ein recht enges Leben nach Regeln, genauem Zeitplan und festen Vorgaben. Mit der Ernährung nahm sie es sehr genau und war überzeugte Vegetarierin. Auch das machte einen ihr wichtigen Unterschied zur Masse der Schnellköstler und Allesesser aus. Frau Mattau hatte in solchen Momenten der Abgrenzung durch Kleidungsstil und vegetarische Kost hin und wieder so mein Hochgefühl, doch etwas Besonderes zu sein.

Als sehr lästig allerdings empfand sie dabei ihre nässende, juckende und entzündliche Hautkrankheit, gegen die keine Therapie zu finden war und die sie doch sehr quälte und ihr mitunter wenig Ruhe ließ: Neurodermitis hatte der Arzt das Krankheitsbild genannt. Und Frau Mattau litt seit den frühen Jugendjahren schon daran. Und selbstverständlich an einem Spannungsfeld!

Herr Ellerau war da aus einem ganz anderen Holz geschnitzt. „Geht nicht, gibt's nicht!" war seine immer wieder gern zitierte Lebensleitlinie, und so manches Hindernis hatte er damit schon aus dem Wege räumen können. Mitunter konnte Herr Ellerau dabei auch sehr zornig werden, jähzornig sogar, wenn etwas nicht nach seinem Willen ging.

Im Kindergarten war das noch ganz anders gewesen, denn das blasse Kind kam oft mit einer blutenden Nase nach Hause und musste von der Mutter getröstet werden. Irgendwann aber kam er in das Alter, in dem auch der Vater sich des Sohnes gründlich annehmen konnte. Und nun wurde ihm gezeigt, was eine Harke ist. Ein Mann muss einen solchen auch stehen können, Weinen ist allenfalls etwas für Mädchen, und im Streit wehrt man sich, und zwar mit Fäusten. Das war eine harte Schule gewesen in der Zeit, und nicht nur einmal demonstrierte der Vater dem Sohne, wie ernst er es meinte mit der Gewalt und dem Körpereinsatz.

Verwunderlich war dabei, dass in der Familie eher seine Frau „das Sagen“ hatte, und Herr Ellerau sich dem gerne fügte. Peinlich war es ihm hin und wieder, dass seine Tränen leicht flossen, wenn es auf Beerdigungen, bei Hochzeiten, in Fernsehfilmen oder im Kino anrührende Szenen gab. Denn Männer weinen schließlich nicht. Auch im Umgang mit den Kindern zeigte der harte Mann mit dem bewunderten Durchsetzungsvermögen eher milde Nachsicht und war zu Tränen gerührt, wenn Kinderliebe ihn umarmte.

Im Beruf war das ganz anders, und der Ruf von Unnachgiebigkeit und Rücksichtslosigkeit eilte ihm voraus. Dabei war das genau, wie er sich selbst oft fühlte: unter Druck, sehr häufig überfordert und irgendwie von einer dumpfen Angst besetzt.

Aber Männer reden über Gefühle nicht und „so etwas“ steht man eben durch, „Augen zu und durch“ nach väterlicher Altdevise. Im Alter von 44 Jahren erlitt Herr Ellerau einen Herzinfarkt, von dem er sich nur schwer erholte. An einem Spannungsfeld hatte er schon viele Jahre gelitten.

Als Frau May an Diabetes mellitus erkrankte, waren alle in ihrem Umfeld durchaus überrascht, denn schlank war sie, betrieb seit vielen Jahren verschiedene Sportarten und ernährte sich sehr bewusst. In der Familie und in den Generationen davor war die Krankheit unbekannt, so dass Ererbtes auch keine Rolle spielte.

Im Umgang galt Frau May eher als ein wenig schwierig. Sie leitete den Hausfrauenbund schon viele Jahre und war darauf auch stolz. Kritikerinnen aus den eigenen Reihen vermissten mitunter die Gemeinsamkeit, den Austausch miteinander. Frau May schien daran nicht besonders interessiert, und deshalb ließ man sie nach einiger Zeit auch allein die Arbeit und Aufgaben erledigen, wenn nicht ausdrücklich um Hilfe gebeten worden war.

Frau May schien das nun auch nicht immer recht zu sein, denn zunehmend wirkte sie doch unzufrieden, fühlte sich irgendwie auch nicht genug beachtet, schließlich machte sie die Arbeit nahezu allein, da war Anerkennung doch wohl verdient. Nach vielen Jahren dieser ehrenamtlichen Tätigkeit kam es dann zu einem banalen Streit, in dessen Anschluss die Vorsitzende zur Überraschung aller ihr Amt demonstrativ und sehr verärgert und beleidigt niederlegte.

Im Freundeskreis, der so besonders groß nicht war und eher von oberflächlicher Natur, galt Frau May als nachtragend und nicht an einem wirklichen Austausch interessiert. Dies hatte schließlich wie im Verein zur Folge, dass Kontakte seltener wurden, Anrufe nur noch spärlich kamen, auch das Umfeld Desinteresse demonstrierte. Und Frau May sah sich wieder einmal bestätigt: Niemand war offenbar in der Lage, ihr Engagement, ihren Einsatz, ihre Arbeit und ihren Dienst an den Mitmenschen auch nur annähernd angemessen einzuschätzen. Eine tiefe Unzufriedenheit mit sich und vor allem mit dem ungerechten Leben machte sich dann breit. Ein tiefes und wirkungsvolles Spannungsfeld tat sich da auf.

Spannungsfelder machen krank, denn Spannungsfelder sind Gift für das Immunsystem. Spannungsfelder sind die Seele der Krankheit! Spannungsfelder werden wie sonst nichts in selten konsequenter Weise unterschätzt.

Frau Mattau wäre sehr gern ein ganz „normales" Kind gewesen, hätte so gern die Abenteuer ausgekostet, die ein solches Kinderleben zu bieten hat, wenn Eltern nicht beständig Aufsicht führen und über jeden Schritt aufmerksam wachen. Aber Eltern sind zunächst allmächtig, und ihre Werte gelten absolut. Und so wurde dem Kind vermittelt, das oberste Gebot, um Anerkennung, Akzeptanz und Liebe der Mutter zu erlangen, verlange ein angepasstes Verhalten, Erfüllung von Normen, Rollenverständnis der Umwelt zu erfüllen, eigene Bedürfnisse dem unterzuordnen und nach solchen engen Regeln sein Leben zu gestalten.

Bei Zuwiderhandlungen wurde die Mutter nie laut, so dass sich auch kein Aufbegehren beim Kind entwickeln konnte; die Mutter meinte es doch wirklich immer nur „gut", wie sie beständig versicherte.

So arrangierte sich das Kind und unterdrückte eigene Wünsche. Und die wirkungsvolle, sehr unterschwellige Art der „Wertevermittlung" durch die Erziehung zeigte sich so effektiv, dass auch in der Pubertät keine Änderung erfolgte, Frau Mattau nicht noch einmal überprüfte, ob denn diese Werte auch die ihren waren und sie ihnen weiter so konsequent entsprechen wollte. Und deshalb lebte sie sie weiter, denn irgendwie waren sie ja auch vertraut und hatten sich in ihrem Lebensrahmen bewährt.

Tief in der eigenen Mitte aber lebte auch das andere Kind, lebte die Sehnsucht weiter, auszubrechen, lebendig und nach eigenen Wünschen sein Leben auszurichten, Mut zu zeigen, sich abzugrenzen, anders zu sein als die anderen, deren Normen im Widerspruch erlebt wurden. Nach außen hin hatte Frau Mattau deshalb Studiengänge gewählt, die einen gewissen kreativen Freiraum zuließen, den sie auch gerne mit ihrer Kleidung demonstrierte. Abgrenzung fand auch in gewisser Weise durch die besondere Ernährung statt.

Aber all das reichte nicht, um diesen inneren Widerspruch nachhaltig und wirkungsvoll außer Kraft zu setzen, den Widerspruch zwischen gelebtem „äußerem" Leben und den eigenen inneren Erwartungen und Sehnsüchten, die eine andere Lebensweise für angemessen und richtig hielten.

Diese Unterschiede, der ständige Kampf der Interessen, diese Spannungen, hatten sich dem Körper beständig mitgeteilt. Und Sie werden sich erinnern: Gefühle senden Botschaften auch an jede Körperzelle! Wer beständig innere Spannungsfelder sendet, wird genau das als Körperreaktion erleben. Einige Jahre hatten sich diese Gefühle Frau Mattau noch mitgeteilt, aber irgendwann blieb diese Wahrnehmung auf der Strecke und das Bewusstsein befasste sich mit anderen Inhalten, die mehr im zeitlichen Schwerpunkt lagen. Die Hauterkrankung aber blieb und kündete mit unterschiedlicher Intensität von Machtkämpfen der inneren Parteien.

Herr Ellerau war „von Geburt an“ ein eher zartes Naturell, ein blasses Kind. Die „Farbe“ brachte dann der Vater in sein Leben. Und nach zahlreichen blutenden Nasen und eindrucksvollen Bemühungen dieses Elternteils wuchs ein neuer Wertmaßstab heran: Durchsetzen muss man sich, nur die Stärke zählt, wer sich schwach zeigt, der hat schon verloren. Und das Leben schien diesen Werten Recht zu geben, denn nun trugen die anderen blutige Nasen davon, wenn sie die Fäuste des Ellerau-Junior zu spüren bekamen; und der Vater freute sich über einen Sohn, der so lernfähig schien und Ratschläge wie Werte übernahm. Später im Beruf und in der eigenen Firma war Durchsetzungsvermögen sehr gefragt, und Erfolg stellte sich ein.

Hin und wieder spürte Herr Ellerau ein beklemmendes Gefühl, wenn wieder einmal ein Konkurrent auf der Strecke blieb, hin und wieder machten Alpträume ihm zu schaffen, ab und zu wurde der Druck ihm unerträglich, dem er ausgeliefert schien, aber es galt weiterhin: Augen zu und durch.

Nur in der Familie zeigte er häufig sein wahres Gesicht, durfte Anteile leben, die eher weich und liebevoll, die fürsorglich und voller Wärme waren. Und klaglos gab er dort Verantwortung an die selbstbewusste Ehefrau ab. Und er liebte seine Kinder.

Spannungsfelder sind sehr starke Kräfte, die beständig und ohne Pause das Immunsystem und Körperzellen beeinflussen und schwächen. Es dauert aber trotzdem viele Jahre, bis aus gefühlten Lebenswidersprüchen Krankheiten entstehen; aber sie entstehen. Und tief im Innersten war Herr Ellerau von seinem Herzinfarkt nicht wirklich überrascht.

An Spannungsfeldern kann man immer etwas ändern, wenn man sie spürt und wenn man weiß, wo sie sich befinden. Und auch kleine Veränderungen bewirken oft Erstaunliches auf dem Weg zur Gesundheit und bei der Verhütung von Krankheiten.

Führt man die Spannungsfelder der Frau May auf das wirklich Wesentliche zurück, dann zeigt sich das Bild einer Zwickmühle: Sie sehnt sich nach Anerkennung und Kontakt in einer Gemeinschaft und in ihrem Umfeld. Nähe und wirklichen Austausch lässt sie dabei aber nicht wirklich zu aus Gründen, die sich nicht auf den ersten Blick erschließen. So engagiert sich Frau May mit dem Wunsch nach Anerkennung. Die Gemeinschaft um sie herum deutet aber ihre Distanz und die fehlende Tiefe im Austausch miteinander als eigentliches Desinteresse, und die Menschen nehmen sich zurück. Bei Frau May aktiviert das den Motor, sich noch mehr in die Arbeit einzubringen. Den anderen wird das zu dicht und auch zu viel, also nehmen sie sich im Kontakt und auch bei der Anerkennung immer mehr zurück.

Frau May deutet das in der Folge dann immer wieder als eine sehr ungerechte und kränkende Haltung, die ihr die Anerkennung für ihre umfangreiche Arbeit versagt. Ein Teufelskreis hat sich da aufgetan, aus dem es kein Entrinnen mehr gibt. Denn Frau May hat keinen Bezug mehr zum eigenen Tun und zum eigenen inneren Ich. Und selbst wenn die Hintergründe bekannt und erkannt wären, ließe das noch lange keine Änderung erwarten. Wann hat Einsicht schon einmal zu einer Änderung geführt? Wenn es damit so einfach wäre, würde der Übergewichtige weniger essen, der Alkoholiker nicht mehr zur Flasche greifen, der Depressive Außenkontakte suchen, und über Beziehungsprobleme würde man reden und sich ändern.

Aber so einfach ist das leider nicht, wenn es darum geht, Spannungsfelder zu verändern. Spannungsfelder erwachsen aus unterschiedlichen inneren Interessenlagen, die miteinander schwer oder gar nicht zu vereinbaren sind. Man kann auch den Begriff von verschiedenen und widersprüchlichen Persönlichkeitsanteilen zur Beschreibung wählen. Wobei es sich um oberflächliche Fragestellungen handelt, beispielsweise, ob man seinen Feierabend lieber im Hause vor dem Fernseher verbringt oder lieber einer Aktivität im Fitnesscenter nachgehen möchte. Fragen aus dem Alltag sind ohne große Relevanz – mit der Ausnahme, dass sie genau für diesen Bereich das Spiegelbild des Spannungsfeldes sind. Vielmehr müssen wesentliche Grundwerte des eigenen Selbst betroffen sein, tiefe Sehnsüchte und Interessen, grundlegende Maßstäbe oder Wertigkeiten. Und diese Anteile sind im Laufe des Lebens gewachsen, im Verborgenen (Unbewussten) oder auch ganz wissentlich. Und vielgestaltig sind sie und mit unzähligen anderen verwoben.

Stellen Sie sich nur einmal vor, ein Teil Ihres inneren Selbst wäre der festen Überzeugung, dass immer erst die Interessen und Wünsche anderer befriedigt und versorgt werden müssen, bevor die eigenen auch zu ihrem Recht kommen dürfen. Sie erinnern sich gewiss in diesem Zusammenhang an Frau Meinert und die Krebserkrankung ihrer Brust.

Dann könnte man oder frau das doch sehr einfach ändern und die eigene Wünsche mehr berücksichtigen. Das aber geht so nicht, denn eine solche Änderung riefe sofort einige andere Teile des Inneren selbst auf den Plan, die vehement dagegen protestieren würden: das Schuldgefühl zum Beispiel oder oft auch das schlechte Gewissen. Beide drohten jetzt mit unangenehmen Gefühlen, falls man tatsächlich eigene Interessen mehr berücksichtigen wollte. Denn der Maßstab, sich mit eigenen Interessen stets und ständig hinten einzureihen, ist ja nicht von ungefähr entstanden. Dahinter verbirgt sich: Du bist nur dann etwas wert, wenn du erst die anderen bedienst, denn der brave Mensch denkt sich selbst zuletzt, wie das die Eltern jahrelang vermittelt haben.

Und solche inneren Grundsätze, Überzeugungen oder Maßstäbe sind eben nicht einfach durch Einsicht zu verändern, weil sie in vielen Jahren innerlich gewachsen sind.

Und für sich allein sind solche Werte ja auch eher neutral. Wenn aber die Erfahrung sich dazugesellt, dass man nie oder nur einen kleinen Teil dessen bekommt, was man mit allem Einsatz und aller Kraft eingebracht hat, entwickelt sich über Jahre ein Defizit, ein Minus, das Gefühl, immer nur für andere da zu sein und selber nichts vom Leben zu bekommen. Und wenn man daraus keine Konsequenzen zieht und weiter den inneren Werten folgt, entwickelt sich ein Spannungsfeld. So machen innere Werte krank. Ein solches Defizit wirkt sich über Jahre aus, und irgendwann zieht dann die Krankheit in den Körper ein, um innere Spannungsfelder getreu zu spiegeln und Änderungsbedarf zu verdeutlichen, damit die eigene Seele wieder harmonisch und ausgeglichen und angemessen leben und fühlen kann.

Und natürlich tritt der gleiche spannungshafte Zustand ein, wenn von Beginn an ein „Gegenwert" in der eigenen Mitte vorhanden ist, der sich nicht genug in seinen Interessen berücksichtigt sieht und der ständig laut oder leise verkündet, dass er sich nicht wohl fühlt in seiner Haut, wenn ständig die fremden Interessen im Vordergrund stehen und eigene Sehnsüchte dabei auf der Strecke bleiben.

Und in einem Spannungsfeld hat jeder Teil gewichtige Mitglieder, meistens eine ganze Mannschaft gleichsam hinter sich, die Interessen deutlich und eindringlich vertritt. So findet sich in der einen Mannschaft fast immer das Schuldgefühl oder auch der Ehrgeiz oder das schlechte Gewissen oder der Anspruch der Eltern, den man gerne erfüllen möchte.

Und in der Gegenmannschaft warten dafür Lebensfreude, Heiterkeit, Faulheit oder auch die Leichtigkeit. Und keine Mannschaft ist bereit, auch nur eine Handbreit Boden herzugeben.

Ein solches dauerhaftes Zerren gegensätzlicher und bedeutsamer innerer Widersprüche und Interessen machen auf Dauer den Körper und das Immunsystem müde. Denn jede Minute dieses Kampfes teilt sich jeder Körperzelle mit, so dass irgendwann auch der stärkste Gesundheitswall mürbe wird.

Geht man der Sache weiter auf den Grund, dann zeigt sich fast ausnahmslos, dass die eine Mannschaft im Spannungsfeldkampf die ureigenen Interessen, die inneren Werte und die Maßstäbe vertritt, und dass die andere Mannschaft für Fremdinteressen, Außenanforderungen, Werte äußerer Systeme kämpft. Damit können sowohl elterliche Maßstäbe gemeint sein, Regeln einer Lebensgemeinschaft wie die einer Kirche, moralische Gesetze einer politischen Ordnung oder eher diffuse Vorstellungen, deren Herkunft unklar bleibt.

Ein solcher Kampf bricht selten überraschend oder plötzlich aus. Vielmehr beginnt oft schon in der Kindheit die Ambivalenz der Wertigkeiten und Gefühle. Und in der Pubertät besteht schließlich die Möglichkeit, auch auf diesem Gebiet Entscheidungen zu treffen: den eigenen Weg mit allen Konsequenzen zu entdecken und zu wählen, oder Spannungsfelder aufzubauen oder weiter wie bisher zu leben, um die Fassade des inneren Friedens zu wahren.

Spannungsfelder teilen sich beständig und sehr frühzeitig mit. Deshalb ist es wichtig, die Orientierungssysteme zu kennen und zu deuten, um den eigenen Lebensweg authentisch zu finden und zu gestalten, oder um ihn neu zu wählen, nachdem er längere Zeit aus den Augen verloren war.

Orientierungen: Gefühle und Symptome

Morgens beim Erwachen oder kurz davor spürt man Gefühle oft besonders intensiv. Denn unser Unbewusstes ist ein Nachtarbeiter, und die Ergebnisse seiner Arbeit bekommt man häufig dann in der Frühe präsentiert. Zu dieser Zeit ist man auch noch freier von äußeren Ablenkungen und Einflüssen und spürt deshalb unmittelbarer, was die eigene Mitte zu sagen hat. Während unsere Sinnesorgane wie Augen, Ohren, Haut oder Nase Informationen über das äußere Umfeld liefern, unterrichten uns unsere Gefühle, die innere Wahrnehmung, über unser inneres Erleben.

Angenommen, Sie stünden vor der Entscheidung, ein neues Auto zu erwerben oder mit einem solchen Kauf noch zu warten. Dann wird sehr wahrscheinlich der erste Blick dem Konto gelten. Danach aber öffnet sich ein Freiraum, der beide Entscheidungen möglich macht. Überschreitet der Preis das Budget, und Sie kaufen das Fahrzeug dennoch, wird sich bei der Übernahme wahrscheinlich der eine oder andere Wermutstropfen in die Freude mischen: ein leichter Magendruck vielleicht unter dem Motto „Ob denn die Entscheidung wirklich richtig war …“, möglich wäre auch ein Spannungskopfschmerz, der vom Nacken aufsteigend in ähnlicher Weise Bedenken vermittelt, und verbunden mit beiden körperlichen Zeichen (Symptomen) wird ein Gefühl zu spüren sein, das ebendiese Unsicherheit, das Unbehagen oder das schlechte Gewissen ob der Budgetüberschreitung vermittelt.

Die Ursache für diese Botschaft kommt aus den unbewussten Anteilen ihres Selbst, die sich so zu Worte melden. In diesem Fall könnte es der Maßstab des Vaters sein, der stets vehement vor Verschuldung warnte; vielleicht ist es auch das schlechte Gewissen, das sich Gehör verschafft, weil Ihre Frau schon so lange auf eine neue Waschmaschine wartet und nun jeder Spielraum finanziell ausgeschöpft ist. Und in diesem Sinne können sich viele innere Anteile mitteilen, die beim Kauf des Autos berücksichtigt werden möchten.

Gefühle enthalten also wichtige Botschaften aus dem nicht bewussten Teil Ihrer Seele. Gefühle sind eine innere Stellungnahme zu Entscheidungen, die Sie getroffen haben oder treffen wollen. Mit Gefühlen melden sich Anteile Ihres Selbst, die berücksichtigt werden möchten und deshalb Ihre Aufmerksamkeit fordern. Dabei kommen Gefühle nicht immer allein, sie sind oft mit einem Körperzeichen (Symptom) verbunden. Mitunter verleihen solche Symptome aber auch der Botschaft erst in der „zweiten Stufe" Nachdruck, wenn man die erste Wahrnehmung, sein Gefühl, zu überhören droht oder ihren Wert und Inhalt nicht erkennt oder berücksichtigt.

Das Unbewusste gibt sich also wirklich große Mühe, Sie auf einem „richtigen" und gesunden, auf einem angemessenen und authentischen Weg zu halten, der Ihren eigenen inneren Maßstäben entspricht. Dennoch stellt sich mancher taub. Und dann entstehen Spannungsfelder. Spannungsfelder sind die Seele der Krankheit. Aber zum Glück ist selbst Krankheit keine Einbahnstraße, und der Weg führt auch zurück. Denn das Unbewusste weist dann wieder die Richtung.

Man schließt eine Ehe vom Ansatz her meist für ein Leben lang. Und dennoch ändern sich mit den Jahren Beziehungen, und die Liebe bleibt nicht selten dabei auf der Strecke. Die Gründe sind nicht immer klar, Sachzwänge werden gerne angeführt, das Umfeld ist schuld, der Beruf fordert seinen

Tribut oder der Partner hat sich so verändert, wie man es nicht erwartet hat. Das mag ja alles stimmen, wo immer Ursache und Wirkung zu suchen sind.

Spüren kann man solche Veränderungen oft schon über eine lange Zeit. Vielleicht fehlt am Anfang nur etwas, oder man vermisst die Zärtlichkeit, Nachlässigkeiten schleichen sich immer mehr ein. Unzufriedenheit ist ein Gefühl, das sich einstellt, wenn man sich, seine Liebe, seinen Einsatz oder seinen Wert nicht wirklich angemessen vom Partner berücksichtigt sieht. Eine leise Traurigkeit schafft sich dann hin und wieder Raum, auch dann, wenn eine Zuordnung nicht sofort möglich ist. An manchen Tagen packt einen dann schon einmal die Wut, obwohl der Anlass dazu nicht wirklich ausreicht. Bei der Rückkehr von der Arbeit drückt der Magen immer einmal wieder, und der Appetit verschwindet. Auch das Gegenteil ist möglich: Maßlos wird der Wunsch nach Essen, Alkohol kommt mit ins Spiel, oder Zigaretten qualmen immer öfter und vernebeln Sicht und auch Gefühle. Kopfschmerzen werden täglicher Begleiter oder der Blutdruck erreicht immer öfter ungeahnt hohe Werte.

Zu einem solchen Zeitpunkt sind Veränderungen nötig, denn die Seele der Krankheit ist längst geboren. Wünsche, Bedürfnisse und Sehnsüchte werden in der Beziehung nicht mehr oder kaum erfüllt. Pflicht und Ärger und Enttäuschung, Wut und Resignation stehen auf der anderen Seite, und erbitterte innere Kämpfe finden statt: Wächst der Wunsch zu gehen, schalten Schuldgefühl und schlechtes Gewissen sich ohne Zögern ein.

Es wird deutlich, mit welcher Vielzahl von Gefühlen das Unbewusste einen dringenden Änderungsbedarf in den Lebensbedingungen fordert und Unstimmigkeiten bei den eigenen inneren Wünschen, Sehnsüchten und Maßstäben deutlich werden lässt: Traurigkeit, Enttäuschung, Wut, Resignation. Und auch der Körper meldet sich parallel zu Wort: Magenbeschwerden, Kopfschmerzen, Müdigkeit, erhöhter Blutdruck.

Und man hat nun die Wahl, ein solches Spannungsfeld zu entschärfen – wobei am Ende ja keinesfalls und immer Trennung stehen muss – oder diese Kräfte weiter auf das Immunsystem und die Körperzellen einwirken zu lassen. Denn Gefühle liefern Informationen über Spannungszustände, sie geben innere Stellungnahmen zur Lebensweise und deren Stimmigkeit ab. Und so geht es eben nicht darum, sich in ihnen zu verlieren; in Bezug auf Traurigkeit, Antriebslosigkeit und Resignation bekäme so etwas dann die Diagnose „Depression". Das Gegenteil ist der Fall: Es gilt, diese Informationen zu nutzen, ihren Inhalt zu überprüfen und nach Änderungen zu suchen, um dieser Gefühlslage zu entkommen. Deshalb ist es von großer Bedeutung, diese Gefühle wahrzunehmen und ihren Inhalt möglichst gut zu kennen. Denn nur wer ihre Sprache versteht, kann ihre Botschaft vernehmen und auch nutzen.

Bei einer jungen Frau gestaltete sich das in jüngerer Zeit gar nicht so einfach. Sie war 24 Jahre alt und lebte noch im Hause ihrer Eltern. Die Mutter war Ärztin, der Vater in einem anderen Beruf tätig. Die junge Frau arbeitete seit dem Schulabschluss in der Praxis der Mutter. Allzu gerne hätte sie Ort und Arbeitsstelle gewechselt, aber da gab es ein Problem: der Vater war Alkoholiker und prügelte die Mutter häufig. Wer, so dachte sich die junge Frau, sollte denn die Mutter schützen, wenn sie nun das Haus auch noch verließe. Und auch die Mutter bat, man möge sie doch nicht „im Stich lassen".

Erste Gefühle, die sich einstellten, waren morgendliche Unruhe vor dem Arbeitsbeginn, ein Gefühl wie vor einem erwarteten unangenehmen Ereignis. Und Unbehagen setzte auch schon einmal am Wochenende ein. Der Körper signalisierte Schwitzen, Müdigkeit, Magendruck und Zittern, mitunter traten auch Herzklopfen und Atemnot auf. Einige Wochen danach erlebte die junge Frau ihre erste Panikattacke. Und seit jener Zeit war die Angst ihr ständiger Begleiter. Im Beruf bereitete das zunehmend Schwierigkeiten, weil sich die Tochter auch einfachen Aufgaben kaum noch gewachsen fühlte. Und im Privatleben zog sie sich immer mehr zurück, vermied es, vor die Tür zu gehen, und fühlte sich einsam, elend und ohne Hoffnung. Ein konsultierter Kollege verordnete ein Antidepressivum. Die junge Frau lehnte aber die Einnahme ab und wandte sich stattdessen den Problemen aktiv zu.

Deutliche Zeichen gibt die Seele auch in diesem Bespiel, und der Körper schließt sich an. Die junge Frau hatte das wohl auch erkannt: Unwohlsein, Unruhe, Müdigkeit, Panik und Angst – Magendruck, Herzklopfen, Schwitzen, Schwindel, Zittern und Atemnot. Aber Schuldgefühle und Verantwortungsgefühl für die Mutter und die selbst auferlegte Schutzaufgabe waren starke Bremsen bei dem Wunsch, endlich ein eigenes Leben zu führen, das unabhängig von den Problemen der Eltern und nach eigenen Vorstellungen und mit Freiheit und Weitblick gestaltet werden wollte.

Wer ein solches Spannungsfeld nicht entschärft, wird Krankheit laut und zuverlässig herbeirufen! Wie gut, dass die Seele sehr lange und immer intensiver Signale sendet, um auf solche inneren Missstände hinzuweisen, um den Körper vor den Folgen des „emotionalen Dauerfeuers" zu schützen und die Folgen möglichst gering zu halten. Denn beteiligt ist der Körper ja immer, wenn er Zeichen über Magendruck und Kopfschmerzen sendet. Und manche Menschen bezeichnen diese Symptome bereits als Krankheit, Sie werden sich erinnern. Es dauert meistens Jahre, bis die Seele resigniert und nur noch der Körper reagiert. Dann allerdings ist meistens Hilfe von außen erforderlich.

Die Gefühle bieten sichere Orientierung auf dem Weg, sein Leben authentisch und mit körperlicher Gesundheit zu gestalten. Und natürlich gibt es auch „der anderen Seite" in gleicher Zahl Botschaften und Informationen, die genauso zuverlässig gesendet werden: beim Wohlfühlen, bei der Sicherheit, bei Bestätigung, bei authentischer Lebensführung.

Merkwürdigerweise werden bestätigende Gefühle sehr oft noch häufiger überhört als unangenehme, die nach Änderungen rufen. Können Sie sich daran erinnern, wann die Seele zuletzt in Ihrem Alltag jubilierte? So ein Gefühl ist auch fast unbeschreiblich: Innere Freiheit spürt man unbegrenzt, eine völlige Übereinstimmung mit allem, was ist, eine Welle von Sicherheit flutet durch den Körper, und man spürt und erlebt, was mit dem Wort „Glück" wohl gemeint sein könnte. Der Körper setzt auch diese Gefühle im direkten Verhältnis um. Es kann sein, dass wohlige Wärme den Körper durchströmt, die Atmung ist herrlich weit und frei, alle Muskeln sind entspannt oder besonders kraftvoll wahrzunehmen. Das Herz kann durchaus auch schneller schlagen, aber es schlägt mit freudiger Erwartung oder voller Zustimmung zu dem, was ist.

Aber ein umfassendes Gefühl innerer Glückseligkeit kommt im Leben der meisten Menschen nur sehr selten vor. Die Geburt des ersten Kindes kann so einen Moment auslösen, wenn man dieses wunderbare Wesen zum ersten Mal in den Armen hält. Auch die erste Liebesnacht mit einem sehr begehrten und geliebten Partner löst sehr glückliche Gefühle aus. Der Alltag ist aber ebenfalls durchaus reich an Glücksgefühlen, an Sicherheitserlebnissen und an Geborgenheitsmomenten.

Man spürt vielleicht eine tiefe innere Ruhe nach der Prüfung, wo vorher Angst und Unsicherheit waren. Erleichterung ist auch ganz wunderbar, wenn vorher Spannung das Erleben spürbar einengte. Oder man fühlt die Zufriedenheit am Abend im Bewusstsein, den Tag in der gewünschten Weise nach den eigenen Möglichkeiten gestaltet oder die gestellten Aufgaben erledigt zu haben.

Und auch diese Signale werden an das Immunsystem und die Körperzellen detailgetreu gesendet und lösen dort Veränderungen und Reaktionen aus, die Gesundheit auf das Beste unterstützen oder wieder ermöglichen. Deshalb ist es von großem Wert, auch diesen Gefühlen angemessene Aufmerksamkeit zu schenken, sie wahrzunehmen und zu genießen. Das wirkt sich dann zusätzlich wie ein Verstärker aus.

Es ist immer wieder zu lesen, dass die Vorstellung von etwas Angenehmem oder die Vision einer Lösung für ein Problem bereits ausreichend wäre, um sich wohltuend und heilend auszuwirken. Mit solchen Bildern lässt sich jedoch nur vorübergehend eine messbare Veränderung erreichen, sie verblasst aber in wenigen Stunden und ist danach ohne weiteren Effekt. Es müssen also schon begründete, erarbeitete und definitiv gestaltete Erlebnisse oder Veränderungen sein, die „positive" Gefühle und deren wunderbare Effekte bewirken. Andernfalls findet eine solch heilsame und erlösende Wirkung nicht statt. Und das ist sicher. Denn Spannungsfelder kann man sich nicht wegdenken oder wegwünschen, man muss sie schon verändern oder auflösen.

Von Interesse ist es, dass die Organe des Körpers in der gleichen Weise auf „positive" wie auf „negative" Gefühle reagieren. Die Anführungszeichen sind dabei ganz bewusst gesetzt, denn wer wollte bestreiten, dass „negative" Gefühle bei genauerer Betrachtung durchaus positiv zu bewerten sind, ermöglichen sie doch eine angemessene Orientierung und weisen auf Änderungsbedarf im Leben oder im Verhalten hin. So klopft das Herz bis zum Halse, wenn beispielsweise eine angstbesetzte Situation zu erwarten oder auszuhalten ist, und auf die gleiche Weise, wenn ein mit großer Freude ersehntes Ereignis ansteht. Der Körper kann von einem Hitzegefühl erfasst werden, wenn Panik ihn packt oder wenn Liebe ihn durchströmt. Eine schnelle Atmung weist auf einen Fluchtwunsch hin, ist Ausdruck einer Abwehrbereitschaft, oder sie verkündet freudige Erregung. Die Haut zieht sich zusammen, man spürt ein Frösteln, wenn ängstlich Erwartung den Rücken hinauf kriecht, und man spürt es in der ähnlichen Weise, wenn eine geliebte Hand die Haut zärtlich streichelt. Sehr eindeutig ist das Gefühl, das sich mit einer „zugeschnürten Kehle" verbindet.

Wer die Sprache des Körpers verstehen will, muss also lernen, der Seele zu lauschen. Und wer auf seine Seele hört, wird den Körper recht mühelos verstehen können.

Beide Signale und Botschaften zusammen ermöglichen eine sichere Orientierung auf dem Weg zur Harmonie von Körper und Seele, auf dem Weg zu einem authentischen Leben nach den eigenen Maßstäben, Vorstellungen und Bedürfnissen, auf dem Weg zu Gesundheit.

Gefühle sind an Vielfalt kaum zu überbieten, denn ihre Anzahl und ihre Aussagen sind unbegrenzt und so vielfältig und differenziert wie das Leben. Und mit wenigen Ausnahmen sind die Botschaften des eigenen inneren Ich gemischt und setzen sich aus unterschiedlichen Anteilen zusammen.

Pure Angst wird sich kaum finden, sie enthält mitunter zusätzlich resignative Botschaften, depressive Elemente oder weist auf einen gesunkenen Selbstwert hin. Freude beinhaltet das Gefühl der Übereinstimmung mit dem eigenen Ich, bestätigt das Handeln, zeigt einen starken Selbstwert, ist von Unbeschwertheit und Gelassenheit geprägt, und auch Heiterkeit kann beteiligt sein.

Einige Grundgefühle sind dabei aber durchgängig spürbar, und es ist sehr hilfreich, diese Gefühle und ihren Informationsgehalt zu kennen. Bei diesen Grundgefühlen meldet sich der Körper stets mit den gleichen Organen zu Wort. Im Krisenfall kann man sich diese Information zunutze machen und sie als Entscheidungshilfe zu Rate ziehen.

Angst ist ein sehr starkes Grundgefühl. Der Körper signalisiert Angst häufig über den Hals: eine zugeschnürte Kehle oder ein Kloßgefühl im Kehlkopfbereich. Zusätzlich kann die Atmung eng, schnell oder oberflächlich werden, fast hat man das Gefühl, an seiner Angst zu ersticken. Um den Brustkorb legt sich ein Reifen, oder von innen schnürt etwas die Lungen ein. Das Herz kann rasen, stolpern oder aussetzen. Schweiß tritt auf die Stirn. Seltener verdeutlicht Darmaktivität bis hin zum Durchfall Angst auf eindrucksvolle Weise.

Ohne die Zuhilfenahme der Körpersymptome ist es nicht so einfach, Angst als reines Gefühl zu beschreiben. In den meisten Fällen handelt es sich um eine bedrückende Enge, die tief im Inneren wahrzunehmen ist. Man spürt den Drang, sich durch Flucht, Weglaufen, Verstecken oder eine andere spontane Maßnahme der Situation zu entziehen. Bedrohung ist auch oft mit im Spiel, meistens diffus, mitunter auch sehr konkret. Das Gefühl des Ausgeliefertseins, der Hilflosigkeit und Machtlosigkeit breiten sich aus. Manchmal enthält Angst auch die Hoffnung oder eine starke Sehnsucht, dass der Spuk ein Ende haben möge oder dass es einen Ausweg gäbe.

Sicher werden Sie verstehen, welche Schwerpunkte Ihre Angst setzt, wenn Sie sich an Momente in Ihrem Leben erinnern, die der Angst weiten Raum verschaffte. Und Sie werden auch entdecken können, ob verschiedene Ängste sich auch unterschiedlich bemerkbar machen, oder ob sich die Signale eher ähnlich sind. Es ist die eine, wichtige Sache, zu wissen, ob und wann man Angst in der eigenen Mitte spürt.

Die andere, ebenso wichtige Sache, ist es, diese Botschaft dann zu deuten und sie für sich auch zu nutzen. Die erste Botschaft lautet immer: Verschaff dir Sicherheit! Die zweite Botschaft hat den Inhalt: Überprüfe, ob du wirklich willst, was du da tust oder was du gerade planst! Die dritte Aufforderung der Angst kann lauten: Es gibt wichtige Anteile in dir, die gegen das eine oder für das andere sind, leih ihnen dein Ohr, schenke ihnen Aufmerksamkeit und überlege, ob du sie auf „deine Seite“ bringen kannst, mit Sicherheit! Der vierte Hinweis könnte lauten: Bremse einlegen, nicht so schnell, lass dir Zeit bei dem, was du jetzt tust, denn es braucht eine Weile, damit die Sicherheit für dein Handeln oder deine Pläne kontinuierlich wachsen kann. Und natürlich kann die Botschaft auch lauten: Es ist sehr viel besser und stimmiger, wenn du deine Vorhaben so nicht umsetzt, sondern lieber einen anderen Weg beschreitest, weil die inneren Argumente in der Summe eher dagegen sprechen.

Auch sehr konkrete Hinweise können mit dem Gefühl von Angst verbunden sein, wenn reale Gefahren drohen, damit alle Maßnahmen zur Vorsicht oder zur Vermeidung einer solchen Gefahr getroffen werden können. So sollte bei einer Segeltour unbedingt darauf geachtet werden, dass die Rettungsgeräte vorhanden und intakt sind, und eine Bergtour schwierigeren Grades tritt man ohne einen geeigneten Führer besser nicht an.

Einige dieser Hintergründe für das Gefühl „Angst" werden sich durchgängig finden. Aber ganz sicher werden Sie diese Informationsreihe um einige persönliche Varianten ergänzen können, wenn Sie sich mit den eigenen Ängsten näher auseinander setzen.

Das Spüren des Gefühls, seine Wahrnehmung, ist der erste Schritt auf dem Orientierungsweg. Das Verstehen der Botschaft, das Lesen der Information dahinter kann man als den zweiten Schritt betrachten. Beide zusammen schaffen die Basis für den entscheidenden weiteren Schritt: die Suche nach Änderungen und die Umsetzung der Konsequenzen. Denn es ist ohne großen Effekt auf ein Spannungsfeld oder ein Gefühl, wenn man diese nur zur Kenntnis nimmt. Erst Entscheidungen zur Änderung oder zur anderweitigen Umsetzung der inneren Informationen haben Konsequenzen, die dann als gesund für Körper und Seele zu bezeichnen sind.

Den Erfolg und die Bestätigung für eine Maßnahme liefert dann wieder das Gefühl in der eigenen Mitte: Aus Angst wird Sicherheit, oder eine sehr große Angst schmilzt auf eine akzeptable Größe. Und Sie spüren das Wissen: Der Weg ist richtig, die Botschaft ist verstanden, ich bin den eigenen inneren Maßstäben gerecht geworden.

Wer jetzt auf seine Seele hört, schafft Klarheit und schafft Sicherheit. Denn wer unter der Perspektive „Angst" noch einmal abgleicht und durchdenkt, was es zu tun oder zu lassen gilt, nimmt damit auch die Gelegenheit wahr, sich im Inneren Übersicht zu schaffen über Hintergründe, Ansprüche, Einwände oder die Motive seines Ansinnens. Und da nur Zweifel in der Lage sind, durch die erneute Bestätigung oder das Ausräumen von Bedenken Sicherheit zu vermitteln, wird auch hier die Wirkung unfehlbar sein. Sie werden Klarheit erlangen darüber, welchen Weg Sie nun einschlagen möchten oder welche Umstände Sie ändern möchten. Bei so viel Sicherheit und Klarheit sucht jede Angst sehr schnell das Weite.

Und Spannungsfelder entwickeln sich auf diese Weise erst gar nicht. Die Seele fühlt sich verstanden, alle Anteile des inneren Ich, des Nichtbewussten, sind berücksichtigt und gewürdigt worden, und das Handeln und Gestalten wird authentisch und stimmig.

Der Körper wird seine Zustimmung sehr bald durch Wohlgefühle deutlich machen, und das Immunsystem wird zu Höchstleistungen stimuliert, oder, falls es außer Kontrolle geraten war und sich gegen den eigenen Körper zu richten begann (Autoimmunerkrankungen), wieder ins Gleichgewicht gebracht.

Der Zweifel ist ein Gefühl, das man auch als kleinen Bruder der Angst oder als Vorstufe der Angst bezeichnen kann, und oft ist er auch direkt in ihrem Gefolge zu finden. Dieses Gefühl ist nicht so einfach zu erkennen, denn es verbirgt sich nicht selten hinter einer Spur von Traurigkeit, einem Hauch von Depression, einer Prise Ratlosigkeit oder auch einer milden Aggression. Man muss ihm also erst einmal auf die Schliche kommen.

Der Körper reagiert deshalb auch eher unspezifisch mit wechselseitigen Signalen und meistens in milder Form. Die Magengegend wirkt recht oft beim Zweifel mit, mitunter spürt man das Gefühl auch direkt im Kopf, und Spannungsschmerzen setzen deutliche Akzente.

Es wird aber in jedem Falle nützlich sein und hilfreich, wenn Sie sich an die letzten Zweifel einmal selbst erinnern und auch daran, wie und wo Sie diese spüren oder entdecken konnten. Meistens ist es ein Gefühl der inneren Zerrissenheit, eine

Spannung, der man sich ausgeliefert fühlt. Enge kann auch eine Rolle spielen und auch hin und wieder ein Schuldgefühl.

Der Informationsgehalt von Zweifel lautet wieder: Besorge dir die Sicherheit, die du brauchst. Denn es gibt unterschiedliche Interessen in deiner Mitte, die unterschiedliche Bewertungen abgeben. Und wenn ein Teil „dafür" ist und der andere „dagegen", fühlt man sich in der Mitte einer Zerreißprobe ausgesetzt. Auch einem solchen Gefühl kann man nur begegnen, indem man sich der Fragestellung erneut widmet, noch einmal alle relevanten Zusammenhänge betrachtet, um dann in einem neuen Anlauf stimmige Entscheidungen zu treffen.

Es können auch Zweifel an der eigenen Leistungsfähigkeit bestehen. Diese Unsicherheiten entkräftet man wirkungsvoll durch Erinnerungen an ähnliche Situationen, denen man sich im Ergebnis gewachsen gefunden hat, oder man denkt an Fähigkeiten, die man aktuell zur Bewältigung des Problems zur Verfügung hat, oder man besinnt sich auf die schon geleistete Arbeit in dem relevanten Zusammenhang und die Sorgfalt, so dass daraus Sicherheit für eine Entscheidung wachsen kann.

Wichtig ist es immer, Zweifel ernst zu nehmen. Wer sich bei einem solchen Gefühl nicht um Klärung kümmert, legt sonst die Grundlage für eine grundsätzliche Unsicherheit, deren Ursprung später in Vergessenheit geraten kann. Dauerhafte Zweifel erzeugen ein Spannungsfeld, und es fällt dann sehr viel schwerer, dieses zu bearbeiten. Dabei geht es nicht um die Kleinigkeiten im Alltag oder einzelne Unsicherheiten in der Lebensführung. Zeichnet sich damit aber eine Grundtendenz ab, alles und jedes im Leben stets in Frage zu stellen und jede Entscheidung anzuzweifeln, dann ist es ein Spannungsfeld.

Und werden grundsätzliche Zweifel an wichtigen Entscheidungen wie der Berufswahl, der partnerschaftlichen Beziehung oder beim Kinderwunsch nicht ausgeräumt, wird sich die daraus erwachsende Unsicherheit immer weiter verstärken können, und ein erhebliches Spannungsfeld mit allen bekannten Konsequenzen ist die Folge. Dennoch sei auch dieses

Gefühl noch einmal in seiner wertvollen Bedeutung hervorgehoben: Nur Zweifel bringen Sicherheit!

Gemeinsam öffnen Angst und Zweifel das Feld für eine sichere Orientierung in diese gesunde Richtung, wenn man sich nicht in ihnen verliert oder sich ihnen nicht ausgeliefert sieht, sondern wenn man sie als Hinweise aus dem Unbewussten oder als Botschaften der Seele versteht und ein solches Wissen nutzt. Und jeder weiß, dass eine solche Haltung im Alltag nicht immer einfach umzusetzen ist, denn Angst und Zweifel können mächtig an den Grundfesten der Sicherheit rütteln und eine erhebliche Zerreißprobe darstellen. Je frühzeitiger man solche Gefühle zur Kenntnis nimmt und mit ihnen arbeitet, desto einfacher gestaltet sich der Umgang mit ihnen. Je länger man wartet, je häufiger man ihr Rufen überhört, desto schwieriger wird die Arbeit meistens, auch weil Zusammenhänge immer schwerer herzustellen sind.

Die **Unsicherheit** wird man als Mischung aus den beiden erst genannten Gefühlen bezeichnen können, und sie wird sich deshalb in einer Weise äußern, die diesen beiden ähnlich ist. Innere Unruhe ist dabei ein häufiges Phänomen, das man in seiner Körpermitte spüren kann, eine Art Aufregung, als stünde man beständig unter Strom, würde gerne beginnen, weiß aber nicht, wo oder wie oder womit; alles hängt irgendwie in der Schwebe, steht aber zur Umsetzung an. Ein erheblicher Druck kann auf diese Art entstehen, und man erlebt sich sehr sensibel und nimmt auch kleine Eindrücke wie mit der Lupe oder dem Schallverstärker wahr.

Über die Körperorgane gilt hier der Schwindel als zentrales Symptom, das immer auf Unsicherheiten in der Orientierung hinweist. In starker Form und nach längerer Missachtung dieses Gefühls findet sich auch oft ein Ohrgeräusch, das dem Tinnitus ähnlich ist, aber immer noch wieder von allein verschwindet. Schwitzen sieht man im Gefolge, auch die

Atmung oder der Darm können mit veränderten Funktionen beteiligt sein, der Schlaf ist intensiv gestört, weil der Tag zur Entscheidungsfindung und zur Sicherheitsbeschaffung offenbar nicht ausgereicht hat; auch Kopfschmerzen können durch Unsicherheit bewirkt werden.

Fragen, die sich dann in diesem Zusammenhang stellen, sollten zunächst die Wurzeln der Unsicherheit zu finden versuchen: Ist es der Inhalt einer zu treffenden Entscheidung, der unsicher macht? Bestehen Bedenken bezüglich der Umsetzbarkeit? Wird die eigene Kompetenz in dem fraglichen Zusammenhang in Frage gestellt? Bereiten der Zeitpunkt oder das Tempo das unsichere Kopfzerbrechen? Sind Einflüsse von außen oder übergeordnete Instanzen oder Meinungen anderer die Wurzeln der Unsicherheit, weil sie im Kontrast zu der eigenen Einstellung oder Überzeugung stehen? Bezieht sich die Unsicherheit vielleicht auch darauf, dass man sich auf ein „Neuland" begibt, auf dem man bislang noch nicht tätig war? Reichen die zur Verfügung stehenden Informationen noch nicht wirklich aus, um Sicherheit zu erlauben?

Antworten auf diese Fragen weisen dann den weiteren Weg, wo und wie man sich um Klarheit oder Sicherheiten kümmern sollte.

Enttäuschung lässt sich als Gefühl im Alltag wohl nur selten vermeiden. Irgendwelche Vorstellungen werden immer irgendwie enttäuscht: Das Wetter ist schlechter, als man erwartet hatte, der Kinofilm erfüllte nicht die gesetzten Erwartungen, die Benotung durch den Prüfer im Examen blieb deutlich hinter den Erwartungen zurück, das bestellte Essen war kalt oder schmeckte fad, die neue Hose sah beim Einkauf noch gigantisch aus, und zu Hause passt sie irgendwie nicht mehr, man hatte am Abend Sex erwartet, und der Partner erzählt nur von seinem Arbeitstag, bei der Beförderung wurde der weniger leistungsfähige Kollege von den ignoranten Vorgesetzten bevorzugt, der Urlaub entpuppte sich nicht als schönste Zeit des

Jahres, sondern als stressigste ... Diese Liste könnte jeder beliebig fortsetzen. Enttäuschung gehört also zum Leben oder zum Alltag wie das tägliche Brot.

Damit lässt sich ganz gut umgehen, und man erkennt meistens schnell, wo die Gründe für solche enttäuschten Gefühle zu suchen und zu finden sind, und einzeln wirkt sich das nicht besonders gravierend aus. Anders stellt sich die Lage dar, wenn ein grundsätzliches Gefühl der Enttäuschung sich im Leben breit zu machen beginnt, und wenn man sich ständig auf der Seite der Verlierer sieht, wenn also die Bilanz nicht wirklich stimmt.

Der Enttäuschung liegt immer eine Erwartung zugrunde: die Konstellation, die eingebrachte Leistung, der eingezahlte Preis, ein Versprechen, Wünsche und Hoffnungen lassen eine bestimmte Qualität als Ergebnis erwarten, gleichsam eine Gegenleistung, einen Ertrag für vorgeleistete Arbeit. Das Ergebnis stimmt dann aber eben nicht mehr mit der Erwartung überein: Leistung und Ertrag stehen in einem Missverhältnis zueinander.

Der Dauerzustand eines solchen Spannungsfeldes, des stetigen Mehrleistens bei Minderertrag, führt häufig in das weitere Missverständnis, immer noch nicht genug geleistet zu haben, weil ja die Anerkennung oder Dankbarkeit oder die Gegenleistung des Gegenübers ausbleiben. Dies wiederum führt zu einer weiteren Leistungssteigerung, um endlich den ersehnten Lohn zu erhalten, der naturgemäß weiter ausbleibt. So etwas nennt man dann den Hamsterrad-Mechanismus: Man läuft immer schneller, leistet immer mehr, und kommt doch keinen Millimeter voran auf der Anerkennungsstraße. Einen solchen Wirkmechanismus, ein solches Spannungsfeld findet man etwa bei Brustkrebserkrankten häufig im Hintergrund.

Besonders anfällig für eine solche Entwicklung zeigen sich die hilfsbereiten Menschen, die immer für andere da sind, sich immer um alles kümmern und dabei dann die eigenen Bedürfnisse völlig vergessen: Enttäuschungen ein Leben lang, besonders bei Müttern, helfenden und pflegenden Berufen, bei Ärzten Lehrern oder Hebammen.

Es ist schwer zu beschreiben, wie sich Enttäuschung spüren lässt. Oft ist es eine Leere im Kopf, eine Art innerer Erschöpfung, das Gefühl, wie ausgebrannt zu sein, Müdigkeit und Resignation sind häufiger als sonst zu finden, Verlassenheit kann man auch in solchen Situationen empfinden und die Angst, nicht zu genügen. Seltener spielt auch kurze Wut eine Rolle, wenn es um Enttäuschung geht, und leitet dann mitunter schon Veränderungen ein, wenn sie nicht als stille Wut irgendwo im Inneren leise verschwindet, weil man sie nicht zuzulassen wagt. Traurigkeit kann auch eine tragende Rolle spielen, besonders bei Menschen, die schon lange Jahre unter Enttäuschungen zu leiden haben, immer stiller wird das Aufbegehren dann, und schließlich ist man wie gelähmt in Hoffnungslosigkeit, jemals die gerechte Anerkennung zu erfahren.

Der Körper spiegelt Enttäuschung meistens nicht sehr klar. Alle Organe können betroffen sein, wenn es um die Bildung von Symptomen geht, um die Botschaft der Seele in diese Ebene des Erlebens zu übersetzen. Appetitlosigkeit ist ein häufiges Zeichen, blasse Haut mit schlechter Durchblutung kann Hinweise geben, der Blutdruck ist meistens insgesamt eher niedrig, gestaut zeigen sich Lymphe und Venen mit einem Schweregefühl oder Kribbeln in den Beinen, alles ist eine Stufe heruntergefahren, alles ist eher unauffällig, alles ist eher heimlich, still und leise. Enttäuschung bereitet aber auch Magenschmerzen und zieht Mundwinkel herunter.

Die Informationen, die dahinter stehen, zeigen Schwerpunkte in den Bereichen Selbstwert und Maßstab und Erwartung. Und die Fragen, die sich daraus stellen, können lauten: Welchen Maßstab lege ich für meine Leistung an, kommt er von innen oder mehr von außen? Erbringe ich meine Arbeit und meinen Einsatz, weil es wirklich mein Wunsch und mein Wille ist, oder halte ich es für geboten, den vermeintlichen Erwartungen anderer zu entsprechen? Haben Interesse an der Sache und Inhalte mich geleitet, oder handle ich, um vor allem Anerkennung und Bestätigung aus meinem Umfeld zu erhalten? Baue ich meinen Selbstwert nur auf Leistung auf, oder richtet er sich nach anderen Kriterien aus? Sind meine Erwartungen im realistischen Bereich angesiedelt, oder fordere ich von mir und von der Anerkennung meines Tuns mehr, als tatsächlich umgesetzt werden kann? Beruht meine Enttäuschung auf Fehleinschätzung, Fehlinformation oder auf Versprechen, die nicht einzuhalten waren?

Die Antworten auf diese Fragen weisen dann wieder in eine Richtung, die Änderungen erfordert: Den eigenen Maßstab zum Maßstab des Handelns zu nutzen bedeutet auch, die Erwartung an Anerkennung von außen zu mindern und deren Gewichtung zu verändern. Die Erwartungen der Realität anzupassen hat zur Folge, dass es seltener Enttäuschungen gibt. Dinge um ihrer selbst willen oder um ihres Inhaltes willen aus eigenem Antrieb zu behandeln, schließt Enttäuschungen nahezu aus.

Hat sich Enttäuschung über viele Jahre als ständiger Lebensbegleiter etabliert, ist eine umfassende Änderung vonnöten, die meistens externe Perspektiven (Therapie) erfordert. Deshalb sollte man tunlichst frühzeitig den Anfängen wehren!

Stress mag man als Wort so kaum noch nutzen, denn irgendwie fühlt sich jeder heute in jeder Situation „im Stress“: bei der Arbeit, im Urlaub, mit den Kindern, allein, weil es zu kalt ist, weil es zu warm ist, weil es zu laut ist, oder weil es zu still ist – Stress scheint immer und überall zu lauern. Dieses durchgängige Lebensgefühl hat sehr verwässert, was mit dem Gefühl Stress gemeint ist, dessen Auswirkungen auf die Dauer dem Immunsystem außerordentlich und nachhaltig Schaden zufügen.

Dabei ist er vom Ansatz her ein Zustand, der Leben retten statt gefährden soll: Der Körper wird für eine kurze Zeit in höchste Alarmbereitschaft versetzt, so dass körperliche und geistige Höchstleistungen abgefordert werden können. In Urzeiten war das eine lebensnotwendige Reaktion, bei Angriffen von Feinden, bei der Jagd oder bei unvorhergesehenen Naturereignissen, denen man sich ausgeliefert sah. Solche Situationen sind in unserer Zeit eher selten geworden, aber dennoch wird dieses Alarmsignal zunehmend und intensiv gesendet.

Es ist ein überzeugender Beweis für die Zusammenhänge von Körper und Seele, wenn nun allein die Vorstellung von Druck, von Überforderung genau jene Reaktionen im Körper hervorrufen kann, wie einstmals lebensbedrohliche Situationen. Allein diese Vorstellung von „Gefahr" und die Angst vor Ungemach setzt den Stressapparat in Gang.

Und was für kurze Zeit hilfreich und notwendig ist, schadet auf die Dauer in hohem Maße. Die Zielorgane für den Stress liefern die Symptome für dieses Gefühl: Das Herz beginnt zu rasen, die Atmung wird hastig, die Durchblutung steigt, die Muskeln beginnen zu zittern, Schweiß tritt aus allen Poren, die Sinneswahrnehmung wird eingeengt, und es herrscht ein Zustand höchster körperlicher Alarmbereitschaft wie bei vermeintlich drohender Gefahr. Aktivierte Hormone erhöhen zunächst die Immunabwehr, danach aber wird sie eindrucksvoll und dauerhaft gesenkt.

Als Gefühl hat Stress zahlreiche Anteile, die sich der jeweiligen Situation zuordnen lassen: Oft ist ein ungeheurer Druck wahrzunehmen, dem man sich ausgeliefert sieht, eine Enge wird spürbar. Oder man hat das Empfinden, unter Strom zu stehen. Überwach können die Sinne sein, im Kopf rast es, Angst und Panik können sich sehr eindrucksvoll dazugesellen.

Dauerstress wird oft weniger eindrucksvoll und nach Jahren kaum mehr überhaupt bewusst erlebt, man spürt dann schon eher die Auswirkungen: innere Unruhe, Erschöpfung, Konzentrationsverlust, schlechten Schlaf, Angst, Selbstwertverlust, Aggressionen und Resignation. Der Körper liefert als zusätzliche Informationen dann Bluthochdruck, starke Gewichtsveränderungen, Kopfschmerzen, verspannte oder ermattete Muskeln, Magen- und Darmstörungen, Haarausfall, Herzrhythmusstörungen, fehlende Belastbarkeit.

Man kann, wie sich denken lässt, ein solches Gefühl nicht „unbemerkt“ vorübergehen lassen. Viel schwieriger als bei vielen anderen Botschaften ist es allerdings, die Konsequenzen daraus zu ziehen und Änderungen einzuleiten. Zunächst muss man sich wieder zahlreiche Fragen stellen. Welche Faktoren lösen das Stressgefühl aus: eine Überreizung der Sinne durch äußere Einflüsse, Zeitdruck, Angst um etwas oder vor etwas, sehr hohe Erwartungen oder allgemeine Unsicherheit ohne Orientierung? Sind diese Erwartungen, Ängste oder Unsicherheiten real begründet, oder sind sie lediglich in der Vorstellung vorhanden oder werden befürchtet? Setze ich mich solchen Situationen bewusst und willentlich aus, werde ich durch Sachzwänge oder Anweisungen oder Pflichten gedrängt? Ergeben sich in solchen Momenten Freiräume, die sich erfolgreich nutzen lassen für Änderungen, oder lassen sich solche Räume schaffen? Welche eigenen Anteile tragen dazu bei, dass ein so nachhaltiges Stressgefühl entsteht? Bin ich bereit, für eine Änderung auch den entsprechenden „Preis“ zu bezahlen, etwa einen neuen Arbeitsplatz zu suchen oder eine Beziehung zu beenden? Wenn sich die Außenfaktoren nicht ändern lassen, welche inneren Änderungen können sich stressmindernd auswirken, wie zum Beispiel die Bewertung oder die eigene Erwartung? Lassen sich zum Ausgleich Momente finden, oder lassen sich Techniken erlernen, die als Gegengewicht die sehr schädlichen Einflüsse auf das Immunsystem wieder kompensieren können?

Ganz sicher werden Ihnen bereits beim Lesen dieser Zeilen noch sehr viele weitere Fragen einfallen, die sich hilfreich nutzen lassen, um Antworten zu finden, dem Stress auf die Schliche zu kommen oder ihn zu entschärfen. Es braucht gerade bei diesem Gefühl mit allen seinen Konsequenzen oft

Zeit, Kreativität, Mut und Entscheidungskraft, um Änderungen einzuleiten oder umzusetzen.

Da es aber kaum ein Signal der Seele gibt, das dergestalt eindringlich Handlungsbedarf anmeldet, um dauerhafte gesundheitliche Schäden wie Herzinfarkte, Bluthochdruck, Stoffwechselstörungen oder Schlaganfälle zu vermeiden, bringen auch schon kleine Veränderungen einen wirkungsvollen Gewinn. Auch hier gilt: Je früher Sie wahrnehmen, analysieren und ändern, desto erfolgreicher sind die Dienste an der Gesundheit und am Wohlbefinden. Denn nur Dauerstress macht wirklich und ganz sicher krank!

Den **Ärger** als kleinen oder jüngeren Bruder von Stress zu betrachten, ist sicher zu vertreten. Er ist meistens schwer zu fassen, wirkt dagegen häufig unterschwellig und tritt dann wieder sehr überraschend und auch heftig auf. Man kann sich ja auch wirklich über nahezu alles aufregen und ärgern. Gehören zur eigenen Familie Kinder, ärgert man sich natürlich vehement darüber, dass im Garten des Reihenhauses das Ballspielen und Lärmen verboten ist, denn wo sollen Kinder denn heute überhaupt noch spielen. Lebt man hingegen allein in einem solchen Haus ganz ohne Kinder, wird der Lärm des Spielens auch ganz erheblichen Ärger über die gestörte Ruhe bewirken können.

Besonders eindringlich kann man sich ärgern, wenn andere Menschen genau das tun oder lassen, wozu man selber nicht in der Lage ist oder was man sich nicht traut; fuchsteufelswild kann das schon einmal machen.

Wenn man sich selber sehr enge Grenzen setzt und wenig Freiräume im Handeln lässt, verärgert es zutiefst, wenn andere gelassen und locker nahezu grenzenlos durch das Leben gehen. Und es wird an dieser Stelle schon recht klar: Mit dem Ärger ist das so eine Sache, die ziemlich unklar ist!

Eines wird dabei offensichtlich: Jemand handelt, etwas passiert oder wir bekommen etwas, wie wir es so nicht erwartet haben, sei es, dass wir es nicht „verdient“ haben nach der eigenen Einschätzung, sei es, dass es weniger war oder zu viel. Und im Gegensatz zur Enttäuschung, die ja eher still verläuft, ist der Ärger schon eine „aktive“ Reaktion, die tief im Inneren nagt und frisst: „Ungerechtigkeit!“, schreit da eine innere Stimme, oder „Wenn ich das vorher gewusst hätte“, aber auch: „Eine Frechheit ist das, wirklich, eine bodenlose Unverschämtheit“, manchmal auch: „Na, der oder die traut sich aber was“, und früher hieß es oft: „Das wäre zu meiner Zeit aber nicht möglich gewesen!“

Unser Inneres nimmt also sehr verärgert und gereizt Stellung und lässt das auch durch den Körper spüren: Puterrot wird das Gesicht, der Blutdruck steigt auf beachtliche Höhe, Schweiß tritt auf die Stirn, das Herz schlägt schneller, die Atmung beschleunigt sich auch. Fast hat man das Gefühl, sich vor lauter Ärger aufzublasen!

Es ist ein Gefühl, das wohl jeder täglich in seinem Alltag findet. Und das schadet so auch nicht. Wird der Ärger allerdings zu einem grundsätzlichen Lebensgefühl, dann stimmt wieder etwas nicht. Wer nur noch durch diese „Brille“ seine Umgebung, die Mitmenschen und seinen Alltag betrachtet, der lebt ganz sicher in einem dauerhaften Spannungsfeld, das es zu entschärfen gilt, um Schaden zu vermeiden.

Deshalb ist jeder gut beraten, die eine oder andere Frage zu stellen, wenn Ärger im Mittelpunkt alltäglichen Erlebens steht: Behandelt mich das Leben wirklich so ungerecht, wenn ich eine Bilanz ziehe? Sind wirklich alle gegen mich? Woran kann ich merken, dass viel Freundlichkeit und Wertschätzung um mich herum zu finden ist? Spiegelt das Umfeld meine eigene Einschätzung von mir wider? Gehört das Lächeln noch zu meinem täglichen Handlungsrepertoire? Welche kleinen Freuden sind in meinem Leben zu finden, denen ich bislang wenig oder keine Beachtung schenkte?

Sie werden es sicher bemerkt haben: Diese Fragen zielen auf die Hintergründe des ständigen Ärgers ab, setzen aber auch bereits Suchprozesse nach Lösungen und Änderungen in Gang. Und wer ständig unter der Fuchtel dieses Gefühls steht, ist sehr gut beraten, wenn er nach Lösungen sucht, nach Wegen, die herausführen. Mit anderen Worten: Wo lässt sich bei all dem Ärger denn nur ein wenig Freude finden? Denn eines ist ganz sicher: Wer sucht, der findet auch Freude statt Ärger!

Das Grundspannungsfeld hinter dem chronischen Ärger ist fast immer eine Diskrepanz in Beurteilungen von Meinungen, Inhalten, Wertigkeiten. Andere Menschen leben anders, als es den eigenen Wertigkeiten und Vorstellungen entspricht. Und wer Ärger sucht, wird das als eine Abwertung der eigenen Maxime erleben. Und um Wertigkeiten und Missachtung geht es dabei auch fast immer. Wer Ärger sucht, wird sich nur selten angemessen bewertet und beachtet finden. Dabei leistet man doch so überdurchschnittlich viel und bringt sich weit mehr ein als alle anderen in der Umgebung ....

Das Spannungsfeld liegt also sehr häufig zwischen Anspruch und Wirklichkeit, zwischen eigener Einschätzung und jener der Außenwelt. Wie sieht denn das Spannungsfeld bei Ihrem Ärger aus?

Wut ist da doch von einem etwas anderen Kaliber: Action pur! Da ist ein Wirbelsturm entfesselt, das Hirn tobt, und der Vulkan steht kurz vor dem Ausbruch oder speit bereits Feuer und Glut!

Das mag im Einzelfall zwar vielleicht eine Spur weniger dramatisch sein, das Prinzip ist aber ähnlich. Wut zu empfinden bedeutet, schon zu reagieren, eine innere Auflehnung zu erleben, einen Aufstand, einen Entrüstungssturm zu entfachen. Da werden Aggressionen freigesetzt, dass einem angst und bange werden kann. Zum Glück wird das im Umfeld so nicht immer deutlich, denn sehr häufig wird die Wut nur innerlich oder sehr kontrolliert nach außen gelebt. Aber eine Riesenenergie steckt in diesem inneren Erleben, die sich auf mannigfache Art und Weise auswirken kann: Der Krankheit wird eine sehr eindringliche Einladung geschickt, wenn Wut sich dauerhaft gegen das eigene Ich gerichtet hat, oder man gibt den entscheidenden Anstoß für Änderungen, um endlich in Aktion zu treten.

Wut ist so klar und deutlich, selbst, wenn sie nur unterdrückt er- oder gelebt werden kann, dass es fast müßig ist, sie näher zu beschreiben. Wer kennt es nicht, wenn Zorn den Rücken hochzukriechen beginnt, wenn ein intensives Kribbeln zunächst den ganzen Körper durchströmt, wenn die innere Spannung mit einem Voltmeter nur außerhalb der gängigen Skalen zu messen wäre; man fühlt sich energetisch geladen bis zum Bersten, unbändige Kraft wird freigesetzt, und alles wird eng in der eigenen Haut, weil diese Energie so keine Bahnen zur Entladung finden kann. Angst spürt man so gut wie nie dabei, alles schreit innerlich nach Vergeltung, fast könnte man platzen, wenn da nicht noch eine Restkontrolle wäre, die einen vor Ärgerem zu schützen versucht. Ließe man der Wut jetzt freien Lauf, dann …!

Es ist ein bebendes Gefühl, und es erfordert viel Kraft, die Zügel in der Hand zu behalten und sich diesem Gefühl nicht zu ergeben. Körperlich zeigen sich die Organe in den Reaktionen dem Stress sehr ähnlich, weil auch dieses Gefühl mächtigen Druck und höchste Bereitschaft zu erzeugen imstande ist. Herzrasen, Atembeschleunigung, Schweißausbrüche, Muskelzittern, eine sich überschlagende Stimme, Kopfdruck, Schwindel und spontaner Durchfall sind eindeutige Signale. Die stille Wut zeichnet sich dagegen vor allem durch ein Spannungsgefühl im Magen oder Darm aus, lässt verkrampfte Muskeln Kopfschmerzen auslösen, der Atem wirkt beklemmt, die Haut ist eher blass und kaltschweißig, das innere Beben ist mehr ein leises Zittern. Wer so richtig wütend ist, spürt davon allerdings meistens recht wenig, denn es entsteht daraus ein übermächtiges Gesamtgefühl, dessen Einzelkomponenten kaum auszumachen sind.

Wenn klare Gedanken wieder möglich sind, stellen sich dann vielleicht ein paar Fragen: Gegen wen richtet sich diese Wut jetzt eigentlich „wirklich“? Wem nützt und wem schadet sie? Ist sie dem Ereignis angemessen oder entlädt sich, was sich zuvor schon länger staute? Ist es Enttäuschung, ist es falsche Erwartung, ist es Unverständnis, ist es Unrecht, ist es ein Missverständnis, oder was sonst kann denn dahinter stehen, das meine Wut auslöst oder unterhält? Lähmt mich Wut? Wo ist nur meine Gelassenheit geblieben? Liefert Wut mir Energie, die sich zum Wohlbefinden nutzen ließe? Wenn meine Wut mir ihre Meinung klar und unverblümt so sagen könnte, womit müsste ich dann rechnen?

Wie immer gilt auch bei der Wut, dass sie eine sehr angemessene Reaktion sein kann, die von Fall zu Fall Energien freisetzt, welche sonst unterschwellig weiter wirksam wären und manches dadurch verändern könnten. Wut wird jedoch zur Gefahr, wenn man die Energie des Tages dafür braucht, ständig dieses Gefühl zu unterdrücken, weil es immer und überall zu finden ist. Wut wird zur Gefahr, wenn sie sich aus Angst vor Entdeckung schließlich gegen eigene Strukturen und Inhalte zu richten beginnt. Wut steht fast immer in Verbindung mit enttäuschten Erwartungen, unerfüllten Ansprüchen, gestauten Aggressionen, Unzufriedenheit und Machtlosigkeit oder dem Gefühl des Ausgeliefertseins.

Und schon deshalb hat die Wut viele Gesichter und verbirgt sich oft hinter der einen oder anderen Maske. In jedem Fall wirkt sich dieses Gefühl bei dauerhafter Einflussnahme sehr verheerend auf das Immunsystem und die Gesundheit aus, das ist wissenschaftlich nachgewiesen. Und zu den Faktoren, die den Stress so sehr gefährlich machen, kommt hier noch ein großes Maß an Aggression zum Tragen und setzt auch starke Abwehrkräfte matt.

Schuldgefühle sind auch in nahezu jeder Familie bekannt. Meistens kommen sie nicht allein, sondern das „schlechte

Gewissen" begleitet sie auf Schritt und Tritt. Und gemeinsam sind die beiden von enormer Stärke und von großem Einfluss. Schuldgefühle und das „schlechte Gewissen" können Leben lebenslang bestimmen und verändern.

So richtig beschreiben lassen sie sich nicht, eher diffus empfindet man ein unangenehmes Drücken irgendwo, irgendetwas nimmt kurz den Atem oder lässt ihn stocken, die Brust wird eng, Unsicherheit macht sich breit, Unbehagen und Angst steigen unaufhaltsam ins Bewusstsein, man fühlt sich irgendwie mies, elend und erbärmlich, fast möchte man sich umschauen, sich verstecken, um sich beobachtenden Blicken zu entziehen.

Besonders gerne mischen sich die beiden ein, wenn man Freude oder Lebenslust empfinden möchte, denn sehr schnell werden diese wunderbaren Gefühle schal, die Freude schwindet und weicht der Beklemmung – und eben dem Schuldgefühl und „schlechtem Gewissen". Erbärmliche Gefühle sind das. Und beim nächsten Mal überlegt man sich, ob man das mit der Freude nicht besser und gleich lassen möchte; zu elend war, was in der Folge in der eigenen Mitte spürbar wurde.

Mitunter kommt das „schlechte Gewissen" auch von allein auf den Plan, bei kleineren Verstößen etwa, und ahndet diese sofort. Vielleicht haben Sie als Kind aus der Keksdose genascht und werden bis heute bei jedem Naschversuch von der Sorge vor Entdeckung geplagt. Verstöße spürt man daran, dass ein Schatten auf das fällt, was man gerade tut oder denkt, weil man gegen eine Regel verstößt, weil man etwas Verbotenes tut, weil man das Gefühl hat, ein Genuss, ein Privileg, eine Vergünstigung stehe einem nicht wirklich zu. Eine heimlich gerauchte Zigarette kann das sein, eine Currywurst während einer Diät, die sexuelle Lust auf die Frau des Nachbarn oder den Nachbarn selbst. Ebenso rächt sich gleich selbst der Gedanke, dass einem sogar sehr geliebte Kinder mitunter auf die Nerven gehen und man gerne für einige Zeit ohne sie wäre; oder man möchte eine Tasse Kaffee trinken, obwohl die Arbeit noch nicht erledigt ist. Die Liste ließe sich beliebig ergänzen.

Das „schlechte Gewissen“ meldet sich in solchen Fällen unaufgefordert und regelmäßig bei den meisten Menschen zu Wort. Und den Hintergrund dafür haben Sie schon längst erkannt: Gegen irgendeine Norm, eine Regel, einen Anspruch verstößt man erst und wissentlich, man tut es aber eben trotz alledem und lädt so das „schlechte Gewissen“ geradezu mit zum Kaffee ein. Ruft man die Sicherheit dazu und ein „Das steht mir aber zu, und das ist richtig so“, dann sucht es schnell und aufgescheucht das Weite! Überhaupt ist dieser Gast meistens nur für kurze Zeit zu Besuch und verschwindet ebenso schnell und unauffällig, wie er gekommen war. Und dann ist alles wieder in Ordnung bis zum nächsten Mal.

Für jenen Fall, dass das „schlechte Gewissen“ sich auf Dauer bei Ihnen wohl fühlen sollte, stellen sich natürlich wieder Fragen, auf die es Antworten zu finden gilt, um den Untermieter zu vertreiben, der zu Spannungsfeldern führen kann: Wer oder was hat dieses Gefühl auf den Plan gerufen? Ist der Zusammenhang zwischen Ursache und Wirkung plausibel oder nachvollziehbar? Wenn das Gefühl eher diffus und nicht erklärbar scheint, woran erinnert es mich spontan oder wann habe ich so schon einmal ähnlich empfunden, und wie waren damals die Hintergründe? Verstieß ich gegen eigene Regeln, Maßstäbe oder Bedenken oder waren es fremde, die ich als Maßstab übernommen habe (Eltern, Freunde, Kirche, Gesetze)? Ist zu erwarten, dass dieses Gefühl sich weiter und auch künftig immer in diesem Zusammenhang zeigen wird, oder ist es auch in vielen anderen Situationen zu entdecken, die sich von dieser unterscheiden? Sind die Wurzeln eines dauerhaften „schlechten Gewissens“ erkennbar oder wo kann man sie suchen? Kann mich jemand von außen von dem Gefühl befreien? Was sind die Bedingungen, unter denen das Gefühl sicher auftritt, und wann wird es absolut sicher nicht kommen? Welche Sicherheit, welche anderen Gefühle machen dem „schlechten Gewissen“ so richtig Beine? Bringt mir das Gefühl irgendeinen Nutzen, der erst auf den zweiten Blick erkennbar wird, so dass es einen Sinn macht, dieses Gefühl auch weiter zu behalten? Welche Gründen sprechen dafür, mich dauerhaft vom „schlechten Gewissen" zu trennen, und wie erreiche ich das am sichersten? Sie sehen schon: Fragen über Fragen, die ein schlechtes Gewissen auslösen kann.

Die Antworten helfen zuverlässig, Möglichkeiten zu finden, diesen Störenfried zu verabschieden. Denn Entscheidungen haben ja Konsequenzen, wie man weiß. Und wie in jedem Fall wird es sehr viel einfacher sein, sich diesem Gefühl sofort zu widmen, als nach Jahren die Ursachen und Zusammenhänge erst mühsam wieder aufzuarbeiten.

Das Schuldgefühl hingegen wird man nicht so schnell und einfach wieder los. Denn das Schuldgefühl hat sich über manche Jahre etabliert und ist so zu einer festen Instanz geworden, an der man selten vorbeikommt. Und Sie werden es schon ahnen: Dem Schuldgefühl sollte man immer und ausnahmslos konsequent und schonungslos zu Leibe rücken, denn es offenbart ein hoch wirkungsvolles Spannungsfeld. Seine zerstörerische Kraft bremst eine Vielzahl von Aktivitäten effektiv und sicher und macht mitunter sogar jeder Lebensfreude den Garaus.

Jedem Schuldgefühl zugrunde liegt eine tiefe innere Instanz, die von hoher Wertigkeit und Bedeutung für den betreffenden Bereich und den betreffenden Menschen ist. So können dies die moralischen Grundsätze oder frühe Forderungen von Eltern sein, etwa: „Du musst dich lebenslang um deine Eltern kümmern, denn immer waren sie für dich da, und lebenslange Dankbarkeit auch für eine schlimme Kindheit ist oberste Pflicht – auch die der Erwachsenen!" Jeder, der mit solchen Forderungen „geimpft" wurde, wird sich schwer damit tun, ein wirklich eigenes Leben zu entwickeln, seinen Wohnsitz fernab der elterlichen Behausung anzusiedeln oder nicht die Eltern zumindest täglich telefonisch nach ihrem Wohlbefinden zu fragen.

Jede andere Haltung wird gnadenlos vom Schuldgefühl geahndet, und ein „schlechtes Gewissen" kommt dann sicher noch dazu. Man fühlt sich einfach „schlecht", kaum ist es anders zu beschreiben, irgendwie schuldig und ständig auf der inneren Anklagebank. Man fühlt so etwas wie „Reue", sich eben nicht in ausreichender Weise um die Eltern zu bemühen und sich auf „egoistische" Weise auch um die eigenen Interessen und das eigene Leben zu kümmern.

So bleibt dann oft dieses eigene Leben gänzlich auf der Strecke. Sollten eben die Eltern auch noch der Pflege bedürfen, wird man es nie über sein Herz bringen können, diese Pflege einer dafür geeigneten Institution zu überlassen, sondern natürlich die eigene Familie, die Freizeit oder die Geldmittel einsetzen, um seinen geforderten Pflichten nachzukommen.

Fragen, die sich bei solchen Gefühlen stellen, sind meistens nur mit externer Hilfe zu beantworten, und auch Änderungen sucht man leichter und effektiver gemeinsam mit kompetenter Hilfe. Dennoch seien einige genannt, denn wenn sie gerade anfangen zu wachsen und zu gedeihen, kann man ihnen beikommen, den Schuldgefühlen, und sie aus dem eigenen Haus verbannen: Welcher Teil von mir meldet sich mit den Schuldgefühlen zu Wort? Welche „moralische" innere Instanz verurteilt meine Gedanken, mein Handeln, mein Unterlassen oder meine Einstellung und warum? Wie hat sich diese Instanz bei mir einnisten können, und wer könnte sie dort etabliert haben? Welches Missverständnis könnte einem solchen Vorgang zugrunde liegen? Sind das Glaubenssätze wie zum Beispiel, dass ich mich immer noch wie ein Kind fühle oder mich so behandeln lasse, obwohl ich doch schon längst erwachsen bin; oder auch, dass ich Grundsätze als bestimmende Werte verwende und anerkenne, die gar nicht meine eigenen sind? Gibt es Ausnahmen, Situationen, in denen ich mich nicht schuldig fühle, obwohl sie ähnlich beschaffen sind, und was ist dann anders? Gibt es „gute Gründe", warum ich eine solche innere Instanz mit wirkstarken Schuldgefühlen doch irgendwie auch behalten möchte, weil sie mir Sicherheit oder Orientierung oder etwas anderes gibt? Was spräche dafür, mich dauerhaft davon zu trennen, und was spräche dagegen?

Schuldgefühle machen ohne Zweifel krank und vergällen vielen das Leben. Immer hat man dabei eine ver- und beurteilende Instanz in den eigenen Reihen, die nicht wirklich die eigenen Interessen vertritt, sondern die irgendwie von außen Einlass bekam und dann diesen Platz behalten hat. Immer spürt man tief im Inneren das dumpfe Gefühl, etwas falsch zu machen oder in irgendeiner Weise schuldig zu werden, unverdient zu genießen oder zu wenig eingebracht zu haben an Arbeit, Zuwendung oder Engagement.

Gründe, warum man ihnen nicht sehr bestimmt und sicher entgegentritt, gibt es unbeschreiblich viele: Dankbarkeit, man fühlt sich verpflichtet; Angst, weil man ohne das vermeintlich nicht lebensfähig wäre; Unsicherheit, weil man sich sonst ohne Orientierung glaubt; Zweifel, weil „die" doch immer „Recht hatten"; Ehrfurcht, weil diese Instanz so übergeordnet scheint; Trägheit, weil es so schwer fällt, etwas zu verändern, und weil es so viel Mühe macht.

Aber ist Krankheit, die sonst sicher nach Jahren im Gefolge zu finden sein wird, wirklich eine weniger anstrengende Alternative?

Traurigkeit ist wieder ein eher leises Gefühl, das sich meistens zaghaft und bescheiden gibt – fast wie der Mensch, der es in sich spürt. Ein kleiner schmerzhafter Stich der Seele, nicht zu tief und mit einer Depression nicht wirklich zu vergleichen. Traurigkeit spürt man meistens, wenn man mit sich alleine ist, oder auch wenn man sich alleine fühlt. Ein mildes Brennen, der Sehnsucht ähnlich, das man in der Brust, direkt in der Seele oder im Oberbauch erspüren kann. Es ist ein zarter Hinweis, der nicht wirklich fordert, mehr an dieser Stelle um ein wenig Aufmerksamkeit bittet. Irgendwie zieht einen dieses Gefühl in seinen Bann, denn ein Teil davon ist attraktiv:

Erinnerung kann das sein, Zukunftsperspektiven, es gibt da etwas, worüber man traurig ist, oder es war da, so dass man es kennen lernen konnte oder entdecken, genießen oder erahnen, und mit jedem leisen traurigen Gefühl wird dieses Wissen wieder aufgefrischt.

Mit Trauer ist es absolut nicht zu vergleichen, dieses Gefühl, das kleine Seufzer auch als Ausdrucksmittel nutzt und tiefe, sehnsuchtsvolle Atemzüge. Auch die abgrundtiefe Traurigkeit bei Depressionen ist davon sehr deutlich abzugrenzen. Und im Gegensatz zu manchen anderen Gefühlen möchte man an dieser Empfindung irgendwie trotz ihrer schmerzlichen Färbung irgendwie auch gerne festhalten, weil sie daneben auch die andere Seite zu vermitteln weiß, um derenwillen man traurig ist, die aber eben doch auch da ist.

Fragen, die sich zur Traurigkeit stellen könnten, wären zum Beispiel: Wie kann ich meine Sehnsucht stillen? Sind es Erinnerungen, die traurig stimmen, weil Vergangenes eben vergangen ist, und wäre es dann eine Alternative, sich über das Erlebte noch einmal zu freuen, statt es zu vermissen? Ist es nicht auch eine zutiefst menschliche Eigenschaft, die Traurigkeit hin und wieder zu erleben, sich in ihr zu spiegeln, sich in ihr zu entdecken, zu spüren, dass man lebt? Und würde nicht etwas an Tiefe fehlen, wenn man sich der Traurigkeit beraubte, auf welchem Wege das auch immer möglich wäre? Gibt es einen Weg, die Traurigkeit und ihren Hintergrund als Hinweis zu verstehen und als Möglichkeit zu nutzen, um vielleicht die Freuden des Alltags intensiver und bewusster zu erleben?

Krank macht die Traurigkeit nur selten, wenn man ihr die Zeit und Aufmerksamkeit widmet, derer sie bedarf, wenn man sie leben lässt und ihr Raum gibt und Verständnis. Erst wenn dieses Gefühl einen grauen Mantel über alle anderen Gefühle des Alltags zu ziehen beginnt, ist Handlungsbedarf angezeigt, weil Traurigkeit sich dann zur Depression zu wandeln beginnt. Einen solchen Punkt sollte man dann aber besser nicht verpassen und schauen, wo es Hilfe gibt.

Ansonsten weist dieses Gefühl bescheiden darauf hin, dass in Ihrem Herzen oder in Ihrer Seele eine leise Sehnsucht ruht, die nach Erfüllung strebt. Oder es wird Ihnen bewusst, wie vergänglich alles Leben ist, und Sie hätten doch gern Bestand. Erinnerungen ergänzen dann für einige Zeit die Wirklichkeit im Alltag. Und vielleicht wird Ihnen dann auch klar, dass alles, was dauerhaft und unveränderbar wäre, auch damit seinen eigentlichen Wert verlöre, und Ihre Welt so ein wenig ärmer wäre. Und diese Erkenntnis kann neben Trost auch neue Traurigkeit in Ihnen wecken.

Depression ist eine Botschaft, die weder leise ist, noch irgendetwas Liebenswertes in sich birgt. Sie hat unglaublich viele Gesichter, wird als Gefühl sehr oft verkannt, und auch eine Krankheit ist nach ihr benannt.

Körperlich spürt man vielleicht zuerst die Müdigkeit, die Muskeln und Gelenke schmerzen, der Kopf drückt oder wird von einem Reifen eingeschnürt, die Atmung verliert an Tiefe und an Kraft, die Körperhaltung wirkt gebückt, Kraft vermisst man in den Beinen, die Haut wirkt welk und matt. Und das ist auch, was man dann spürt: Mattigkeit von Körper und von Seele.

Signale der Seele sind dann am ehesten das Nachlassen der Gefühle, so dass man irgendwie verarmt. Es fehlt etwas: Die Lebensfreude und die Heiterkeit, auch Gelassenheit kommt nur noch selten an die Oberfläche. Stattdessen ist die Resignation zu Gast, und immer häufiger herrscht auch diese abgrundtiefe Traurigkeit, deren Ursache man nicht kennt. Erdrückt fühlt man sich häufig wie von einer großen Last. Auch eine Leere kann als Botschaft von der niedergeschlagenen Stimmung künden, als lebte man in einem Vakuum. Gemeinsam ist allen Signalen ein Gefühl von Ausweglosigkeit, von Sinnverlust und Mattigkeit.

Besteht ein solches Gefühl der Depression über einen längeren Zeitraum, ist sicher wieder externe Hilfe nötig, um aus dem Tal wieder in die Höhe zu gelangen; dann ist aus dem Gefühl eine Krankheit geworden, die gemeinsam behandelt werden sollte. Bevor sich aber eine Krankheit etabliert, ist Depression schon lange Zeit immer wieder, immer häufiger und immer intensiver im alltäglichen Leben und Gestalten zu finden.

Und zu solchen Zeitpunkten stellen sich dann viele Fragen, von denen einige vielleicht dann sind: Zu welchem Zeitpunkt und in welcher Lebensphase trat ein solches Gefühl zunächst wohl auf? Und wodurch ist es damals wieder abgeklungen? Welcher Inhalt liegt dem Gefühl zugrunde, ist es eher Enttäuschung, ist es Hoffnungslosigkeit, ist es Resignation, ist es Perspektivlosigkeit, ist es Wertverlust, ist es Sinnverlust, ist es Einsamkeit, ist es Missachtung, ist es Verlassenheit, ist es Entfremdung, ist es Orientierungsverlust oder ist es Müdigkeit? Wo treffe ich die Depression besonders sicher, und wo treffe ich sie nie oder nur sehr selten an? Sind es Personen, die mir Erleichterung bringen können, sind es Inhalte, sind es neue Perspektiven, sind es Erinnerungen? Welche Möglichkeiten sind bereits vorhanden, werden aber noch nicht genutzt, um Veränderungen einzuleiten? Betreffen solche Veränderungen den Arbeitsplatz, das familiäre Umfeld, die Beziehung, die Lebensweise, die finanziellen Perspektiven, die Gesundheit oder Krankheiten? Welche Möglichkeiten wären denkbar, innere Einstellungen, Maßstäbe, Werte oder Beziehungen für einen Weg aus der depressiven Stimmung zu nutzen? Welche Maßnahmen bringen kurzfristig und sofort Veränderungen, welche werden einige Zeit benötigen?

Es sind wahrlich ungezählte Fragen, die sich stellen können, und jeder, der sich in diesem depressiven Feld bewegt, wird weitere hinzufügen können. Vom Grundsatz her geht es nahezu immer darum, eine recht eingreifende Veränderung im Leben zu veranlassen. Denn die Depression als Krankheit hat ein handfestes Spannungsfeld zum Hintergrund. Und das Gefühl Depression hat mit ähnlichen Inhalten nur in schwacher Form Zusammenhänge hergestellt. Häufiger als die Gleichwertigkeit unterschiedlicher Interessen und Maßstäbe sind dabei Resignation und Wertverlust ohne rechte Perspektive auf Besserung im Mittelpunkt zu finden. Und dementsprechend umfangreich sind auch die erforderlichen Maßnahmen, um dieses Gefühl dauerhaft durch Zuversicht, neuen Lebensmut und Energie zu ersetzen.

Das Gefühl Depression ist die lauteste Botschaft der Seele, nachhaltig neue Orientierungen, Inhalte und Werte zu suchen und zu finden.

Resignation spielt immer auch einmal wieder eine Rolle im Leben eines jeden Menschen. Mitunter handelt es sich da um eine milde Form, wenn man entnervt die Erziehungsversuche mit dem Hund aufgibt, weil alle Bemühungen ohne Erfolg geblieben sind.

Das Gefühl, das dabei spürbar wird, ist wahrscheinlich von leichter Aggression oder Wut gefärbt, vielleicht schwingt ein wenig Milde mit, oder man spürt eine leichte Müdigkeit und mag einfach nicht mehr Energie in die Erziehung stecken. Der Hund geht dann auf dem Spaziergang angeleint. Körperlich wird man diese Resignation wohl gar nicht bemerken können.

Strebt man dagegen schon längere Zeit danach, ein Ziel zu erreichen oder eine Änderung umzusetzen, möchte man den Partner in der Beziehung gerne wieder auf eine gemeinsame Lebensführung mit mehr Liebe und Aufmerksamkeit hinweisen und bleibt dabei ohne den geringsten Erfolg, oder trägt die Investition für eine Erfolg versprechende Geschäftsidee trotz intensiver Bemühungen keine Früchte, dann geht das Gefühl schon tiefer.

Müdigkeit signalisiert die Seele dann fast immer, das Gefühl von Leere schleicht sich ein, Ärger und Wut spielen meistens nur eine Nebenrolle, Traurigkeit kommt häufig vor, das Gefühl, versagt zu haben, und Selbstwertverlust wird auch meistens deutlich zu empfinden sein.

Körperlich steht Erschöpfung oft im Mittelpunkt der Zeichen. Schwere vermitteln alle Muskeln, daneben sind sehr verschiedene Signale möglich, die dem jeweiligen Leitgefühl entsprechen, welches der Resignation die Färbung gibt. Zeichen der Aktivität wie schnelle Atmung oder Herzrasen sind es aber nie, eher weist alles auf die Einstellung von Aktivitäten hin. Schlaflosigkeit kann als Symptom trotz der Müdigkeit als zusätzlich belastend erlebt werden.

Fragen, die man sich dann stellen sollte, wenn Resignation sehr deutlich in Erscheinung tritt, sind: Welches war der Hintergrund für meine Resignation, warum lohnte es sich nicht, die Bemühungen und den Einsatz weiter zu investieren? Liegen die Ursachen für das vergebliche Bemühen in meinem Einflussbereich, oder bin ich nur mit daran beteiligt? Gibt es die Möglichkeit der Wiederholung oder Nachbesserung nicht vielleicht doch, und macht sie einen Sinn? Kann ich mein Ziel auch auf einem anderen Weg erreichen? Waren der Plan oder das Ziel oder der Wunsch schon richtig, nur die Art der Umsetzung oder Ausführung vielleicht veränderungswürdig? Welche Bedeutung hat es für meinen Alltag oder für mein weiteres Leben, wenn ich es bei der Resignation belasse und keinen neuen Versuch starte? Sind die Folgen wirklich gravierend? Wo lässt sich ein Ausgleich finden oder ein Ersatz?

Resignation als Einzelerscheinung wirkt sich wieder nicht besonders auf die Gesundheit aus. Es ist aber auch hier wichtig, sich frühzeitig damit zu beschäftigen. Denn wiederholt sich Resignation beharrlich, ist meistens bereits ein Spannungsfeld im Spiel, oder es entwickelt sich. Dann können andere Signale folgen wie Leere, Depression oder unterdrückte Wut. Und einer solchen Gemeinschaft ist man nicht so leicht gewachsen, denn die Arbeit an Hintergründen, an Inhalten und Änderungen wird ungleich komplexer und auch schwieriger.

Eine wichtige Botschaft der Resignation ist immer, die jeweilige Wertigkeit, den Stellenwert des Aufgegebenen zu bemessen, die Verantwortlichkeiten für die Aufgabe zu klären und sich Klarheit darüber zu schaffen, welche Anteile der Persönlichkeit dafür verantwortlich sind.

Wer die Seele der Krankheit kennt, wird Änderungen und Gesundheit für sein Leben wählen können. Gefühle weisen als Botschaften der Seele dafür den richtigen Weg.

Leere ist ein Gefühl, das schon auf den ersten Blick zwei Seiten hat: Man kann sich darüber freuen, einen Freiraum zu haben, um ihn kreativ zu füllen, und man kann traurig oder betrübt oder ratlos darüber sein, dass man in ihr nichts findet. Spürt man dieses Gefühl als herrliche Möglichkeit, sich umzusehen, ist es ein gutes Training für das Immunsystem.

Leere in der eigenen Mitte als Fehlen von Sinn und Inhalt wahrzunehmen, macht auf die Dauer krank. Leere als Gefühl ist mit Worten nicht wirklich zu beschreiben, weil man Leere eben vor allem spüren kann. Irgendwie ist es ein Gefühl des Verlassenseins, der Öde und der blicklosen und horizontlosen Weite, wie in einer ausgedörrten Landschaft, die nur Risse im vertrockneten Boden finden kann und sonst nichts. Aber man kann Leere auch als ein sehr dumpfes Gefühl wahrnehmen, das schon dadurch nichts anderes entdecken lässt. Die dumpfe Leere wirkt fast aggressiv, die Öde furchtbar einsam und eben ohne jeden Horizont.

Oft findet sich dieses Gefühl eingebunden in depressive Elemente, auch Traurigkeit kann eine Rolle spielen. Wer sich ausgebrannt fühlt, spürt sie auch, die Leere. Manche fürchten sich vor ihr, andere erleben sich in ihrer Anwesenheit auch entlastet von den Anforderungen, die sonst immer an der Stelle zu finden sind. Menschen mit einer endogenen Depression empfinden gar nichts mehr, dort ist wirklich nur noch Leere. Körperlich sind Signale nicht zu entdecken, was dem Wort ja sehr entspricht.

Im Alltag lässt sich dieses Gefühl immer einmal wieder entdecken. Und es stellt sich dann doch so manche Frage: Was war vorher dort, wo nun Leere ist? Vermisse ich etwas, oder bin ich froh, dass Freiraum spürbar ist? Wo ist geblieben, was den Raum bis dahin füllte? Womit ließe sich der Freiraum nach eigenen Wünschen und Bedürfnissen ergänzen? Wo fände man besonders sicher, wonach man immer suchte? Macht es Sinn, die Leere zu erhalten, um Raum für wirklich Wichtiges bereitzuhalten, das sich am Wege finden lässt? Was fehlt? Wer oder was könnte bei der Suche hilfreich sein? Woran spüre ich ganz sicher, dass wieder etwas in der Leere zu finden ist? Kann Leere auch eine Botschaft enthalten, und was könnte wohl ihr Inhalt sein?

Oft verbirgt sich hinter dem Gefühl der Leere eine Müdigkeit, der Vorrat an Energie und Inhalten ist erschöpft. Eine Ruhepause ist in einem solchen Fall vonnöten, damit die Tanks sich wieder füllen können. Und im Anschluss stellt sich dann vielleicht die Frage, wie künftig „wirtschaftlicher" mit den Inhalten umgegangen werden kann. Entscheidungen in diesem Sinne haben dann die gewünschten Konsequenzen.

Ein Spannungsfeld ist zu befürchten, wenn sich hinter der Leere ein grundsätzlicher Verlust von Inhalt, Sinn und Wahrnehmung verbirgt. Denn das ist mit Gesundheit über längere Zeit nicht vereinbar. Bei einer solchen Konstellation ist dann zu überlegen, welche Wege heraus man selbst zu finden in der Lage ist, und wer sonst bei dieser Suche hilfreich zur Seite stehen kann, damit nicht aus vorübergehender Leere Depression werden kann.

Gefühle sind sehr zuverlässige Informationen aus der eigenen Mitte, den nicht bewussten Anteilen der Persönlichkeit, und werden nach außen gesendet, damit man reagieren kann, wenn Umfeld oder eigenes Erleben und Handeln nicht mit den inneren Grundsätzen vereinbar sind. Und auf die gleiche Art wird Zustimmung und Übereinstimmung mit dem eigenen Ich auch übermittelt.

Um sich diese Botschaft zu erschließen, muss man hören, spüren, übersetzen und verstehen, um dann die Konsequenzen und den Nutzen aus diesem Wissen zu ziehen.

Ambivalenz ist ein Gefühl, mit dem der Umgang gar nicht so einfach ist. Spiegelt es doch ständig Zweiwertigkeit, also gleichsam immer beide Seiten der Medaille. Und irgendwie steht man selbst dabei immer in der Mitte mit der Frage: Wie entscheide ich denn nun? Und in der Tat gibt es ja zahlreiche Situationen im Leben, in denen zwischen gleichwertigen Alternativen eine Entscheidung schwer fällt. Von diesen ist hier nicht die Rede.

Ambivalenz, man kann es auch das Gefühl der Entscheidungsschwäche nennen, ist im Gegensatz zu manch anderen Gefühlen nicht von absolutem Einfluss auf das Immunsystem. Aber ein steter Tropfen höhlt ja auch den Stein. Wer sich ständig im Spannungsfeld gleichrangiger Interessen fühlt, ist einer inneren Spannung ausgesetzt. Und letztendlich fühlt man sich mit jeder Entscheidung ein wenig unzufrieden, weil man doch ebenso gut anders hätte wählen können. Das strengt auf die Dauer ziemlich an, und man ermüdet irgendwann; Leere könnte dann die Folge sein.

Erleben kann man Ambivalenz oft als leichtes Spannungsgefühl, als Unsicherheit, manchmal macht es auch ein wenig wütend, Hilflosigkeit spielt hin und wieder hinein, und Druck kann selbstverständlich auch entstehen, wenn Entscheidungen anstehen und Zeit eine Rolle spielt.

Im Alltag gilt es ja unablässig Entscheidungen zu treffen, auch wenn die meisten dieser Entschlüsse nicht von besonderer Bedeutung sind oder keine gravierenden Auswirkungen haben. In der Summe vermitteln sie ambivalenten Menschen aber schon ein respektables Maß an Unsicherheit, Angst oder auch an Orientierungsschwäche.

Der Körper zeigt das an Verspannungen, die im muskulären Bereich von Hals und Nacken zu finden sind; Kopfschmerzen sind auch ein Leitsymptom, das bei Ambivalenz in Erscheinung tritt. Herzrasen ist möglich und weist auf die inneren Kämpfe der beiden Parteien „Für“ und „Wider“ hin, Juckreiz der Haut drängt daneben mitunter auf eine Entscheidung, und Schlaflosigkeit zeigt, dass zusätzliche Arbeit in der Nacht benötigt wird, um mehr Klarheit oder Sicherheit zu finden.

Und ein paar Fragen stellen sich bei diesem Gefühl ganz sicher auch, wenn man sie denn hören will: Bringt die stets intensive Betrachtung von beiden Seiten der Medaille mir Sicherheit oder eine andere hilfreiche Perspektive? Welche Gründe könnten es sonst sein, die mich veranlassen, an der ambivalenten Betrachtungsweise festzuhalten? Wäre es eine Option, sich gleichsam zuerst zügig für das eine zu entscheiden mit der Option, zu einem späteren Zeitpunkt, falls erforderlich, das andere zu wählen? Gibt es Bereiche in meinem Leben, in denen ich ohne zu zögern und ohne jede Ambivalenz zu einer Entscheidung gelangen kann? Fühle ich mich wohler mit der Ambivalenz, oder ist mein Befinden besser in den Situationen ohne sie? Wenn es die Ambivalenz nicht gäbe, wer könnte dann den entstehenden Freiraum füllen oder eine ähnliche Aufgabe übernehmen?

Nur Zweifel bringen Sicherheit, das gilt sicher so wie immer. Ambivalenz kann Sicherheit bringen, wenn man sich zu entscheiden lernt. Nutzt man sie in dieser Weise nicht, weiß man bald, wie sich ein Hamster fühlt, der die Geschwindigkeit im Laufrand immer mehr beschleunigt und sein Ziel dennoch nicht erreicht.

Neben den Gefühlen, die Änderungen oder Korrekturen oder Erweiterungen einleiten oder verstärken sollen, werden in gleicher Zahl auch jene Botschaften aus der inneren Mitte gesendet, die Bestätigung bedeuten und Sicherheit vermitteln. Und auch wenn der Schwerpunkt in Bezug auf die Seele der Krankheit in der ersten Gruppe zu setzen ist, sollen doch auch einige andere Gefühle im Abriss genannt werden. Es geht also um jene Gefühle, in denen man sich immer und ständig erleben möchte, weil sie wunderbare Stimmigkeit vermitteln.

Gelassenheit ist das Gefühl, mit der Welt so stets im Reinen zu sein. Mag kommen, was da will: Ich werde ihm gewachsen sein! Sie vermittelt ein großes Maß an Sicherheit, diese Botschaft aus der Seele. Gelassenheit macht jeder Angst Beine, Gelassenheit setzt Zweifel matt, Gelassenheit vermittelt Kompetenz für das eigene Leben, Gelassenheit gibt der Kreativität großen Raum, Gelassenheit gibt einen gesunden, tiefen Schlaf und bedeutet enorme Stärke für das Immunsystem.

Nur wenige Menschen haben dieses Gefühl von Geburt an in ihrer Mitte. Viel häufiger erwirbt man sich Gelassenheit erst. Sie wächst aus der Erfahrung und mit dem Wissen, das man aus vielen Problemen, Gefahren, Unsicherheiten und Aufgaben gewinnen konnte, denen man gewachsen war. Zuversicht und Selbstvertrauen sind fester Bestandteil einer jeden Gelassenheit. Mit diesem Gefühl kann man jedem Problem und jeder Situation erfolgreich begegnen.

Vielleicht möchten Sie einmal in sich hineinspüren, um zu entdecken, wie sich Ihre Gelassenheit anfühlt, was dabei spürbar wird, wo und in welchen Organen Sie ihr besonders nahe sind? Vielleicht ist es Ihnen auch angenehm, sich an einen Tag oder eine Minute in Ihrem Leben zu erinnern, als Gelassenheit das Sein bestimmte.

Wer dieses Gefühl als ständigen oder häufigen Begleiter in seinem Umfeld weiß, muss sich um Spannungsfelder nicht so sehr viele Sorgen machen. Dies gilt natürlich nur, wenn es sich um eine „echte“ Gelassenheit handelt, der tatsächlich die genannten Sicherheiten zugrunde liegen. Oberflächlichkeit, die nur Spannungsfelder ausklammert und dieses Gefühl dann „vorspiegelt“, ist damit nicht gemeint.

Sicherheit stammt aus der gleichen Familie und bringt eine nahezu absolute Bestätigung des eigenen inneren Ich für Tun oder Lassen, für Soll und Haben: Man befindet sich auf dem richtigen Weg. Und richtig ist der Weg, der mit den eigenen Überzeugungen, Sicherheiten, Maßstäben und Werten deckungsgleich ist, der eigene Wünsche, Sehnsüchte und Erwartungen angemessen bei der Gestaltung des Alltags und des Umfeldes berücksichtigt.

Sicherheit kann man mitunter fast wie Beton spüren, so fest, stabil und ehern wirkt sie dann. Das Gefühl kann auch vor allem Wärme bedeuten, die den Körper wohlig durchströmt und eine herrliche Energie vermittelt. Es ist so ein Gefühl, dass alles stimmig ist, man fühlt sich eins mit dem Umfeld, geliebten Menschen, mit dem eigenen Tun oder auch mit der Natur, in der man sich bewegt. Mitunter spürt man sie auch als eine sehr intensive innere Ruhe, die sonst keinem anderen Gefühl Aufmerksamkeit schenkt. Ruhe vermittelt Sicherheit.

Um eine solche Botschaft aus der eigenen Mitte zu erhalten, muss man sehr aufmerksam und konsequent die anderen Mitteilungen auch zur Kenntnis nehmen und darauf reagieren. Oder man muss von Anbeginn alles genauso in Angriff nehmen oder umsetzen, dass alle Anteile der eigenen Persönlichkeit, die damit in Zusammenhang stehen, ausreichend berücksichtigt werden, und ein von allen tragfähiger Kompromiss erreicht werden kann. Das ist nicht immer einfach, aber ein solches Gefühl ist der deutliche und unmissverständliche Hinweis darauf, dass es Ihnen gelungen ist. Auf die Sicherheit kann man sich immer und absolut verlassen. Denn dafür ist diese Botschaft „da".

Sicherheit erhält man auch durch Arbeit mit den Zweifeln, wie bereits beschrieben worden ist. Sicherheit wächst aus dem Wissen, dass alle erfassbaren Faktoren und Wahrnehmungen berücksichtigt worden sind, die zur Verfügung gestanden haben. Und mehr kann man nicht erwarten. Sicherheit bedeutet auch, Vertrauen in die eigenen Entscheidungen und Beurteilungen zu haben: Man kann sich auf sich selbst verlassen. Ein großartiges Gefühl ist das.

Und natürlich gibt es neben der umfassenden und fast absoluten Sicherheit auch jene, die sich immer einmal wieder im Alltag zeigt, in kleinen Bestätigungen oder Rückmeldungen, wenn ein Plan aufgegangen ist, wenn die Bemühungen zu dem erhofften Ergebnis geführt haben, oder wenn man sich einfach wohl fühlt in der eigenen Haut und weiß, dass alles genauso richtig ist und gut. Auch viele kleine Anteile von Sicherheit sind sehr wirksam, wenn es um Gesundheit geht. Von Sicherheit kann man nie genug bekommen!

Zufriedenheit trifft man in unseren Tagen immer seltener an. Denn irgendwie muss es immer das Besondere sein, der Alltag und das „Normale" reichen nicht, um zufrieden die Aufgabe oder den Tag zu beenden. Dabei ist es ein ausgesprochen verlockendes Gefühl: Wer zufrieden ist, befindet sich mit der Welt und sich selbst in einem harmonischen und ausgeglichenen Zustand. Die erbrachte Leistung steht in einem vernünftigen Verhältnis zum Ertrag, man fühlt sich angemessen berücksichtigt und gewürdigt.

Zufriedenheit bedeutet auch, dass nach dem eigenen Maßstab genug zum Wohlfühlen da ist, genug zu essen, ein gemütlicher Platz zum Wohnen, eine Umgebung, die Behaglichkeit vermittelt und erleben lässt. Manche Menschen sind bereits wunderbar zufrieden, wenn sie morgens den Tag gesund und munter beginnen können und sich auf den Weg zur Arbeitsstelle machen können. Denn die Arbeitslosenzahl ist hoch. Andere sind erst zufrieden, wenn der Wert ihrer Aktien über Nacht um viele Punkte gestiegen ist und das neue Auto früher geliefert wird, als man es erwarten konnte.

Es gab Zeiten, da hatte Zufriedenheit auch etwas mit Bescheidenheit zu tun, man war zufrieden mit dem, was man hatte, auch wenn der Nachbar oder der Arbeitskollege materiell üppiger ausgestattet war. Das ist heute meistens anders. Aber dieses Gefühl gibt Ruhe und Geborgenheit, es schafft eine Oase der Akzeptanz sich selbst und dem Leben gegenüber. Zufriedenheit ist eine Freundin der Gelassenheit!

Heiterkeit scheint als Gefühl fast verloren. Oder kennen und erleben Sie noch Heiterkeit? Das ist eine Mischung aus Gelassenheit, Lebensfreude und Zufriedenheit. Es ist ganz sicher eines der schönsten und menschlichsten Gefühle überhaupt.

Wo mag sie nur geblieben sein, die Heiterkeit, die uns einst unbeschwert das Leben über weite Strecken leben und erleben ließ? Man fühlte sich so leicht mit Heiterkeit, und der Alltag war ganz ohne Schärfe. Probleme gab es auch, aber mit Heiterkeit war deren Bewältigung sehr viel leichter als mit Verbissenheit und Druck. Für manche Menschen war Heiterkeit geradezu ein Lebensprinzip, auch wenn man nicht immer singen konnte oder lachen. Heiterkeit ist wie ein Schulterklopfen, eine freundlich-liebevolle Aufforderung: Nun nimm dich doch nicht ganz so ernst und das Problem nicht ganz so wichtig, denn was hängt denn wirklich davon ab? Du lebst und bist gesund und munter, so ist nun einmal der Alltag, und es gibt eben hin und wieder auch Probleme. Aber davon gehen Welten doch nicht unter, und eine wirkliche Bedrohung ist das alles weiß Gott auch nicht.

Heiterkeit macht das Leben wirklich um so vieles leichter. Und vielleicht möchten Sie sich ja sofort auf die Suche machen, um diesem köstlichen Gefühl irgendwo wieder zu begegnen? Denn Heiterkeit hilft ganz sicher dabei, auch bei Spannungsfeldern in der eigenen Mitte zu bleiben, auch bei Schwierigkeiten Lösungen zu finden oder mit manchem Unabänderlichen dennoch gut zu leben.

Geborgenheit ist auch ein sehr wunderbares Gefühl. Wärme steckt darin und Sicherheit, Liebe in gewisser Weise auch und Vertrauen. Geborgenheit ist wie eine Hülle, die liebevoll und sicher schützt, in der man sich behütet fühlen kann. Die schnöde Welt bleibt draußen.

Bei diesem Wort werden oft Erinnerungen wach an glücklich Kindheitstage, an Mütter, Väter oder Großeltern, an Häuser, an Gärten oder an herrliche Stunden in der Natur, unbeschwert und sicher. Geborgenheit spürt man auch so im Körper: Wärme ist ein sehr zentrales Element und Sicherheit und Schutz. Völlig entspannt sind alle Muskeln, ruhig schlägt das Herz und regelmäßig, der Atem ist tief und frei, Wohligkeit breitet sich in jeder Zelle aus, herrlich umhüllt die Haut den Körper.

Geborgen kann man sich in der Umgebung fühlen, bei Menschen und in Wohnungen, in der Natur und auch in einer Kirche. Geborgen kann man sich aber auch in der eigenen Mitte empfinden, wenn man seiner selbst auf wohltuende und ruhige Art sehr sicher ist. Mit diesem Gefühl entwickelt Geborgenheit die größte Kraft und die eindrucksvollste Wirkung auf Abwehrkraft und Wohlbefinden.

Klarheit spürt man meistens und intensiv in Kopfregionen. Das ist ein Gefühl wie an einem Wintertag, frostig und mit weiter Sicht. Alles ist durchschaubar, alles ist zu überblicken, alles ist sicher zu erkennen, alles hat eindeutige Konturen, nichts ist im Nebel, nichts ist verschwommen. Klarheit gibt einem das sichere Empfinden, sein Leben in der Hand zu haben, Klarheit vermittelt die Fähigkeit, sicher Entscheidungen zu treffen und den richtigen Weg zu finden. Wo Klarheit ist, da ist auch immer Sicherheit; man weiß, woran man ist.

Man muss sich dieses Gefühl nicht erst in jahrelanger Arbeit erwerben, wie das bei Gelassenheit ja oft der Fall ist; nein, plötzlich und mitunter überraschend ist es da. Aber natürlich ist es auch das Ergebnis innerer Suchprozesse und Abwägungen aller vorhandenen Perspektiven.

Der Körper lässt Klarheit ebenso klar spüren: Alles ist so, wie es ist, alles nimmt man wahr, wie es ist, und es gibt keine Fragen oder Zweifel. Alle Funktionen laufen „normal", besondere Vorkommnisse gibt es nicht – es ist eben alles klar.

In ganz besonderer Weise macht Klarheit auch bewusst, wie wortlos man die Prinzipien des Lebens, dass man die Gesetze des Seins irgendwie und absolut versteht. Auch das lässt sich wie die Klarheit selbst nicht wirklich angemessen in Worte fassen; man spürt es eben, dass alles so ist, wie es ist, und dass eben alles genauso richtig ist, wie es ist, und eben auch nicht anders sein kann. Selten wird intuitives Wissen so eindeutig erfahrbar gemacht wie mit dem Gefühl der Klarheit.

Vertrauen ist gut, und Kontrolle ist besser. Das meinen manche Menschen auch tatsächlich so und entwerten damit dieses seltene und wunderbare Gefühl bis zur Unkenntlichkeit. Denn Vertrauen braucht gerade diese Kontrolle nicht, macht sie überflüssig und absurd. Wieso überprüfen, wenn man vertrauen kann.

Vertrauen ist intuitive Sicherheit, auf die man sich verlassen kann. In seltenen Fällen weiß man spontan, dass man Menschen, Ereignissen, Umständen oder Angeboten in dieser Weise begegnen kann. Und es wird sich kaum begründen lassen, wo dieses Gefühl dann hergeleitet worden ist. Man spürt umgehend und ganz ohne Zweifel, dass man vertrauen kann. Manche Menschen vertrauen sich Gott an. Kinder vertrauen der Mutter instinktiv. Auch auf hoher See im Sturm, wenn Leib und Seele bedroht sind, taucht da mitten unter Ängsten und Getose ein Gefühl auf, das Vertrauen signalisiert: Alles ist gut, nichts wird passieren. Unerklärlich ist auch das in vielen Fällen.

Vertrauen spürt man auch als Wärme, als Sicherheit, als Geborgenheit und als Zuversicht. Und es kann auch aus Erfahrung wachsen. Wer viele Jahre mit einem anderen Menschen das Leben teilt, weiß aus ebendiesem Grund, dass er sich vertrauensvoll auf ihn verlassen kann, daran gibt es nicht die geringsten Zweifel.

Der Körper vermittelt dieses Gefühl mit Ruhe, die alle Organe zu durchströmen scheint, Wärme breitet sich vielleicht im Bauchraum aus, man lehnt sich entspannt zurück, und der Körper schaltet von Aufmerksamkeit und Wachsamkeit auf Erholung, Entspannung und Gelassenheit um.

Mitunter kann es auch passieren, dass Vertrauen enttäuscht wird, und die Gründe dafür können vielgestaltig sein. Niemand sollte sich durch solche einzelnen Ereignisse entmutigen lassen, dieses Gefühl, wann immer es sich bietet, auch zu nutzen. Denn es entlastet ungemein, schafft Harmonie im inneren Milieu und stabilisiert so das Immunsystem.

In den letzten Jahren ist dieses Gefühl sehr intensiv erforscht worden, und man hat festgestellt, welche große Bedeutung ihm bei wichtigen Entscheidungen zugeordnet werden muss. Erfolgreiche Menschen nutzen dieses intuitive „Ja", wie man das Vertrauen auch bezeichnen könnte, wo immer sie in der eigenen Mitte Zugriff darauf haben.

Die ermunternden und bestätigenden Gefühle sind an Zahl und Vielfalt der anderen Gruppe sicher ebenbürtig, und ihre Aussage ist in der gleichen Weise differenziert und präzise. Vom Grundsatz her sind sie leichter verständlich und intuitiver zugänglich, irgendwie direkter zu verstehen.

Das mag ein Grund mit dafür sein, dass wir diese Gefühle oft im Alltag missachten, wenn sie uns begegnen. Man hört nicht so intensiv und aufmerksam zu, und sie gehen nicht selten im emotionalen Geschehen unter. Die „negativen" Gefühle werden ungleichgewichtig mit wesentlich mehr Eifer und oft auch mit der Lupe betrachtet. Und manchen Menschen wird es offenbar zum Hobby, nach ihnen zu suchen, auch dann, wenn sie sich wohl fühlen oder nicht wirklich Grund zum Klagen besteht. Aus dem Alltag weiß jedoch jeder, dass Lob und Zustimmung ungleich stärkere Motivatoren und größerer Ansporn sind, den eingeschlagenen Weg fortzusetzen oder Änderungen einzuleiten, wohingegen Kritik, Verunsicherung oder fehlende Bestätigung sich meistens hemmend auswirken und Angst auslösen können. Deshalb möchte ich Sie sehr ermuntern, in den nächsten Tagen vielleicht ihr Augenmerk und Ihre Konzentration zunächst einmal auf die Gefühle der Zustimmung und Bestätigung zu richten, denn nichts gibt mehr

Sicherheit und Vertrauen in die eigene Wahrnehmung. Das gilt besonders dann, wenn man nicht gewohnt ist, auf die Botschaften aus der inneren Mitte, auf die Signale von Körper und Seele regelmäßig und konsequent zu achten.

Und Sie werden dann entdecken können, dass diese Gefühle mit vielen sehr feinen Nuancen versehen sind. Einmal ist es nur Bestätigung ganz allgemein, dann ist es Ermunterung, dann wieder wird Mut vermittelt, eine Last wird gemindert, oder ein Weg zeigt sich klarer. Dazu gesellen sich dann einzelne Botschaften wie Lob für eine präzise Wahrnehmung, Freude darüber, dass man die Botschaft richtig verstand, oder es ist Bestätigung dafür, dass eine sehr spontan getroffenen Entscheidung richtig gewesen ist; die Kreativität findet Anerkennung, oder es wird zur Leichtigkeit ermuntert.

Es wird Ihnen sicher viel Vergnügen bereiten, Klarheit und Sicherheit zu vermitteln, und es wird Ihnen auch Spaß bereiten, diese wunderbaren Gefühle zu entdecken, zu erkunden und viel besser zu verstehen, daran gibt es keine Zweifel.

Und Sie werden möglicherweise auch davon überrascht sein, wie oft Sie eine solche Vielzahl von Botschaften der Seele überhören konnten und nur noch innere Augen und Ohren für die „andere Seite" der Medaille gehabt haben. Das ist dann vielleicht der Beginn einer langen Freundschaft. Würde ein solcher Gedanke Ihnen reizvoll erscheinen, wenn Sie in Gedanken die nächsten Jahre gestalten?

Dann ergibt es sicher Sinn, die wesentlichen Zusammenhänge in einigen Sätzen noch einmal zusammenzufassen:

Gefühle sind die Botschaften der Seele.

Sie sind eine Stellungnahme Ihres inneren Ich, aller Ihrer Erfahrungen, Werte und Ressourcen, Ihres Wissens und Ihrer eigenen Maßstäbe.

In diesem Sinne stellen sie ein Kondensat aller Teile Ihrer Existenz dar, auch der unbewussten Anteile.

Jedes Gefühl enthält eine spezifische Botschaft, die nur Sie selbst vollständig entschlüsseln können.

Man kann diese Botschaft, sofern sie nicht direkt erkennbar ist, mit Fragen nach ihrer Herkunft, Erinnerungen oder Zuordnungen zu bestimmten Ereignissen oder Vorkommnissen Schritt für Schritt erschließen. Bestimmte Inhalte und Botschaften lassen sich dabei bestimmten Gefühlen zuordnen.

Diese Zuordnungen können Sie in diesem Kapitel noch einmal nachlesen.

Grundsätzlich kann bei jedem Menschen zusätzlich oder an Stelle des hier Aufgeführten auch eine weitere Nachricht stehen, die in diesem Kapitel nicht dargestellt ist.

Immer ermuntern Gefühle dazu, eine Überprüfung unter ganz spezifischen Gesichtspunkten vorzunehmen: ob man etwas tun oder lassen möchte, ob man einen Plan umsetzen sollte oder seine Gedanken in eine bestimmte Richtung weiter leiten sollte.

Dabei handelt es sich entweder um nicht berücksichtigte, unbewusste oder bewusste Anteile oder Ansprüche oder Werte des inneren Ich, die sich zu Worte melden, damit eine stimmige Aktion erfolgen kann, oder es wird noch einmal zur Beschaffung von Sicherheit und zum Abbau von Angst angehalten.

Es erscheint deshalb wenig sicher und hilfreich, sich in Gefühlen zu verlieren; vielmehr gilt es, ihren Inhalt und ihre Information zu erkennen und zu nutzen.

Das Hören und Verstehen der inneren Stellungnahme ist ein sehr wichtiger Vorgang, aber beides hat nur einen Sinn, wenn man dann auch die Konsequenzen daraus zieht.

Konsequenzen können Änderungen sein, die vorzunehmen sind, sie können auch in einer Bestätigung liegen und Ermunterung bedeuten, sie können auch letzte Sicherheit vermitteln, um Entscheidungen sicher zu treffen, und sie können auch bedeuten, dass man von etwas Abstand nimmt, weil das Handeln sonst nicht stimmig wäre.

Stimmig ist ein Handeln dann, wenn die wesentlichen inneren Anteile der Persönlichkeit „einverstanden" sind. Auch für dieses Einverständnis sendet die Seele Botschaften, die man in gleicher Vielfalt und Intensität wahrnehmen kann.

Überhört man diese Botschaften, resultiert daraus im Einzelfall vielleicht ein „ungutes" Gefühl wie Unbehagen, Unruhe, leichte Angst oder ein „schlechtes Gewissen".

Vernachlässigt man über einen längeren Zeitraum die Informationen der Seele, erwächst daraus sehr sicher ein Spannungsfeld: Verschiedenen Anteile, Ansprüche oder Wertigkeiten aus der bewussten oder unbewussten inneren Mitte sind nicht miteinander vereinbar.

Solche Spannungsfelder schwächen das Immunsystem und führen in die Krankheit.

Sie sind die Seele der Krankheit.

Zu jedem Gefühl gehören auch körperliche Zeichen, die man Symptome nennt.

Auch diese Symptome sind für jeden Menschen spezifisch, jeder spürt also auf ganz eigene und unverwechselbare Art und Weise bestimmte Gefühle in bestimmten Organen.

Zahlreiche Gefühle haben aber auch spezifische Zielorgane, die sich so bei fast allen Menschen finden, wie in diesem Kapitel noch einmal nachzulesen oder zu erinnern ist.

Gefühle, die man wahrnimmt, erkennt und deutet und deren Inhalt man konsequent und ständig nutzt, liefern eine absolut zuverlässige und einzigartige Orientierung für alle Menschen, die stimmig mit den eigenen Maßstäben, Werten und Ansprüchen den Alltag und ihr Leben gestalten möchten.

Dieser Weg erhält Gesundheit oder bringt sie zurück. Und das ist sicher.

Zugänge

Für manche Menschen ist es bestimmt kein Problem, ihr Orientierungssystem zu nutzen. Andere wieder werden sich verwundert nach dem Lesen des letzten Kapitels die Augen reiben, weil ihnen solche Gefühle bislang fremd und unbemerkt geblieben sind.

Wer sein Informationssystem aus der eigenen Mitte nutzen möchte, muss es aber erst einmal wahrnehmen können. Es wäre also zunächst an der Zeit, sich eine solche Möglichkeit zu schaffen.

Menschen mit wenig Erfahrung – sie nennen sich gerne „kopfgesteuert" oder „logisch denkend" oder „rational"– haben häufig bewusst „weggehört", wenn sich in der eigenen Mitte Gefühle zu Worte melden wollten: „Gefühlsduselei" war das für sie. Und einige haben sicher auch Angst, diesen Botschaften zu begegnen, fühlen sich unsicher im Umgang mit ihnen und betreten ungern Neuland.

Um sich einen **ersten Zugang** zu schaffen, ist es sehr hilfreich, einmal auf Veränderungen zu achten. Vielleicht setzen Sie sich zu diesem Zweck an einen ungestörten Platz und machen es sich bequem, und dann schließen Sie einfach einmal nur die Augen, sonst bitte nichts! Und nun warten Sie einige Minuten ab, ob sich etwas verändert. Was können Sie spüren? Hat sich etwas an der Körperwahrnehmung verändert? Wurde die Atmung langsamer oder schneller? Haben Sie das Gewicht von Armen oder Beinen spüren können? War Ihnen warm oder eher kühl? Spürten Sie vielleicht eine Unruhe, weil die Situation Ihnen fremd und die Zeit zu lang wurde? Kribbelte irgendwo irgendetwas? Stieg leichtes Unbehagen in Ihnen auf oder eine Spur von Angst? Wichtig ist nicht dabei, was Sie gespürt haben, wichtig ist zunächst nur, dass Sie eine Veränderung wahrgenommen haben: Denn das war Gefühltes!

Es kann sein, dass Sie diese Übung ein paar Mal wiederholen müssen, weil sich beim ersten Mal nicht gar so viel verändert hat, weil Sie neugierig geworden sind, oder weil es Ihnen gar Spaß zu machen beginnt. Und das ist gut und richtig so, denn nur Übung macht den Meister. Das ist eine alte Binsenweisheit, doch sie gilt noch immer so!

Der **zweite Schritt** besteht darin, bewusst und gezielt Veränderungen herbeizuführen. Und dafür gibt es unbegrenzte Möglichkeiten:

Vielleicht bereitet es Ihnen Behagen, sich wieder an den gleichen Platz zu setzen. Aber nun schließen Sie nicht die Augen, sondern Sie betrachten intensiv ein Bild an der Wand und versuchen, sich intensiv „hineinzufühlen", in die Szene dort, die Personen, die Landschaft oder den Ort. Falls sich Ihnen Bilder nicht erschließen, können Sie eine CD auflegen, ihre Lieblings-CD zum Beispiel, der Sie dann lauschen. Und dann spüren Sie einmal sehr bewusst hinein, was im Vergleich zu vorher anders in und mit Ihnen ist, wenn Sie dieser Musik lauschen. Entdecken Sie, ob sich eher der Körper verändert oder eher das Gefühl und das Wahrnehmen der Situation und der Musik, die Sie umgibt.

Und wenn auch Musik Ihnen wenig sagen sollte, ist es hilfreich, auf ein Buch zurückzugreifen. Das ist allerdings ein wenig schwieriger. Denn ein Buch kann beim Lesen ganz wunderbare Gefühle wecken und innere Bilder, aber üblicherweise gelingt das nur dann, wenn man sich auf den Text intensiv einlassen kann. Wer aber gleichzeitig darauf achtet, was er denn nun spürt oder was sich in ihm verändert, der kann sich nicht nur auf den Text konzentrieren. Und dieser Umstand kann Probleme bereiten oder die Wahrnehmung erschweren.

Auch für diese Trainingseinheit sollten Sie sich ausreichend Zeit nehmen und so lange üben, bis Ihnen eine gewisse Sicherheit in der Wahrnehmung von Veränderungen daraus erwachsen ist.

Niemand kann sagen, wann dieser Zeitpunkt gekommen ist, aber Sie werden es spüren können, wenn Sie sich sicher genug fühlen für den nächsten Schritt.

Der **dritte Schritt** führt Sie in die Natur oder an einen Ort, wo die Sinne in Anspruch genommen werden. Betrachten Sie doch einmal eingehend den Himmel, lassen Sie die Farbe auf sich wirken, das intensive Blau oder auch ein eher tristes Grau, schauen Sie den Wolken zu, gönnen Sie der Weite des Firmamentes auch im Inneren genügend Raum. Und spüren Sie einmal nach, ob die Atmung freier und auch weiter wird. Mitunter fühlt man sich auch einfach unbeschwerter, als fielen Lasten ab; vielleicht spüren Sie dabei auch gar nichts – das wäre selten aber möglich.

Dann ist es möglicherweise die Wärme auf der Haut, falls gerade die Sonne scheint, die Ihnen Wohlbehagen vermittelt; vielleicht weckt sie auch Erinnerungen an den letzten Urlaub, und Sie spüren alte Bilder aufsteigen. Sollten auch diese Sinneseindrücke Sie eher unberührt lassen, sind es unter Umständen Geräusche wie der Gesang von Vögeln, das Rauschen der Wellen oder das Rascheln der Bäume, die Veränderungen in Ihrer Gefühlswelt bewirken.

Und zusätzlich verfügen Sie ja auch noch über einen Geruchssinn: Würzig kann die Luft riechen oder mild, Blumen duften köstlich, Auspuffgase stinken, und auch das löst ja Gefühle aus; Ihre Nase reagiert ganz sicher auch auf Essensdüfte, die einem Grill entströmen und an Ihnen vorbeiziehen. Spüren Sie dabei Appetit? Auch das ist eine relevante Wahrnehmung. Wenn auch das nichts weckt, dann sind Sie sicher ein taktiler Mensch, den Berührungen verzaubern. Dann bitten Sie doch den Partner, Sie zart und liebevoll zu streicheln, und entdecken Sie so, wo sich Gefühle regen!

Und längst haben Sie es selbst entdeckt: Die Erfahrungsmöglichkeiten sind hier wie die Angebote unglaublich und vielfältig. Und das Prinzip ist einfach: Entdecken Sie Veränderungen, die man auch Gefühle nennen kann, während Sie Ihre Sinne nutzen. Und etwas verändert sich immer. Auch wenn Sie der Ärger packen sollte, weil Sie sich so gar nicht zu fühlen in der Lage wähnen, so wäre das dann auch ein intensives und „richtiges" Gefühl!

Es kann schon einige Zeit in Anspruch nehmen, bis Sie Veränderungen sicher entdecken und bis sich Ihnen die Welt der Gefühle zunehmend erschließt. Aber gelingen wird das immer. Und gerade hier ist ja niemand da, der hetzt und drängelt oder zeitlich Grenzen setzt, wenn Sie es nicht selber sind. Gönnen Sie sich dieses Training immer einmal wieder, ohne Zwang. Neugierde wäre ein sehr effektiver Motor oder Lebensfreude oder auch der Spaß an der Entdeckung des eigenen Ich, das man bislang so noch gar nicht kannte.

Wenn Sie sich wohl und sicher fühlen auf diesem Gebiet, dann wird es Zeit, den **vierten Schritt** zu wagen: Denn nun wissen Sie bereits, wovon die Rede ist, wenn Gefühle ins Gespräch kommen. Und deshalb wird der Alltag nun zum nächsten Übungsfeld, um die inneren Botschaften zu hören und auch zu verstehen: Auf dem Weg zur Arbeit entdecken Sie zum Glück sehr zeitig im Rückspiegel, dass ein Streifenwagen der Polizei hinter Ihnen fährt. Das Tempo ist vorschriftsmäßig, angeschnallt sind Sie auch, die Papiere haben Sie in der Tasche, und dennoch bemerken Sie vielleicht ein Gefühl in der Mitte, das sich mit Unbehagen beschreiben lässt?

Beim Betreten des Büros am Morgen berichteten Kollegen schon recht aufgeregt, dass Revisoren ins Haus gekommen seien, und man sich nun auf die Fragen und Kommentare dieser Kontrolleure einzustellen hätte. Welches Gefühl löst das wohl in Ihnen aus?

Am Schreibtisch dann erwartet Sie eine Überraschung: Eine Nachricht liegt dort, der Chef möchte Sie sehen. Wie mag das erste Gefühl wohl sein? In seinem Büro kommt er freundlich auf Sie zu und betont, wie sehr er mit Ihrer Arbeit zufrieden sei und dass er Ihnen persönlich mitteilen möchte, dass aus diesen Gründen die Wahl des neuen Gebietsleiters auf Sie gefallen sei. Was mag nun wohl in der Mitte als Gefühl zu spüren sein?

Diese Beispiele ließen sich fortsetzen, und ich bin sicher, Ihr Alltag und Sie werden meinen Einfallsreichtum ohne Zweifel übertreffen, wenn es nun darum geht, Gefühle in ebendiesem Alltag zu entdecken. Und ich werde Sie an dieser Stelle nicht daran „hindern“ können, dass Sie vielleicht schon erste Informationen aus den Gefühlen entdecken können. So kann das Unbehagen mit dem Streifenwagen signalisieren, dass Sie meistens nicht so sehr genau auf die Regeln achten, so dass Ihr „schlechtes Gewissen“ irgendwie immer mit Entdeckung und Strafe rechnet. Und der Besuch beim Chef war zu Beginn vielleicht mit Angst verbunden, weil Sie sich unterschwellig Ihrer Arbeit und der Leistung doch nicht so ganz sicher waren, wie es wünschenswert gewesen wäre.

Aber so weit sind wir noch gar nicht fortgeschritten, und diese Übungseinheit kommt jetzt erst.

Der **fünfte Schritt** wird Ihnen helfen, die bislang erworbenen Erfahrungen im Umgang mit Gefühlen nun zu nutzen und sich dem Kern, der Botschaft, die dahinter steht, Schritt für Schritt weiter zu nähern. Am einfachsten ist das, wenn zunächst wieder die Gefühle aus dem Alltagsgeschehen herangezogen werden. Sie sind deshalb gut geeignet, weil fast immer ein unmittelbarer Bezug zu ihrem Ursprung herzustellen ist. Und einen erwähnenswerten zusätzlichen Aufwand verlangen diese Übungen auch nicht, allenfalls ein wenig mehr Aufmerksamkeit für das eigene Empfinden, das nun ja bereits nach dem Empfindungstraining selbstverständlicher und sicherer zugänglich ist.

Gehen Sie also einfach wie gewohnt durch den Alltag und gestalten Sie den Ablauf so, wie er es von Ihnen erfordert: Hausarbeit erledigen, Einkaufen, Bürotätigkeiten, Unterricht, Sprechstunden, Schreibarbeiten oder Telefonate erwarten Aktionen und Reaktionen.

Dann klingelt plötzlich das Telefon. Was mögen Sie dabei wohl spüren: Verärgerung, Freude über die kurze Unterbrechung, Angst, weil Sie die Steuerfahndung erwarten? Und das genau ist jetzt Ihre Aufgabe in den nächsten Tagen: Finden Sie heraus, welche Informationen Ihnen die Gefühle in der entsprechenden Umgebung vermitteln möchten. Im angesprochenen Kontext könnte das Ärger über eine unwillkommene Störung sein und die Botschaft, dass man Sie ständig und immer bei wichtigen Tätigkeiten stört und niemals wirklich Ruhe ist, und wie unverschämt und verständnislos doch alle Menschen in der Umgebung sind.

Es könnte aber auch Erleichterung spürbar werden, weil Sie eigentlich die Grenzen Ihrer eigenen Belastbarkeit längst überschritten haben, sich aber dennoch keine Ruhepause gönnten. Und natürlich könnte es auch Angst sein, Unbehagen über ein zu erwartendes Ereignis oder eine Nachricht, deren Eintreffen Sie schon längere Zeit befürchten und wegdrängen.

Es wird spannend sein herauszufinden, wo es Ihnen spielerisch gelingt, die Botschaft dahinter zu entdecken, wo Zögern spürbar wird, oder wo gar die Information gänzlich unerschlossen bleiben möchte. Das wäre dann ja auch schon wieder ein Hinweis, den es ernst zu nehmen gilt. Und, bitte, üben Sie ein wenig Geduld dabei, denn wenn nicht einmal Sie freundlich den Umgang mit sich gestalten und Nachsicht üben, wer sollte es dann wohl tun?

Es kann sein, dass Sie nur eine überraschend kurze Zeit benötigen, um die Sprache der Gefühle zu erlernen. Denn das ist schließlich unser Ziel: Dolmetscher in eigener Sache zu werden. Je vertrauter Ihnen dieser Umgang wird, je selbstverständlicher Ihnen Zuordnungen fallen, je präziser Sie die Sprache übersetzen können und verstehen lernen, was dahinter steht, desto sicherer werden Sie irgendwann ganz selbstverständlich solche Möglichkeiten in Anspruch nehmen und damit authentisch und autonom den Alltag gestalten.

An dieser Stelle sei noch einmal kurz erwähnt, dass es Probleme und Aufgaben in Ihrem Leben auch weiter geben wird, denn genau das zeichnet es ja auch aus. Aber Sie werden zielstrebig und gelassen mit ihnen umzugehen lernen und dabei gesund und munter bleiben.

Auf diesem Weg steht nun der **sechste Schritt** auf Ihrem „Lehrplan", bei dem es darum geht, kreativ und willentlich auf das erworbene Wissen und die damit verbundenen Ressourcen zuzugreifen. Dafür ist wieder ein Platz erforderlich, der für einige Zeit Ruhe und ungestörte Atmosphäre bietet. Entscheiden Sie ganz nach Gefühl, ob es Ihnen lieber ist, diese Übung sitzend zu beginnen, oder ob Sie es vorziehen, liegend davon zu profitieren.

Dann können Sie die Augen schließen, weil es den meisten Menschen leichter fällt, sich mit geschlossenen Augen ein wenig nach innen zu wenden und auf sich selbst zu konzentrieren. Und Ihr Ziel ist es nun, Ereignisse in Ihrer Erinnerung zu finden, die Ihnen ganz bestimmte Gefühle vermitteln können. Sie haben die Wahl, auf welche Gefühle Sie dabei Ihre Aufmerksamkeit richten möchten.

Vielleicht möchten Sie zunächst mit einem angenehmen Gefühl beginnen und wählen Sicherheit, Geborgenheit oder auch die Freude. Und sicher fällt es Ihnen nicht besonders schwer, sich Bilder, Ereignisse, Situationen oder Menschen vorzustellen, die Ihnen genau dieses Empfinden vermitteln können. So kann man sich vorstellen, wie wunderbar ein Urlaubstag gewesen ist an einem Strand mit weißem Sand, herrlichem Blick auf das Meer und bei blauem Himmel. Nach einiger Zeit meint man fast den Seewind auf der Haut zu spüren, die würzige Seeluft zu riechen, und fühlt sich einfach wohl in seiner Haut. Da ist es also, dieses Gefühl, nach dem Sie suchen. Je detaillierter Sie sich die Bilder oder Ereignisse vorstellen, je farbiger und plastischer, desto leichter wird es Ihnen fallen, die Gefühle zu entdecken.

Und bitte nehmen Sie sich Zeit für eine solche Reise in die Welt der inneren Vorstellungen und Wahrnehmungen, damit genügend Raum sein kann, worin sich alles entfaltet. Es bereitet großes Vergnügen, sich solche angenehmen Vorstellungen und Eindrücke zu schaffen oder abzurufen. Und das ist ja Ihr Ziel: das sichere Abrufen der von Ihnen vorab bestimmten Gefühle. Sie können dann sehr deutlich spüren, dass Sie diesen Empfindungen nicht ausgeliefert sind, sondern dass Sie diese „beschwören“ und in Anspruch nehmen können, wie Sie es möchten, und dass Sie darüber bestimmen können, wie Sie damit umgehen möchten. Und das ist sehr wichtig.

Von Bedeutung ist dabei auch, immer den Körper mit seinen Signalen zu beachten und wahrzunehmen. Je genauer Sie wissen, mit welcher Reaktion Ihr Körper das jeweilige Gefühl ausdrückt, umso gelassener können Sie auch zunächst unbekannten Empfindungen „auf die Schliche“ kommen, weil Ihnen eine Zuordnung aus Erfahrung leichter fällt. Man weiß dann eben: Spüre ich dieses milde Gefühl der inneren Zerrissenheit mit dem Druck im Oberbauch, leichtem Schwindel und etwas beschleunigter Herzschlagsfrequenz, dann signalisiert mir mein Körper Unsicherheit oder Ambivalenz. Und mit einem solchen Wissen fallen Orientierung und Reaktion dann leicht.

Mit steigender Übungsfrequenz werden Sie Sicherheit und Gelassenheit im Umgang mit sich und Ihren Gefühlen ohne Zweifel bemerken können, denn Sie begegnen inzwischen ja guten Bekannten oder gar Freunden, mit denen der Umgang immer vertrauter geworden ist.

Und damit wird auch der Mut wachsen, sich mit der anderen Seite der inneren Botschaften auseinander zu setzen, mit Angst und Druck, mit Unsicherheit und Depression. Denn auch dafür wird in Ihrem inneren Archiv ganz sicher das eine oder andere Beispiel zu finden sein. Und weil es um das Kennenlernen und Zuordnen geht, werden Sie ganz selbstverständlich auch diese Gefühle Schritt für Schritt mit neuer Sicherheit betrachten wollen. Dabei gilt es zu berücksichtigen, dass immer im Anschluss an die „unangenehmen" Wahrnehmungen und Vorstellungen stets auch die Lösung abgerufen werden sollte. Denn schließlich haben Sie diese Probleme der Vergangenheit ja lösen können, mit Kompetenz und Klarheit; und dieses Wissen ist sehr wichtig, weil Lösungen Wege sind, die sicher aus Problemen herausführen können.

Also: zuerst bitte das Problemfeld in die Vorstellung abrufen, und dann die Lösungen genießen. Und sollte es im Ausnahmefall keine Lösung gegeben haben, dann gelingt es Ihnen jetzt sicher ganz spielerisch, in Ihrer Vorstellung eine solche zu finden.

Um nun in die „Königsklasse", zum **siebten Schritt,** zu gelangen, mag zunächst ein Beispiel aus der aktuellen Klinikarbeit zur Veranschaulichung dienen: Frau Hansen, mit etwa fünfzig Lebensjahren, offen, freundlich, aktiv und selbstbestimmt, stellte sich vor, weil in den letzten Wochen in jedem Fahrstuhl ein Gefühl der Angst für sie bedrohlich spürbar geworden war. Es gelang ihr trotz eifrigen Bemühens nicht, dieses Gefühl irgendeinem Zusammenhang zuzuordnen, so dass aus Angst bald Panik zu werden drohte.

„Fahrstuhlphobie!", könnte man nun rufen, um dann mit einer Verhaltenstherapie zu beginnen, damit diese Frau mit ihren Ängsten zu leben lerne! Und natürlich kann ein Angst lösendes Medikament da auch sehr hilfreich sein.

Es zeigte sich dann im Gespräch, dass eine solche Angst im Fahrstuhl schon zweimal zuvor in ihrem Leben aufgetreten war, jeweils dann, wenn eine Partnerschaft ihr zu eng wurde, sie sich eingeschränkt und gefesselt fühlte. Und genau das war auch jetzt, wie sich herausstellte, der Fall.

Ein Paradebeispiel mitten aus dem Alltag stellt sich hier so dar: Immer dann, wenn diese Frau sich von sich selbst entfernte – sie war sonst absolut angstfrei und sehr auf Freiheit und eigenes Handeln bedacht –, stellte sich ihr diese Angst in den Weg, gleichsam mit einem Schild in der Hand: Achtung jetzt, du gibst zu viel von dir auf, und das zeige ich dir mit zwei Botschaften. Zum einen hast du Angst, obwohl du sonst völlig angstfrei bist. Das verdeutlicht: Etwas stimmt nicht, denn Angst ist völlig untypisch für dich. Und dann tritt die Angst im Fahrstuhl auf. Dort ist Enge, und dort ist Bewegung, die unsere Patientin auch gerne wieder in ihrem Leben hätte.

Nachdem diese Zusammenhänge klar waren, verschwand die Angst, wie sie gekommen war. Und hatte Frau Hansen die Angst zu Beginn am liebsten sehr weit weggewünscht, war sie nun durchaus dankbar für den Hinweis.

Dieses Beispiel enthält eine Vielzahl von Informationen: Ohne das Wissen darum, dass Gefühle Botschaften aus dem inneren Ich senden, wäre Frau Hansen nun krank, sie hätte eine Phobie mit der entsprechenden Diagnose. Diese Krankheit bedarf einer umfangreichen Behandlung: Psychotherapie – meistens geht es dann um die Verhaltenstherapie – und Medikamente wären sicher auch verordnet worden.

Sucht man nach der Botschaft hinter dem Gefühl, sieht die Welt gleich völlig anders aus. Frau Hansen ist weiterhin gesund, sehr gesund sogar, so gesund, dass ihre Seele sehr präzise Zeichen gibt, wo sie vom Weg der eigenen und inneren Maßstäbe abgewichen war, und dass sie dies besser ändern sollte. Und mit dem Verständnis dieser Zusammenhänge und einer Änderung im zugehörigen Umfeld verschwand die Angst, und die gewohnte Sicherheit war wieder überall zu spüren.

Und genau darum geht es jetzt bei Ihrem siebten Schritt: Schauen Sie sich einmal um, wo es Gefühle gibt, die Sie nicht verstehen, oder die Sie nicht sicher zuordnen können. Wenn es solche Gefühle in Ihrem Leben nicht gibt, gehören Sie zu einer sehr „handverlesenen" kleinen Gruppe von Menschen, die bereits stimmig mit dem inneren Ich auf dem Wege sind, oder Sie sollten die vorher angebotenen Übungen noch einmal gründlich wiederholen.

Um diese Botschaft nun endgültig zu entschlüsseln (denn vor allem darum geht es uns ja hier, wahrgenommen haben Sie das schon längst), helfen vielleicht einige Hinweise.

Erinnern Sie sich einmal daran, wie oft und zu welchen Zeiten, in welchen Situationen oder bei welchen Anlässen und unter welchen Einflüssen das besagte und rätselhafte Gefühl zu spüren war. Lässt sich dort ein gemeinsamer Nenner finden, wird der Inhalt schon klarer.

Hilft diese Überprüfung noch nicht wirklich weiter, schließen Sie für einige Minuten Ihre Augen, spüren dem Gefühl nach und warten, ob sich spontan und ohne jeden Zwang ein Bild, ein Zusammenhang oder ein Hinweis zeigt, der Ihnen Klarheit bringen kann. Fühlen Sie sich dem Gefühl noch immer nicht näher, ist es oft erstaunlich effektiv, wenn man sich eine Person aus dem Bekanntenkreis vorstellt, die dann ihre Meinung dazu sagen kann. Das direkte Fragen macht wenig Sinn, die Vorstellung, was derjenige oder diejenige wohl dazu sagen könnte, ist jedoch umso interessanter.

Eine Reihe von Ereignissen, in denen bestimmte Gefühle sich einstellen, wirken auf den ersten Blick gänzlich ohne Zusammenhang. Riskiert man einen zweiten, findet sich häufig ein gemeinsamer Nenner. Das hilft ein großes Stück weiter. Bleiben Fragen nach Sinn und Inhalt weiter offen, probieren Sie einmal, dieses Gefühl ganz bewusst auszulösen: Was muss ich tun, damit sich dieses Gefühl bei mir einstellt?

Ihnen fallen sicher noch jede Menge Möglichkeiten ein, mit diesem unklaren Gefühl angemessen und „verständnisvoll" umzugehen. Oder Sie warten einfach so lange, bis Sie es wieder spüren können, und sehen dann weiter, welche Botschaft es Ihnen direkt sendet. Und natürlich bleibt Ihnen auch die Möglichkeit, externe Hilfe in Anspruch zu nehmen.

Ein weiteres Beispiel kann ebenfalls Wege weisen, die bislang verschlossen geblieben sind: Bei Herrn Meissner stellte sich zunächst ein Symptom ein. Er sah und erlebte seine Umwelt immer auch aus den Augenwinkeln. Das muss ein Eindruck sein, als sähe man die Welt mit einem Weitwinkelobjektiv. Dieses Symptom, so ordnete Herr Meissner es jedenfalls zunächst ein, machte ihm sehr zu schaffen.

So stellte sich zunächst die Frage – und damit eröffnet sich ein weiterer Zugangsweg –, was denn durch dieses Symptom ausgelöst oder verändert wurde. Herr Meissner fühlte sich, wie er sagte, auf der einen Seite sehr beobachtet, zum anderen hatte er aber auch das Gefühl (!), alles in seiner Umgebung genau betrachten zu können. Dieses Symptom vermittelte also durch Beobachtetwerden Unsicherheit und auf der anderen Seite Sicherheit durch die optische Möglichkeit, alles im Griff und unter Kontrolle zu haben.

Nicht umsonst machte sich bei diesem Patienten zuerst der Körper über ein solches Symptom bemerkbar. Herr Meissner hatte aus mancherlei Gründen seine Gefühle und deren Wahrnehmung aus seinem Alltag ausgekoppelt und ihre Botschaften nicht mehr wahrgenommen. So musste also der umgekehrte Weg gegangen werden, um Inhalte und Hintergründe zu erforschen. Wir haben dann an den recht komplexen Zusammenhängen gearbeitet und verschiedene Maßnahmen getroffen, um dieses Spannungsfeld aufzulösen. Im Anschluss daran sah Herr Meissner die Umwelt und seine Mitmenschen mit einem „normalen" Blickwinkel an und konnte sich wieder vollständig konzentrieren.

Weg weisend an diesem Beispiel ist die Möglichkeit, ein Gefühl über das Körperzeichen zu erfragen. Dabei nutzt man die Auswirkungen des Symptoms und fragt: „Was verändert sich dadurch, wie fühlt man sich damit, was wird darüber an Informationen vermittelt?" Auch diese Art bietet häufig einen sicheren Zugang für Menschen, die ihre inneren Botschaften entschlüsseln möchten, um Spannungsfelder abzubauen.

Bei Herrn Riegenbrinck war beides kombiniert: Gefühl und Symptom in einem. So stellte sich in den frühen Morgenstunden – und Herr Riegenbrinck erwachte deswegen wohl – ein heftiger Schwindel ein, der mit einem pfeifenden Geräusch im rechten Ohr verbunden war. Medizinisch nennt man so etwas einen Tinnitus oder ein Ménièresches Syndrom oder einen beginnenden Hörsturz.

Bei Befragung wurde ihm sogleich klar, welche Gefühle parallel zu entdecken waren, auch wenn die Körperzeichen sehr störend waren und deshalb im Vordergrund seiner Wahrnehmung standen: Unsicherheit, Angst und Orientierungsverlust. Der Patient konnte sich erinnern, dass er diesen Gefühlen in der letzten Zeit auch ohne begleitende Symptome schon mehrfach begegnet war, ihnen aber jeweils nur sehr kurz seine Aufmerksamkeit geschenkt hatte. Schließlich war Herr Riegenbrinck selbstständiger Geschäftsmann, der gerade in dieser Zeit andere Schwerpunkte im Alltag hatte als seine Gefühle. Daraufhin hatte die Seele „nachgelegt" und die Botschaft ein wenig deutlicher ausfallen lassen.

Herr Riegenbrinck brauchte dann nur noch wenig Hilfe, um herauszufinden, was er mit den Gefühlen Unsicherheit und Orientierungsverlust im Alltag verband und welche Lebensbereiche damit gemeint waren. Bereits nach kurzer Zeit verschwanden die Symptome wieder, und Sicherheit kehrte nach und nach wieder ein, allerdings war weitere Arbeit konsequent nötig, um die Botschaften umzusetzen. Aber Herr Riegenbrinck hat sich die Mühe gemacht. Die „Beschwerden" traten dann nicht wieder auf.

In diesem Fall war es also erforderlich, die erhöhte Aufmerksamkeit zunächst von den Körperzeichen weg wieder auf die Gefühle zu lenken, die damit verbunden waren. Zusätzlich aktivierte Herr Riegenbrinck sein Erinnerungsvermögen und gelangte auf diese Art recht zügig an die Botschaften aus dem eigenen Inneren.

So zeigen Beispiele aus dem Alltag anschaulich und deutlich, wie man den Inhalten von Gefühlen näher kommen kann, die sich auf den ersten Blick so nicht zu erkennen geben. Und daraus kann man eine Menge lernen, um seinen eigenen Gefühlen und Spannungsfeldern auf die Spur zu kommen.

Aber um wie viel einprägsamer sind die eigenen Wahrnehmungen für jeden, der sich auf die Suche nach Verstehen begibt, wenn es um Mitteilungen der Seele geht, die man mit Neugierde und Eifer erforschen möchte!

Und dazu möchte ich Sie an dieser Stelle sehr ermuntern, denn in den folgenden Kapiteln sind Sicherheit im Umgang mit der Wahrnehmung von Gefühlen und das Verständnis ihrer Inhalte von großer Bedeutung, wenn man der Seele der Krankheit näher kommen möchte, um Gesundheit wieder zu erhalten.

Die Seele der Krankheit

Im ersten Teil dieses Buches sind Sie mit einigen Grundannahmen (Postulaten) vertraut gemacht worden, an die noch einmal erinnert werden soll:

Der Körper ist, unabhängig davon, ob man ihn als krank oder gesund bezeichnen kann, ein direktes Abbild Ihres inneren Erlebens und Ihrer gesamten Existenz.

Die Zusammenhänge von Körper und Seele kann jeder Mensch nahezu unbegrenzt erleben: Befürchtete Ereignisse, fröhliche Perspektiven, erwartete Veränderungen sind direkt mit körperlichen Reaktionen (Symptomen) verbunden, die man deutlich spüren kann.

Auch jeder Gegenstand oder jedes Ereignis aus Ihrem Umfeld ist jeweils mit einem Gefühlsinhalt gekoppelt, der sich mit der Wahrnehmung einstellt.

Gefühle sind die konzentrierten Botschaften Ihres inneren Ich, der Seele.

Diese Mitteilungen machen zuvor unbewusste Beurteilungen Ihrem Bewusstsein zugänglich.

Um diese Mitteilungen zu verstehen und zu deuten, sind Orientierungswege vonnöten.

Über die Gefühle melden sich Anteile des eigenen inneren Ich zu Wort, die man bis dahin nicht oder nicht ausreichend berücksichtigt hat, die aber von Bedeutung sind, oder es handelt sich um Bestätigungen, auf dem richtigen und stimmigen Weg zu sein.

Entscheidungen und Handlungen sind immer dann stimmig und authentisch, wenn möglichst viele der inneren Maßstäbe oder Anteile beachtet und einbezogen werden, denn sie vertreten innere Überzeugungen oder Werte.

Werden wesentliche Anteile nicht berücksichtigt oder werden Entscheidungen getroffen, die im Gegensatz zu den eigenen Überzeugungen stehen, erwächst daraus ein Spannungsfeld.

Dauerhafte Spannungsfelder schwächen das Immunsystem und beeinflussen jede Körperzelle. Sie machen deshalb und auf diese Weise krank.

Spannungsfelder stellen die Seele der Krankheit dar.

Krankheit ist keine Einbahnstraße, und der Weg führt wieder zurück, wenn Spannungsfelder aufgelöst und die entsprechenden Änderungen umgesetzt werden können.

Es reicht bei dieser „Umkehr" nicht aus, Einsicht zu zeigen; die innere Überzeugung erst verändert das Geschehen und muss sich entwickeln können mit der Zeit.

Diese Zusammenhänge sind aus dem medizinischen Alltag seit vielen Jahrzehnten bekannt. In den letzten Jahren hat sich ein eigener Forschungszweig entwickelt, die erwähnte Psychoneuroimmunologie, die wissenschaftliche Erklärungsmodelle für diese Erfahrungszusammenhänge liefert.

Diese noch recht junge Disziplin hat mittlerweile recht gut erforscht, welche inneren Seinszustände das Immunsystem stärken, und welche es eher schwächen.

Dabei erreichen Botenstoffe aus dem Gehirn nicht nur jede Nervenzelle, sondern jedes Gefühl und jeder Gedanke wird an jede Körperzelle übermittelt. Dauerhafte innere Empfindungen wie Stress oder Spannungsfelder setzen das Immunsystem und die Körperzellen einem Dauerbeschuss aus, den der Körper in Krankheit umwandelt und damit ein Abbild der inneren Empfindungen liefert.

Dennoch bleibt Krankheit natürlich ein Geschehen, das sehr viele Wurzeln hat. Dazu gehören das Alter ebenso wie die Ernährung, Risikofaktoren und Aktivitäten, Krankheitskeime oder Umweltfaktoren. Die letzte Entscheidung trifft auf der körperlichen Ebene aber immer das Immunsystem; dieses ist ganz offensichtlich in einem bislang nicht vermuteten Ausmaß der Seele zugeordnet.

Diese Annahmen können bei dem Stand heutiger Forschung als gesichert betrachtet werden, zumal umfangreiche Studien dazu durchgeführt worden sind. Der zweite Teil des Buches nutzt diese bekannten Zusammenhänge. Zusätzlich werden aber Daten herangezogen, die der Autor in fast zwanzigjähriger Tätigkeit als Allgemeinarzt internistischer Ausrichtung über diese Zeit erfragt und gesammelt hat.

Und dabei hat sich herausgestellt, dass ganz offenbar ähnliche grundsätzliche Spannungsfelder auch gleichen Organen zugeordnet werden können.

Das bedeutet in der Praxis: Prinzipiell ist es möglich, das Zielorgan eines ständigen Spannungsfeldes gleichsam im Voraus zu bestimmen!

Und es ermöglicht auch, mit hoher Wahrscheinlichkeit jenes Spannungsfeld bei einer Erkrankung zielsicher zu finden, dessen äußeres Abbild die Erkrankung geworden ist.

Dabei ist zu bedenken, dass vom Beginn des Spannungsfeldes bis zum Ausbruch einer ernsthaften oder bedrohlichen Erkrankung nach den Erfahrungen des Autors etwa 15 bis 20 Jahre vergangen sein werden. (Bei Kindern gelten andere Zusammenhänge, die im Rahmen dieses Buches nicht besprochen werden können.)

Es bleibt daher eine lange Zeit, Veränderungen umzusetzen.

Aus einer anderen Perspektive fällt es natürlich auch nicht besonders leicht, Änderungen an Maßstäben, inneren Einstellungen oder Werten vorzunehmen, die man 15 Jahre oder länger aus bestimmten Gründen für richtig gehalten hat!

Und zu berücksichtigen ist im Umgang mit diesem Thema auch, dass wahrlich nicht jede banale Befindlichkeitsstörung, jedes leise „Ziehen“ in der Wade oder jeder kurze Schmerz nun fieberhaft auf ein Spannungsfeld untersucht werden muss. Ganz sicher nicht!

Oft sind ein paar Tage Ruhe, eine Kopfschmerztablette oder mehr Bewegung wirklich ausreichend, um solchen Störungen zu begegnen! Gelassenheit ist also auch bei dieser „Arbeit“ angezeigt!

Die vorgestellten Krankheiten und ihre seelischen Hintergründe, die jeweilige Seele der Krankheit, beziehen sich auf Zusammenhänge, die in der eigenen Praxis und im Umgang mit den Patienten herausgefunden wurden. Sie sind vielhundertfach bestätigt worden, und auch der Umkehrschluss ließ sich unzählige Male belegen: Löst man die Spannungsfelder auf, verändert sich das Krankheitsbild, und Gesundheit tritt wieder auf den Plan.

Keinesfalls beabsichtigt dieses Buch – dies sei noch einmal betont –, notwendige medizinische Hilfe zu ersetzen, weder Operationen noch eine Psychotherapie.

Es liefert aber eine Vielzahl von Perspektiven und Angeboten, um die Seele der Krankheit selbst zu entdecken und die eigene Verantwortung und die eigenen Möglichkeiten für die Herstellung oder Erhaltung der Gesundheit wieder zurück zu erlangen.

Es ermöglicht also zum einen, aktiv und ursächlich den Heilungsprozess zu beeinflussen, und erlaubt zum anderen, zielsicher und effektiv die Gesundheit zu erhalten und zu stabilisieren.

Die Aufteilung versucht, diesem Anspruch gerecht zu werden, indem zuerst die einzelnen Organsysteme in einem kurzen Abschnitt dargestellt werden.

Im Anschluss daran werden die grundsätzlichen Spannungsfelder dargestellt, die hinter diesen Erkrankungen zu finden sind, und an Beispielen erläutert.

Dann finden Sie spezielle Erkrankungen aus dem entsprechenden Organsystem näher dargestellt. Und schließlich wird eine Trainingseinheit angeboten, um dem jeweiligen Spannungsfeld wirkungsvoll zu begegnen.
Das erfordert allerdings ein intensives Training der Wahrnehmung, eine konsequente Lebensführung, die sich an den eigenen Maßstäben, Wünschen und Werten ausrichtet und Handlungsspielräume dort nutzt, wo sie vorhanden sind. Aufmerksamkeit und Arbeit sind gefordert. Aber wäre es nicht ungleich mühseliger, anstrengender und belastender, sich mit Krankheiten, deren Auswirkungen und Symptomen täglich auseinander zu setzen, im Gesundheitssystem herumzuirren und Hilfe zu suchen, die in der Regel dann noch nicht einmal auf die geschilderten Zusammenhänge verweist?

Ihr Orientierungssystem zur Seele der Krankheit können Sie zur Erhaltung Ihrer Gesundheit freiwillig in Anspruch nehmen. Krankheit wird Sie zwingen, sich mit ihr zu beschäftigen, ob allein oder mit fremder Hilfe, unter Schmerzen, Fieber oder Behinderung. Einen Weg daran vorbei gibt es nicht.

Sie können also wählen, ob Sie aktiv mitgestalten möchten, oder ob es Ihnen sympathischer erscheint, passiv zu erdulden und allenfalls zu reagieren und zu delegieren.

Die Atemorgane

Die Atemwege sind sehr häufig betroffen, wenn es im Alltag um Erkrankungen geht. Das hat organisch zahlreiche Gründe.

Mund und Nase sind gleichsam offene Türen für Krankheitskeime, Schadstoffe, Staubpartikel, Fremdkörper oder andere Eindringlinge. Über die Organe des Atemtraktes transportiert die Atemluft beim Einatmen Sauerstoff in die Lungen, gibt diesen dort ab und nimmt stattdessen Kohlendioxid auf, ein Abfallprodukt, das über die Atemluft dann wieder in die Umgebung gelangt.

Der erste Kontakt der Luft beim Einatmen sind Mund und Nase. In der Nase wird die Luft überprüft auf wahrnehmbare Schadstoffe (Geruch), erwärmt über die gut durchbluteten Schleimhäute und dort auch angefeuchtet. Der größte Teil der Atemwege ist mit einer solchen Schleimhaut ausgestattet. Dann wird die Luft über den Rachenraum und den Kehlkopf in den großen Bronchialbaum, vergleichbar mit einem Schlauchsystem, geführt. Dieser teilt sich in einen linken und einen rechten Ast, die jeweils den rechten und linken Lungenflügel versorgen. Dieses Zuleitungssystem verästelt sich immer feiner und feiner, bis schließlich am Ende die Lungenbläschen stehen. Diese Bläschen sind von einem sehr feinen Netzt aus Blutgefäßen umhüllt. Diese Gefäße sind so klein, dass gerade einmal ein rotes Blutkörperchen zur Zeit hindurchfließen und an dem Lungenbläschen vorbeigeführt werden kann. Die Wand der kleinen Bläschen ist so dünn, dass an dieser Stelle der Austausch stattfindet: Sauerstoff gelangt in das Blut,

Kohlendioxid und auch manche Schadstoffe verlassen so den Körper und werden ausgeatmet.

Auf dem gleichen Wege wird dann diese nun veränderte Luft wieder nach außen geführt. Damit diese Luftbewegungen überhaupt möglich sind, ist der Brustkorb beweglich. Hebt er sich, wird ein Unterdruck in den Lungen erzeugt: Man atmet ein. Senkt er sich, wird die Luft wieder herausgepresst. Daneben kann ein solcher Unterdruck auch durch das Zwerchfell erzeugt werden, das den Brustraum vom Bauchraum abgrenzt. Das funktioniert im Prinzip auf die gleiche Art und Weise. Das eine nennt man Brustatmung, das andere die Bauchatmung.

Der Atmungstrakt bietet für Krankheiten viele Angriffsflächen aus der organischen Sicht. Bereits beim ersten Kontakt können zum Beispiel jene feinen Schleimtröpfchen eingeatmet werden, die der niesende Nachbar gerade in die Umgebung gesprüht hat. Nisten sich diese Keime in den Schleimhäuten der Nase ein, schwillt diese an, produziert sehr viel Schleim, und man bekommt einen *Schnupfen.*

Erreichen Keime über den Mund- und Rachenraum das Innere des Körpers, können sich die Rachenmandeln entzünden und eitrig werden, dann hat man eine *Tonsillitis* oder eine *Angina.*

Fremdkörper, die eindringen, können die Schleimhaut verletzen oder die Nasenwege verlegen.

Dringen die Keime weiter ein und werden nicht in der Nase abgefangen vom Immunsystem, kann sich die Schleimhaut der Bronchien entzünden; dann erleidet man eine *Bronchitis,* und Husten ist die Folge. Gelingt es auch dort nicht, die Keimzahl zu begrenzen, dringen die Keime durch die Schleimhaut in das Lungengewebe ein, und eine Pneumonie entsteht, eine *Lungenentzündung.* Das ist dann schon eine ziemlich ernsthafte Erkrankung.

Normalerweise sind weite Teile des Bronchialbaumes dehnbar. Wird diese Elastizität aufgehoben und verkrampfen sich die Muskeln, wird die Atmung sehr erschwert oder nahezu unmöglich, dann leidet man unter *Asthma.*

Verdicken sich die Wände der Lungenbläschen so sehr, dass der Austausch von Sauerstoff nicht mehr erfolgen kann, nennt man die Krankheit eine *Fibrose.* Man findet sie oft bei Bergarbeitern oder bei Menschen, die über eine lange Zeit Staub oder andere Schadstoffe einatmen mussten.

Überdehnen sich diese Bläschen, und platzen viele von ihnen, kommt es zu einer *Lungenblähung,* dem Emphysem, was häufig bei Rauchern der Fall ist. Auch dann ist ein Gasaustausch nicht mehr möglich. Es fehlt Sauerstoff, so dass die Belastbarkeit sinkt und Kurzatmigkeit auftritt.

Wenn sich Lungengewebe unkontrolliert vermehrt, dann spricht man von *Lungenkrebs* oder einem *Lungenkarzinom.* Das ist eine lebensbedrohliche Erkrankung, die das Lungengewebe zerstört, die Bronchien durch Wachstum verlegt und die Blutgefäße angreifen und Blutungen auslösen kann.
Alle Erkrankungen der Atemwege können von Schnupfen, Husten, Fieber oder auch Schmerzen begleitet sein.

Patientengeschichten

Herr Boldix verdiente sein Brot als Postbeamter an einem ländlichen Arbeitsplatz, wo er hinter dem Schalter immer hilfreich und zu Diensten war. Den Kunden war ein besonders höflicher und stets geduldiger Berater, der die Tür zum Postamt öfter etwas früher als zur festgelegten Zeit öffnete und etwas später schloss. Die Kunden waren dankbar, wenngleich sie irgendwie das Gefühl nie so ganz verleugnen konnten, auf diese Weise in seiner Schuld zu stehen. Herr Boldix wirkte oft sehr blass und auch ein wenig kränklich. Im Sportverein sah man ihn nie, auch nicht auf dem Fußballplatz.

Niemals hatte man je ein lautes Wort von ihm gehört, und selbst wenn Kunden mitunter ziemlich unverschämte Forderungen stellten oder ihn für die zu hohen Gebühren persönlich verantwortlich machen wollten, blieb er stets zurückhaltend und höflich. Seine Haltung wirkte dann noch ein wenig gebückter als sonst.

In seiner Familie war es die Frau, die den Haushalt, das Zepter und die Regie führte, auch die Kinder richteten sich mehr nach ihrer Mutter aus. Herr Boldix bemühte sich mitunter, auch die eigenen Wünsche und Interessen einzubringen, aber seine Frau machte ihm dann ziemlich deutlich klar, dass gerade Egoismus zu jenen Eigenschaften zählte, die sie nun überhaupt nicht schätze.

Nur wenn Herr Boldix einen seiner Asthmaanfälle bekam, die Luft dann sehr knapp wurde und immer häufiger der Notarzt gerufen werden musste, wurde ihm Zuwendung zuteil. Und das war eigentlich schon in der Kindheit so gewesen, dass nur dann die anderen Geschwister einmal ihm den Vorrang ließen, wenn es um Gunst und Zuneigung der Eltern ging. Herr Boldix hatte sich als Kind bemüht, durch vermehrte Leistung den verdienten Lohn zu bekommen, aber so recht war ihm das nie gelungen.

Und daran erinnerte er sich oft, wenn wieder einmal undankbare Kunden seinen zusätzlichen Einsatz für selbstverständlich hinnahmen, weil er ja schließlich immer und seit Jahren schon diese zusätzliche Arbeit erbrachte, und man sich als Kunde inzwischen nahezu einen Anspruch darauf erworben hatte.

Herr Boldix fühlte sich im Alltag oft erdrückt von allen Menschen, die von ihm stets forderten und die ihm keinen Spielraum für freie Handlungen oder eigene Wünsche ließen.

Frau Mommsen war, seit sie sich überhaupt erinnern konnte, stets und ständig irgendwie an Husten oder Schnupfen erkrankt. Ein Infekt gab im übertragenen Sinne dem nächsten gleich die Klinke in die Hand, nur im Sommer war für ein paar Wochen hin und wieder Ruhe. Erklärbar war ihr das nicht, denn sie ernährte sich bewusst gesund, und für ausreichend Bewegung war im Haushalt mit drei Kindern ohnehin gesorgt.

Der Alltag forderte viel, und Frau Mommsen verbrachte sehr viel Zeit damit, sich um die Kinder zu kümmern, nahm jeden Elternabend wahr, egal ob im Kindergarten oder in der Schule, denn es durfte ja nichts verpasst werden, wenn es um den Nachwuchs ging. Ängstlich wachte sie auch stets darüber, dass alle Hausaufgaben ordentlich erledigt wurden, manchmal sah sie die Hefte mehrmals durch, bevor sie im Rucksack der Kinder verschwanden. Die Kleidung der Kinder wurde mit großer Sorgfalt auf das Wetter abgestimmt, und wenn sie dann das Haus verließen, vergewisserte Frau Mommsen sich immer noch einmal durch Kontrolle und Nachfragen, ob es denn nun warm oder frisch genug für ihre Kinder war.

Den Kindern, und das spürte man recht oft, war das alles ziemlich lästig, und wenn Freunde im Hause waren, schämten sie sich hin und wieder, wenn ihnen selbst kleinste Verantwortung abgenommen und sie wie Kleinkinder behandelt wurden.

Bei den geringsten Anzeichen einer Krankheit eilte die Mutter mit den Kindern in eine nahe ärztliche Praxis. Dort erkundigte sie sich, ob die Ernährung auch aus medizinischer Sicht so gut und richtig war, wie sie täglich auf den Tisch kam. Für den Ehemann blieb meistens nur sehr wenig Zeit oder eine Frau, die abends völlig erschöpft und matt schon früh das Bett aufsuchte.

Traten dann Infekte auf – Schnupfen, Husten, Heiserkeit und auch schon einmal Fieber –, kam endlich ein wenig Ruhe in den Alltag. Und oft genug waren alle froh, wenn das hektische Kümmern eine Pause hatte. Frau Mommsen hingegen lag dann nachts im Bett und fragte sich, ob sie nun wirklich alles „richtig" gemacht hatte, jedem Kind gerecht geworden war, auch wirklich nichts übersehen hatte, und ging in Gedanken den Tag noch einmal durch.

Und an manchen Tagen fühle sie sich unbeschreiblich müde und ohne jede Kraft. Von der Familie blieb das aber meistens unbemerkt, man hatte ja mit sich genug zu tun.

Vielleicht macht es Ihnen Freude, einmal selbst herauszufinden, in wessen Alltag wohl welche Spannungsfelder besonders klar vertreten sind, und dann vergleichen Sie einmal mit den folgenden Abschnitten.

Hintergrundspannungsfelder bei Erkrankungen der Atemwege sind grundsätzlich sehr ähnlich, es finden sich aber unterschiedliche Schwerpunkte und Besonderheiten, die bei der betreffenden Krankheit erläutert werden.

Sehr häufig sind Bronchialerkrankungen bei jenen Menschen zu finden, die sich im Alltag eingeengt und erdrückt fühlen. Meistens sind es Anforderungen von außen, die einen solchen Eindruck entstehen lassen. Es besteht also ein grundsätzliches Missverhältnis, ein Spannungsfeld zwischen dem Wunsch nach eigenem Freiraum und und den erlebten Wirklichkeiten. Die Enge wird als sehr belastend und auch als ungerecht empfunden, weil man sich durch andere Menschen und deren Forderungen eine zu große Last auferlegt. Gleichzeitig besteht das Bestreben, diese Anforderungen zu erfüllen, um die Wertigkeit nach außen und den Selbstwert nach innen zu dokumentieren.

Erschwerend und zusätzlich belastend ist dabei, dass nach außen keinerlei Widerspruch geleistet wird, so dass die Menschen im Umfeld diese Überforderung gar nicht wahrnehmen können. Man leidet sozusagen „still vor sich hin“. Eine solche Haltung führt dann häufig dazu, dass sich die Menschen im Umfeld in gewisser Weise am Leiden schuldig fühlen, ohne dass man es genauer definieren könnte. In der Konsequenz ziehen sie sich immer weiter zurück, um dieses Gefühl nicht erleben zu müssen.

Die Betroffenen erleben diesen Rückzug dann wiederum als Bestätigung für die skrupellose Rücksichtslosigkeit der anderen. Ein Kreislauf entsteht, aus dem man sich kaum ohne fremde Hilfe befreien kann.

Sehr häufig gesellt sich zu solchen Missverständnissen noch ein Missverhältnis zwischen dem Leistungsvermögen und dem Leistungsanspruch. Menschen mit einem solchen Spannungsfeld überfordern sich ständig, da sie ja nie den eigenen hohen Standard erfüllen können. Diesen inneren Maßstab zu ändern ist nicht sehr einfach, wie sich schon denken lässt.

Ein weiteres und häufiges Missverständnis bei Menschen mit Atemwegserkrankungen besteht im Bereich des Festhaltens und Loslassens, wenn es um Probleme geht.

Die Probleme und Fragestellungen im Alltag werden zwar wahrgenommen und auch bearbeitet, aber es besteht immer eine innere Unsicherheit, ob sie auch tatsächlich und vollständig und ausreichend behandelt wurden.

Dies führt zu einer ständigen und neuerlichen Überprüfung, und man legt sich eine Unzahl von Akten mit dem Vermerk „zur Wiedervorlage" an. Der Berg wächst stetig, und man sieht sich ihm immer weniger gewachsen.Kommt jetzt das bereits erwähnte Missverhältnis von Anspruch und Wirklichkeit hinzu, verstärkt sich das Problem noch weiter, und ein neuer Teufelskreis entsteht.

Sollte man das Spannungsfeld in diesem Fall benennen, wäre es ein Missverhältnis zwischen dem Ansinnen, sich angesichts eines Problems durch Arbeit und Aufmerksamkeit die Sicherheit zu besorgen, die man braucht, um es zu lösen, und auf der anderen Seite dem mangelnden Zutrauen in die Ergebnisse dieser Arbeit und die eigene Leistungsfähigkeit. Letztendlich geht es auch hier um Anspruch, Leistungsvermögen und Selbstvertrauen.

Daneben wird die Bedeutung von Problemen, Anforderungen und Aufgaben im Alltag im Grundsatz überschätzt. Alle sind da, um gelöst zu werden, mehr nicht. Ein Problem ist nie ein Wert an sich und erfordert deshalb auch nur zeitweise die gezielte und völlige Aufmerksamkeit des „Bearbeiters".

Die Verlaufsformen bei Bronchialerkrankungen erlauben weitere Rückschlüsse auf Hintergrundinformationen: *Fieber* ist immer ein Hinweis auf die Dringlichkeit, sich darum zu kümmern und sich wirklich dafür Zeit und Ruhe zu nehmen. *Schleimbildung* versinnbildlicht das Empfinden, alles laufe zu langsam, zu quälend und zu zäh ab, ließe sich eben auch nur sehr zögerlich und zäh verändern. *Schmerzen* fordern Änderungen recht eindringlich ein und unterstreichen den Bedarf, umgehend tätig zu werden.

Sie sollten die Kraft und die Auswirkungen kleinerer Geschehnisse im Alltag, von Banalitäten und vermeintlich bedeutungslosen Handlungen auf das Immunsystem und die Gesundheit wirklich nicht unterschätzen. Nicht selten kommt einem der Gedanke „Und das soll krank machen?" in den Sinn. Und diese Frage ist nur mit einem sehr klaren und eindeutigen Ja zu beantworten.

Denn zum einen addieren sich die vielen Einzelentscheidungen und Verhaltensweisen des Alltags zu einer Summe auf, die dann alles andere überdeckt. Und zum anderen steht ja hinter all diesen Alltäglichkeiten ein Glaubensgrundsatz: Du musst immer für alle da sein, musst ständig alle Bedürfnisse erfüllen, bist nur dann eine gute Mutter, wenn sich alle wohl fühlen, stehst ohne Einschränkung in der Verantwortung, und eigene Bedürfnisse und Wünsche spielen wirklich keine Rolle.

Dabei schreien einige dieser Bedürfnisse in der eigenen Mitte geradezu nach Aufmerksamkeit und Beachtung. Aber zuerst beachtet man sie nicht, und schließlich nimmt man sie nicht mehr wahr. Pflichterfüllung steht an allererster Stelle! Und dieses Spannungsfeld, das an den vermeintlichen Banalitäten deutlich wird, wirkt sich fatal auf die Körperabwehr aus.

Und Sie ahnen jetzt vielleicht, wie viel Arbeit es bedeutet, solche Verhaltensweisen mit solch langjährigen Glaubensgrundsätzen zu ändern.

Gesetzt den Fall, dass sich im Leben der Frau Mommsen gar nichts ändert, werden aus den ständigen Bronchitiden und Erkältungen in der Konsequenz viel schwerer wiegende Erkrankungen erwachsen, weil sich die Spannungsfelder immer deutlicher im Körper darstellen werden – keinesfalls als „Strafe“ oder weil man es selbst so möchte und bestimmt, aber eben als Konsequenz, nach dem Prinzip von Ursache und Wirkung und gemäß den eigenen inneren Maßstäben.

Und Herr Boldix würde ganz ohne Verhaltensänderungen trotz der Einnahme von Medikamenten und der Inhalation von Aerosolen zunehmend seine Lunge und sein Herz belasten und damit seine Leistungsfähigkeit deutlich reduzieren. Das lieferte dann allerdings endlich einen – vor allem von ihm selbst – anzuerkennenden Grund, weniger zu leisten und auch an die eigenen Bedürfnisse zu denken.

Die nun folgenden **Erkrankungen des Bronchialsystems** spielen ebenfalls eine große Rolle und haben zusätzlich noch weitere oder speziellere **Spannungsfeldhintergründe.**

Allergische Bronchitis hat im Hintergrund verstärkt die Komponente, dass Anspruch und Leistungserwartung – zur Abgrenzung von anderen Menschen – im Gegensatz zur realistischen Leistungserbringung stehen. Es findet gleichsam eine „Überanpassung“ an die Erwartungen von außen statt, die man gerne noch übertreffen möchte, um damit Anspruch auf entsprechende Anerkennung anzumelden.

Sinusitis (Nasennebenhöhlenentzündung) spiegelt in besonderer Weise eine ungefilterte Übernahme des Drucks von außen wider. Die Anforderungen anderer werden direkt übernommen, ohne dass eine Überprüfung auf Angemessenheit, Zuständigkeit oder Leistungspotenzial stattfindet.

Angina tonsillaris (eitrige Rachenmandelentzündung) findet sich als Ausdruck des hohen Anspruches, sich immer den „großen“ und anspruchsvollen Aufgaben zuzuwenden. Häufig werden dabei auch eher banale Tätigkeiten oder Fragestellungen überhöht dargestellt und empfunden, um einem solchen Anspruch gerecht zu werden. Daneben wird nicht überprüft, ob das Engagement der Sache, dem Inhalt und den tatsächlichen Anforderungen angemessen ist. Dabei wird oft ineffektiv sehr viel Arbeit geleistet, ohne die wirkliche Bereitschaft, sich mit den Dingen auseinander zu setzen. Fieber und Schmerzen begleiten diese Krankheit fast immer, und mitunter sind Spätfolgen möglich. Die Verlaufsmöglichkeiten weisen bereits darauf hin, dass es sich bei alledem keinesfalls nur um banale innere Missverständnisse handelt.

Bronchialkarzinom (Lungenkrebs) findet man signifikant oft bei Menschen, die viel zu viel von außen übernehmen, viel mehr, als es ihrem Leistungsvermögen entspricht, viel mehr, als wirklich nötig ist, viel mehr, als gefordert wird. Das eigene Bedürfnis wird dabei absolut und komplett vernachlässigt. In den vielen Jahren, die man solche inneren Missverständnisse leben muss, damit sie sich dergestalt fatal auswirken können, gesellt sich dann oft der Eindruck hinzu, von der Umwelt, dem Umfeld und den Mitmenschen zermürbt und geradezu „aufgefressen" zu werden. Nur selten werden Menschen mit diesem Hintergrund sich trauen, einen eigenen Standpunkt zu vertreten, Grenzen zu ziehen oder Nein zu sagen.

Gesundheitsübungen

Nachdem Sie nun mit der Seele der Brochialerkrankungen vertraut sind, möchten Sie dieses Wissen vielleicht auch nutzen.

Für den Fall, dass Sie gesund sind und nur hin und wieder wie alle anderen Menschen auch zur Grippezeit an einem Infekt der oberen Luftwege leicht erkranken, besteht kein besonderer Änderungsbedarf. Falls Sie aber auch in dieser Zeit gesund und munter bleiben möchten, schauen Sie einmal selbst, welche der genannten Spannungsfelder und Missverständnisse aus dem beschriebenen Bereich bei Ihnen hin und wieder doch zum Tragen kommen, und suchen Sie nach Möglichkeiten, hier Verbesserungen vorzunehmen.

Es reicht hierfür, immer einmal wieder darüber nachzudenken und dann in sich hineinzuspüren, wo ein Änderungsbedarf angemeldet wird, weil man leichtes Unbehagen oder eben Unstimmigkeiten entdecken kann.

Falls Sie kaum oder nur sehr selten von entzündlichen Erkrankungen der beschriebenen Art betroffen sind, aber sich dochdurch die Hintergrundspannungsfeldbeschreibung recht deutlich angesprochen fühlen und zahlreiche Parallelen zu Ihrem Gefühlsleben oder Ihren Bewertungssystemen entdecken, dann ist Wachsamkeit geboten. Denn nicht jeder Körper setzt direkt, schnell und immer alle Spannungsfelder um. In solchen Fällen ist es für Menschen, die vorbeugen und sichergehen wollen, sinnvoll, gezielt und aufmerksam nach Spannungsfeldern aus dem Bronchialumfeld zu fahnden, Hintergründe zu erkennen und nach Änderungen zu suchen. Möglichkeiten dazu werden in diesem Kapitel noch erläutert und angeboten.

Leiden Sie bereits an einer chronischen oder bedeutenderen akuten Erkrankung oder häufen sich die Entzündungen in auffälliger Weise oder sind Sie gar an einem Lungenkrebs erkrankt, dann gilt es natürlich, zunächst einmal die notwendigen medizinischen Maßnahmen zu ergreifen und in Anspruch zu nehmen. Versuchen Sie bitte nie, eine Lungenentzündung oder einen noch so „kleinen" Bronchialkrebs allein auf mentale Weise über die Bearbeitung der Spannungsfelder heilen, denn das wäre fatal. Aber begleitend, zusätzlich und ergänzend sollten Sie versuchen, die eigenen Möglichkeiten möglichst intensiv zu nutzen. Das sichert den medizinischen Aktionen den größtmöglichen Erfolg.

Die **erste Maßnahme** besteht immer darin, sich Klarheit über die eigenen Lebensumstände zu verschaffen. Fragen, die dabei hilfreich sein können, sind dann: Wo fühle ich mich wohl in meinem Umfeld, wo bin ich eher unzufrieden? Wie viele Anteile sind geschätzt auf der einen und auf der anderen Seite zu finden? Bestimme ich mein Leben in dem möglichen Rahmen selbst, oder werde ich eher fremdbestimmt? Welche Rolle spielt die Beurteilung außen stehender Personen für mich in meinem Alltag? Suche ich bei Problemen mehr nach deren Ursachen, oder mache ich mich zügig auf die Suche nach Lösungen? In welchem Verhältnis stehen Aufwand und Ertrag in meinem Leben?

Diese und viele eigene Fragen sollten helfen, eine erste Klarheit über den Lebensstatus zu verschaffen.

Die **zweite Maßnahme** nutzt jenes Wissen, das Ihnen schon immer zur Verfügung stand, oder das Sie sich in den vorherigen Abschnitten dieses Buches erwerben konnten: Erstellen Sie eine Gefühlsanalyse.

Ihnen ist inzwischen bekannt, wo und wie Sie Ihre Gefühle entdecken können, welche Organe sicher mitbeteiligt sind, und Sie wissen auch, auf welche Weise Sie Ihre Gefühle intensiv und zuverlässig spüren können.

Der direkte Zugang über die Alltagssituationen wird Ihnen erinnerlich sein mit der Frage: Welche Handlungen oder Verhaltensweisen sind mit welchen Gefühlen gekoppelt? Vielleicht suchen Sie sich dann einen angenehmen und ungestörten Platz, der Ihnen einige Minuten der inneren Aufmerksamkeit ohne Unterbrechung zugesteht. Gemeinhin sind dafür die frühen Morgenstunden oder die Dämmerstunden am Abend besonders gut geeignet. Aber Sie wissen selbst am besten, welche Zeit für Sie ganz richtig ist und passt.

Dann schließen Sie Ihre Augen, spüren, wie Ihre Atmung ruhig und regelmäßig ganz von allein und selbst geschieht, lassen Gedanken einfach Gedanken sein, bis Klarheit und Ruhe langsam, aber sicher spürbar in der eigenen Mitte zu entdecken sind. Dann lassen Sie gelassen und aus der Distanz den Tag mit den wesentlichen Ereignissen an Ihrem inneren Auge vorüber ziehen. Es kann sein, dass dabei ein kontinuierlicher Film entsteht, bei dem sich Ereignis an Ereignis fügt. Aber es ist auch möglich, dass sich bestimmte Geschehnisse in den Vordergrund schieben, weil sie eben von besonderer Bedeutung für Sie oder den Verlauf des Tages gewesen sind. Und dann spüren Sie einmal, welche Gefühle jeweils mit den inneren Bildern verbunden sind.

Es kann auch hier zu entdecken sein, dass jedem Bild ein bestimmtes Gefühl zugeordnet ist. Aber genauso möglich ist, dass die Geschehnisse des Tages ein Grundgefühl hinterlassen, das gleichsam über allem steht und eine eher grundsätzliche Botschaft verkündet.

Auf beiden Wegen, direkt in Verbindung mit den Ereignissen im Alltag oder beim „virtuellen" Rundgang durch Ihren Tag, sollten Ihnen die Botschaften der Seele klar geworden sein. Es kann von großem Nutzen sein, die erste und die zweite Maßnahme schriftlich aufzuzeichnen.

Die **dritte Maßnahme** setzen Sie um, indem Sie nun den Informationen hinter den Gefühlen näher kommen. Möglichkeiten dazu haben Sie bereits erlernen können. Und da bereits zwei Schritte gemacht worden sind, wird es Ihnen relativ leicht fallen, diese Botschaften zu entschlüsseln. Denn sie werden mit absoluter Zuverlässigkeit mit den Antworten auf die Fragen der ersten Maßnahme im Zusammenhang stehen. Auch diesen Schritt festzuhalten ist sinnvoll.

Das Protokoll all dieser Maßnahmen, Wahrnehmungen und Zuordnungen wird es Ihnen dann erlauben, die Abweichungen zwischen Ist- und Sollzustand, und damit das Spannungsfeld der Interessen Ihrer Seele und der verschiedenen Persönlichkeitsanteile herauszufinden.

Das ist die **vierte Maßnahme**: Sie entwerfen einen Katalog für Ihren Änderungsbedarf. Dabei ist es zweifellos von Nutzen, die Spannungsfelder möglichst eindeutig und klar darzustellen, bis sie Ihnen wirklich stimmig erscheinen, Sie also spüren können, wie die Seele freundlich zustimmend nickt. Auf diese Basis muss sich der Änderungsbedarf gründen, und er muss sich an Ihren tatsächlichen Möglichkeiten orientieren. Bei dieser Planung braucht es Augenmaß, denn die anschließende Konsequenz wird wesentlich und wichtig sein. Geschwindigkeit spielt keine Rolle, oft ist sie hier sogar hinderlich.

Daran schließt die **fünfte Maßnahme** an: die Umsetzung der geplanten Änderungen im Alltag. Je genauer Sie das Ziel definieren, je detaillierter Sie die einzelnen Schritte festlegen, und je präziser Sie erfassen, worauf Sie in ihrem Alltag von nun an besondere Aufmerksamkeit legen möchten, umso leichter und erfolgreicher wird Ihnen die Umsetzung fallen.

Ein Tages-, Wochen- und auch Monatsplan wird effektive Hilfe dabei leisten können, wenn Sie Theorie zur Praxis werden lassen, denn Sie wissen ja: Entscheidungen haben Konsequenzen.

Die **sechste Maßnahme** besteht darin, täglich zur möglichst festgesetzten Stunde den Tag vor dem inneren Auge zu betrachten, um so die Umsetzung zu überprüfen.

Ganz sicher wird es dabei Tage geben, mit deren Ergebnis Sie nicht besonders zufrieden sind, weil Sie alte Wege wieder gingen, weil Hinweise aus der eigenen Mitte wieder nicht ausreichend beachtet wurden, oder weil Sie aus einem anderen Grunde unzufrieden mit sich sind. Bitte, üben Sie Geduld und Nachsicht! Es macht nicht den geringsten Sinn, sich am Abend eines Tages auch noch zu strafen oder sich gar zu beschimpfen. Gehen Sie immer freundlich mit sich um. Nehmen Sie Abweichungen vom Weg zur Kenntnis und richten Sie dann die Aufmerksamkeit auf den nächsten Tag, an dem andere Schwerpunkte gesetzt werden können. Es ergibt keinen Sinn und behindert nur erheblich, sich über die kurze Bestandsaufnahme hinaus mit der Vergangenheit des Tages zu beschäftigen. Er ist vorbei. Das Morgen aber können Sie gestalten, so, wie es gut und richtig und bekömmlich für Sie ist!

Im Grunde können Sie das tägliche Training nun beginnen. Aber zuvor erwarten Sie an dieser Stelle zusätzlich zur Spannungsfeldanalyse **spezielle Trainingsaufgaben** für den Umgang mit oder zur Verhütung von **Bronchialerkrankungen**.

Eine Standardaufgabe, die jeder für sich nutzen sollte, ist eine **Imaginationsübung**. Dafür ist es erforderlich, dass Sie sich vorab eine genaue Vorstellung von dem erkrankten Organ machen. Im Falle der Lungen und des Atemtraktes kann das tatsächlich dieser ganze Organkomplex sein. Im Internet, in einer Zeitschrift oder in einem Fachbuch finden Sie sicher ein Bild einer gesunden Lunge, eines Bronchialbaumes oder auch der Bronchiolen, je nachdem, welche Teile bei der Erkrankung betroffen sind. Zur Vorbeugung sollte man das Organ in seiner Gesamtheit in die Vorstellung einbringen.

Wenn Sie ein solches Bild gefunden haben, ist es angenehm, sich zunächst einmal in aller Ruhe damit „bekannt" zu machen. Schließen Sie einfach Ihre Augen und stellen Sie sich Ihr Bild genauso vor, dass es Ihnen Kraft, Gesundheit und die uneingeschränkte Funktion der Lungen stimmig vermittelt. Wichtig ist dabei, das Bild sehr intensiv mit dem Gefühl zu verbinden. Vielleicht legen Sie den Schwerpunkt ihrer Vorstellung auf die Durchblutung, stellen sich vor, wie kraftvolles, sauerstoffreiches Blut die Lungen durchströmt, Kraft und Energie hineinträgt und alles Schädliche abtransportiert. Und diesen Vorgang wiederholen Sie beständig immer wieder für die Dauer von 10 bis 15 Minuten.

Bei einer Asthmaerkrankung ist es wohltuender, sich die Dehnbarkeit der Lungen sehr plastisch vorzustellen, zu spüren, wie wunderbar leicht die Luft ein- und ausströmen kann, wie ungehindert sich die Lungen ausbreiten können, und wie herrlich es ist, wenn die Atmung ruhig und regelmäßig leicht ganz von allein und von selbst geschieht.

Eine solche Imaginationsübung sollten Sie mindestens einmal täglich, aber auch nicht häufiger als zweimal täglich an einem ungestörten Ort durchführen.

Es ist wissenschaftlich nachgewiesen, dass sich exakt die vorgestellten Funktionen während der Zeit der Übung verbessern lassen. Dieser Zustand hält etwa eineinhalb bis zwei Stunden an. Bei regelmäßigem Training verdoppelt sich die Wirkzeit. Das trägt nicht unerheblich zur Veränderung in Richtung Gesundheit bei oder hilft nachdrücklich, sie zu erhalten.

Im Gegensatz zu manchen esoterischen Versprechen wird das aber allein nicht ausreichen, um tatsächlich anhaltend und ursächlich Krankheiten zu begegnen. Denn Sie wissen ja: die Seele der Krankheit will verstanden sein, damit Gesundheit wieder Einzug halten kann.

Und dafür muss man sich nun einmal mit den Spannungsfeldern auseinandersetzen.

Neben den **sechs Maßnahmen** gilt es, den Alltag, das Denken und Handeln neu und anders zu gestalten.

Die **erste Aufgabe** besteht darin, den Alltag zunächst unter folgender Perspektive zu betrachten: Wo liegen und wie finde ich meine eigenen Bedürfnisse?

Das hört sich leichter an, als es getan ist. Denn zu den Hauptspannungsfeldern bei Bronchialerkrankungen gehört es ja gerade, wie Sie lesen konnten, diese Bedürfnisse eben nicht wahrzunehmen. Nehmen Sie sich also bitte Zeit, sinnen Sie hier und dort darüber nach, lassen Sie Ihren Wünschen, Sehnsüchten und Bedürfnissen einmal freien Lauf. Für den Fall, dass sich „niemand" zu Wort meldet, versuchen Sie es einmal mit Erinnerungen. Denn in frühen Jahren gab es sicher eine Vielzahl davon, die man wieder oder neu entdecken kann.

Über dieser Suche können leicht einige Tage oder auch Wochen vergehen. Das spielt keine große Rolle, die Konsequenz allein ist wichtig, mit der Sie auf der Suche sind.

Mitunter bietet auch der Alltag Möglichkeiten, seinen Bedürfnissen wieder näher zu kommen, wenn man die Menschen in seiner Umgebung betrachtet oder sich mit Freunden und Freundinnen unterhält, und dann der Wunsch aufkommt: „Das hört sich ja ganz wunderbar an“ oder „Das könnte mir auch gefallen“ oder „ Schon immer wollte ich genau das auch erleben oder entdecken“.

Die **zweite Aufgabe** besteht darin, nun nach der Umsetzung des einen oder anderen Bedürfnisses zu trachten. Mütter mit Kindern müssen dafür mitunter fast eine strategische Meisterleistung vollbringen, um sich den nötigen Freiraum zu schaffen, oder um sich durchzusetzen. Mit eher einfachen Aufgaben sollten Sie dabei beginnen: einem Kinobesuch, einem Treffen mit einer Freundin ohne Mann und Kinder, einem Essen zu zweit, mehr Zeit für das Hobby, einem wunderbaren Duftbad in der Wanne, einem Abend nur mit Musik und Rotwein … Solche Wünsche sollten sich umsetzen lassen, ohne dass große Gewissenskonflikte drohen, ohne dass das „schlechte Gewissen“ oder Schuldgefühle auf den Plan gerufen werden.

Schwieriger wird es schon, wenn es darum geht, am Arbeitsplatz oder in der Familie eigene Wünsche und Forderungen anzumelden, wenn bislang immer nur die anderen bedient worden sind.

Immer wieder wird einem auch der eigene Leistungsmaßstab dabei in die Quere kommen, denn der alte Glaubensgrundsatz (der aber zur Vernachlässigung und in die Krankheit führte) lautet ja: „Nur wer etwas leistet und den Anforderungen der anderen gerecht wird, verdient auch Anerkennung und ein Minimum an eigenen Interessen!“

Und dieser alte Grundsatz, der aber ja gerade zur Vernachlässigung und in die Krankheit führte, wird Ihr Hauptgegner bei der Wahrnehmung, Umsetzung und dem Genuss der eigenen Wünsche und Bedürfnisse sein. Denn die absolute Wirksamkeit für die Gesundheit entfaltet sich erst dann, wenn Sie das mit der sicheren inneren Überzeugung machen können: genauso ist es gut und richtig, und es steht mir in jedem Falle schon deshalb zu, weil ich es möchte.

Es kann sein, dass Sie mit der Umsetzung dieser Aufgaben im Alltag schon die Hauptarbeit geleistet haben. Sie wird auch einige Wochen und Monate in Anspruch nehmen können. Konsequenz, Beharrlichkeit und der feste Vorsatz, nun Änderungen herbeizuführen, sind dafür unerlässlich.

Sollte Ihr Spannungsfeld eher im Missverhältnis zwischen Leistungsanspruch und Leistungsfähigkeit bestehen, dann stehen die beiden genannten Aufgaben unter diesem Zeichen: Finden Sie heraus, wo Sie im Alltag definitiv überfordert sind! Passen Sie die Leistungserwartung sich und den anderen gegenüber konsequent und Schritt für Schritt Ihren tatsächlichen Fähigkeiten und Möglichkeiten an! Jeder kann nur immer das leisten, was möglich ist, und das ist dann das Beste; mehr geht einfach nicht, und das ist auch genug.

Sie werden überrascht sein, dass niemand in Ihrer Umgebung Sie dann weniger wertschätzt als zuvor. Oft ist gerade das Gegenteil der Fall. Denn wer Grenzen zieht und Leistungen beschränkt, wertet sich und seine Leistung damit sicherlich auf.

Für alle am Bronchialsystem Erkrankten gibt es dann noch eine **dritte wirkungsvolle Aufgabe**: Bilanzieren Sie an jedem Abend, in welchen Situationen des Alltags Sie die Fäden in der Hand hielten, Sie bestimmt haben, Sie entschieden und Sie Einfluss genommen haben, und wo das nicht der Fall war. Und im Rahmen des Möglichen versuchen Sie dann, die ersteren Anteile beständig zu erhöhen. Ein philosophischer Leitsatz lautet: Handle so, dass sich täglich die Zahl deiner Möglichkeiten erhöht!

Speziell bei an **Asthma bronchiale** Erkrankten gilt es vor allem, den Übungsschwerpunkt auf das Umfeld zu richten: Achten Sie sehr sorgfältig darauf, wann und wo die Menschen in Ihrem Umfeld Sie einengen mit ihren (maßlosen) Forderungen, Wünschen oder Bedürfnissen, die dann zu Ihren Lasten gehen. Gehen Sie dabei Schritt für Schritt vor und erledigen oder ändern Sie nicht zu viel auf einmal. Zeit ist genug, die Konsequenz ist wichtig.

Die hier angebotenen Übungen erfordern Zeit und Aufmerksamkeit, aber sie betreffen alle Spannungsfelder bei Bronchialerkrankungen, wie sie sich im Grundmuster immer wieder finden. Und die Wirksamkeit der Änderungen ist über viele Jahre praktischer Arbeit belegt. Auch die Grundaussagen psychoneuroimmunologischer Zusammenhänge fließen dabei ein. Denn Sie werden sich erinnern: Je mehr Einfluss, Eigenständigkeit und Macht man sich für die Gestaltung des eigenen Lebens zubilligt, umso effektiver wird das Immunsystem trainiert.

Und es kann selbstverständlich sein, dass Sie bei der Suche nach eigenen Hintergründen und Spannungsfeldern an zusätzlicher oder anderer Stelle fündig werden. Genau dafür sind ja die sechs Maßnahmen gedacht. Nichts geht über eigene, maßgeschneiderte Lösungen. Die Grundproblematik lässt sich aber immer über die dargestellten Übungen und Aufgaben angehen. Nach Bedarf lässt sich daraus ein ganz persönliches Übungsmodell entwickeln!

Geduld ist dabei eine der wichtigsten Aufgaben. Denn natürlich wird es auf dem Weg Probleme geben. Und natürlich werden Rückfälle auftreten. Wer aber unbeirrbar der Seele der Krankheit Rechnung trägt und seine innere Wahrnehmung nutzt, wird ohne jeden Zweifel sein Ziel auch erreichen: gesund zu werden oder gesund zu bleiben!

Die Herz-Kreislauf-Organe

Betrachtet man einmal die Statistiken, dann rangieren Erkrankungen des Herz-Kreislauf-Systems bei den Todesursachen an erster Stelle. Spannungsfelder, die dahinter stehen, sind also offenbar ausgesprochen häufig anzutreffen. Zu diesem Organkomplex gehört neben dem Herzen ein bis in jede Körperzelle führendes, sehr verzweigtes „Rohrleitungssystem", die Blutgefäße.

Das Herz ist ein Muskel mit einem Hohlraum, der aus einem ganz besonderen Gewebe besteht. Denn die Leistungsfähigkeit des Herzens wäre mit „normaler" Muskulatur nicht zu gewährleisten. Bei einer Herzfrequenz von 70 Schlägen pro Minute bedeutet das für nur 24 Stunden, dass sich dieses Herz 100.800 zusammenzieht und entspannt. Denn das ist seine Aufgabe, und kein Motor könnte ihr auch nur für kurze Zeit gerecht werden. Rechnen Sie einmal die Schlagzahl auf ein Lebensalter von 70 Jahren hoch!

Das Herz ist also die zentrale Pumpstation des Körpers und pumpt ohne Pause kontinuierlich das Blut durch die Gefäße und Organe. Es ist unterteilt in eine rechte und in eine linke Hälfte. Dabei nimmt die rechte Seite das Blut aus dem Körper wieder auf, wenn es die Organe mit Sauerstoff versorgt hat. Das geschieht in den Vorhöfen, etwas kleineren Hohlräumen. Durch die Herzklappen fließt es dann in die Hauptkammer. Von dort wird es in die Lungen gepumpt. Dort erfolgt dann eine Sättigung mit Sauerstoff, wie bei der Atmung. Im Anschluss fließt dieses Blut wieder in den kleinen Hohlraum nun des linken Herzens zurück. Von dort geht es dann wieder in den großen Hohlraum, die Herzkammer und wird wieder in den Körper zu den Organen gepumpt.

Das geschieht ohne Unterlass, und tatsächlich reagieren vor allem die Nervenzellen des Gehirns sehr empfindlich auf Sauerstoffmangel: Nach wenigen Sekunden kommt es bereits zu einer Ohnmacht, und nach drei bis fünf Minuten nähme das Gehirn nachhaltigen Schaden.

Dabei fließt das mit Sauerstoff gesättigte Blut von der linken Herzkammer über die Arterien in den Körper. Diese Blutgefäße haben eine starke Muskelwand. Und wenn das Herz sein Blut in diese Gefäße drückt, dann dehnen sie sich aus. Wenn das Herz nicht pumpt, sondern sich füllt, geht die Dehnung zurück und befördert so das Blut auch ohne direkte Wirkung des Herzens weiter. Dadurch ist ein kontinuierlicher Fluss gewährleistet.

Der Druck, mit dem das Herz seine Pumparbeit verrichtet, kann als Blutdruck gemessen werden. Der erste Wert ist der direkte Arbeitsdruck, der zweite Wert, der untere, ist der Druck, mit dem die Gefäße das Blut weiter transportieren und der natürlich auch vom Herzen aufgebracht werden muss.

Aus dem Körper fließt das Blut über die Venen zurück. Das sind Gefäße, die weiter und mit weniger Muskeln versehen sind. Sie bringen so gut wie keine eigene Spannung auf; das Blut wird durch die Muskeln aus dem Gewebe weiter in ihnen transportiert, indem der Muskel von außen auf diese Gefäße drückt.

Weil das Herz diese unglaubliche Leistungsfähigkeit hat, besitzt es auch eine eigenes Blutgefäßsystem, das es mit Sauerstoff und Nährstoffen versorgt. Das sind die Herzkranzgefäße, die das Organ gleichsam wie ein Kranz von außen mit Energie versorgen.

Ein solch komplexes Pump- und Gefäßsystem ist natürlich für mancherlei Störungen anfällig. Die gefährlichste Störung entsteht in der Folge einer Herzschädigung. Diese kann zunächst durch eine Verkalkung der Herzkranzgefäße entstehen. Dann gelangt weniger Blut zum Herzen, und es fehlt Sauerstoff. In der Folge sinkt die Leistungsfähigkeit deutlich ab, und Schmerzen in der Brust stellen sich ein, mitunter auch Atemnot; man bezeichnet das dann als *koronare Herzerkrankung (KHK)* und einen akuten Anfall von Sauerstoffnot des Herzens als *Angina pectoris*. Wenn die Blutgefäße am Herzen so eng werden, dass Muskelgewebe abzusterben droht oder ein Gefäß gänzlich verstopft, dann kommt es zu einem *Herzinfarkt*, der immer lebensbedrohlich ist.

Wenn Blutgefäße im Kreislauf verstopfen durch Blutgerinnsel, nennt man das eine *Embolie* bei den Arterien und eine *Thrombose* bei den Venen. Im ersteren Fall ist das oft ein sehr bedrohliches Ereignis, weil so ein Gerinnsel zur Verlegung und zum Verschluss auch größerer Gefäße führen kann und dann das entsprechende Organ akut nicht mehr mit Blut versorgt werden kann. Außerdem muss das Herz gegen den Verschluss anpumpen, was auch zu einer akuten Belastung führt. Verschlüsse in den Venen sind meistens harmloser, nur eine seltene Art kann zur Lunge wandern und dort dann sehr bedrohlich werden, das wäre dann eine *Lungenembolie*, die mit akuter Atemnot beginnt und häufig zum Tode führt.

Sind die „Rohrleitungen“ selbst verkalkt und dadurch eingeengt, bezeichnet man das als *Arteriosklerose*. Bei starker Ausprägung kann das zu einer sehr eingeschränkten Versorgung der Organe mit Sauerstoff führen und diese Teile des Körpers schädigen. Bei Rauchern findet sich dann das „Raucherbein“, das oft amputiert werden muss. Auch bei manchen Stoffwechselerkrankungen wie Diabetes mellitus kommen starke Verkalkungen vor: Finger, Zehen oder Füße sterben ab.

Von Bedeutung für die Erkrankungen dieses Systems sind ferner die Herzklappenveränderungen. Es kann vorkommen, dass die Klappen nicht mehr richtig schließen, dann fließt ständig Blut zwischen den kleinen und großen Hohlräumen hin und her.

Man nennt das eine *Herzklappeninsuffizienz*. Oder aber die Klappen verkalken und lassen sich nicht mehr richtig öffnen, das bezeichnet man als *Stenose*. Beide Veränderungen führen zu Belastungen des Hohlmuskels.

Schließlich seien noch die Entzündungen des Herzmuskels erwähnt, die man *Myocarditis* nennt. Auch eine solche Erkrankung, wie sie oft als Komplikation bei Viruserkrankungen vorkommt, ist ausgesprochen bedrohlich.

Leistet der Muskel aus irgendeinem Grund nicht mehr das gewohnte Pensum, bezeichnet man das als *Herzinsuffizienz*; dann sinkt die Förderleistung deutlich und notwendigerweise auch das Leistungsvermögen.

Ist die Funktion durch eine unregelmäßige Herzschlagfolge gestört – man spürt das meistens als ein Stolpern –, spricht man von einer *Herzrhythmusstörung oder Arrhythmie*. Die meisten Menschen haben solche Unregelmäßigkeiten immer einmal wieder kurz, ohne es wirklich zu bemerken –, oder ohne dass es bedrohlich ist. Einige Formen sind aber gefährlich und müssen behandelt werden.

Wahrscheinlich werden Sie es bereits entdeckt haben: Diese Erkrankungen unterscheiden sich von denen der Lungen und des Atmungssystems ganz erheblich in ihrer Ernsthaftigkeit und Bedrohlichkeit. Die meisten von ihnen sind Störungen, denen man medizinisch und operativ begegnen muss, weil die Organe bereits unwiederbringlich geschädigt sind. Es wäre abenteuerlich, einem Herzinfarkt mit seelischen Wahrnehmungen zu begegnen oder eine akute Lungenembolie ohne die notwendige Behandlung „auf sich beruhen" zu lassen.

Deshalb ist der Schwerpunkt bei der Arbeit mit den zuständigen Spannungsfeldern eher für die Vorbeugung bestimmt. Doch ist dieser Bereich der Prophylaxe sicher von nicht geringerer Bedeutung als der therapeutische.

Daneben lassen sich aber Bluthochdruck, Herzrhythmusstörungen oder Durchblutungsstörungen nachweislich außerordentlich gut über die Körper-Seele-Zusammenhänge positiv beeinflussen.

Auf der anderen Seite gibt es auch ein Leben nach dem Herzinfarkt. In dieser Phase kann man sein Leben wieder in die eigenen Hände nehmen, damit nicht ein weiteres dieser bedrohlichen Ereignisse folgt oder andere Komplikationen auftreten. Und das gilt natürlich in gleicher Weise für andere Erkrankungen. Denn wenn im Anschluss an die Krankheit keine Änderungen eingeleitet werden, wird es trotz der Medikamente oder Operationen weitere Erkrankungen geben. Denn warum sonst verkalken manche Herzkranzgefäße bereits nach Monaten wieder, obwohl sie operativ „neu" eingepflanzt worden sind, während andere viele Jahrzehnte ohne Veränderungen bleiben? Risikofaktoren allein verursachen das nachweislich nicht. Warum wirken alle Mittel nicht, obwohl „Herzrhythmusstörung" als Indikation auf dem Beipackzettel steht? Oder warum bleibt mancher Blutdruck in ungewollter und risikoreicher Höhe, auch wenn man sich kochsalzarm ernährt, das Körpergewicht reduziert, Sport treibt und Tabletten zu sich nimmt?

Sie bemerken schon, das sind ähnliche Fragen, wie sie sich schon am Anfang dieses Buches stellten. Die Antwort lautet auch hier: Weil Körper und Seele in einer direkten Beziehung zueinander stehen. Weil Körper Ausdruck von Seele ist, und weil die Seele der Krankheit mit Tabletten, Sport und Ernährung eben und gerade nicht zufrieden zu stellen ist!

Beispiele aus dem täglichen Leben finden sich in jedem Umfeld zahlreich und typisch.

Herr Otto war mit seinem Leben nie wirklich zufrieden. Irgendetwas störte immer, und irgendeine Aufgabe wartete ständig darauf, dass er sich darum kümmerte. Das Telefon klingelte ohne Unterlass. Dann fühlte er sich sehr wichtig, man wurde ja gebraucht und musste ständig bedeutende Entscheidungen treffen, die sonst niemand zu treffen in der Lage war. Etwas Unentbehrliches haftete ihm auf diese Weise an.

Dieses Gefühl hatte am Anfang seines Erwachsenenlebens sicher überwogen und war der Motor gewesen, den eingeschlagenen Weg auch fortzusetzen, zumal beruflicher Erfolg auch von außen an zahlreichen materiellen Annehmlichkeiten und einem luxuriösen Wohnhaus gut abzulesen war.

Dann begann das Gefühl der inneren Spannung sich einzustellen, dem Herr Otto anfangs wenig Beachtung schenkte, denn ein Geschäftsmann steht nun einmal ständig unter einem gewissen Druck und ist schließlich kein Beamter mit einem geregelten und begrenzten Tagesablauf. Fast unbemerkt schlich sich auch eine kaum mehr weichende innere Unruhe ein. Herr Otto nahm auch davon keine Notiz. Die Familie bemerkte das sehr wohl, doch niemand traute sich, ein Wort dazu zu sagen. Herr Otto erhöhte seinen Konsum an Nahrungsmitteln erheblich, und nahezu von Woche zu Woche wuchs sein Körpergewicht. Der Druck nahm nun auch äußerlich eindrucksvolle Formen an.

Im Geschäft verlor Herr Otto immer häufiger die Beherrschung, wenn etwas nicht ganz so lief, wie er es geplant oder erwartet hatte. Auch den Kunden fiel das auf, und man hörte nicht selten von Beschwerden über ihn. Ohne Zigarette sah man Herrn Otto in dieser Zeit fast gar nicht mehr. Kaum eine Minute hielt es ihn am Schreibtisch, ohne dass er aufsprang und unruhig wie ein Tiger im Käfig das Zimmer abschritt, die Tür öffnete oder aufgeregt nach etwas rief.

Irgendwie fehlte ihm dann auch ständig Luft, wie eingeschnürt schien ihm oft die Brust, und der Druck hinter dem Brustbein war auch nicht angenehm. Die Gesichtsfarbe war zunehmend ein tiefes Rot, und ständig wischte Herr Otto sich mit einem Taschentuch den Schweiß von der Stirn.

Hätte man ihn nach seinen Empfindungen gefragt, wäre Druck, Überlastung, Rücksichtslosigkeit und Erschöpfung zu nennen gewesen. Aber niemand fragte ja danach, weil sich der Chef das bereits früher energisch verbeten hatte.

Der Herzinfarkt ereilte ihn dann im Betrieb und führte direkt auf die Intensivstation.

Frau Freienstein fühlte sich von Kindesbeinen an immer belastet. Und das setzte sich im späteren Leben fort. Ganz gleich, was kam, ob es das Angebot von Freunden zum Kegeln war, die Einladung zu einem gemütlichen Beisammensein im Kreis der Nachbarn, der Elternabend in der Schule, die tägliche Arbeit im Büro, wenn es regnete, wenn es schneite oder wenn die Sonne schien: Alles schien der pure Stress für sie zu sein.

Der Druck lauerte an jeder Ecke, und selbst im Urlaub kehrte keine Ruhe ein, weil die Zimmernachbarn fröhlich waren, der Strand zu überlaufen oder die Speisen anders gewürzt als zu Hause – und natürlich und vor allem auch, weil niemand aus der Familie wirklich auf sie Rücksicht nahm und jeder nur den eigenen Interessen folgte.

Wenn der Ehemann sich anerbot, die Kinder zu betreuen, und sie in die Freizeit entlassen wollte, war es Frau Freienstein aber auch nicht recht. Dann fühlte sie sich überflüssig und meinte, dass man sie wohl gar nicht brauche. Und ohnehin wusste sie nicht im Geringsten, wie denn diese freie Zeit wohl zu nutzen oder gar zu genießen wäre.

Genuss und Muße waren Begriffe, die Frau Freienstein nicht mit Inhalt füllen konnte. Sie frönte einzig dem, was sie ihr „Laster“ nannte und schon seit früher Jugend liebte: dem Rauchen!

Pflicht konnte man es nicht nennen, was sie so beständig antrieb, und sie innerlich verzehrte. Eher diffus war das Gefühl, immer etwas leisten zu müssen, immer dem Druck von außen standzuhalten, denn Druck machte ja nun einmal eben alles.

So ganz nebenbei kamen dann ab und zu leise Kommentare an das Umfeld, wie „Irgendwann bekomme ich einmal einen

Herzinfarkt“ oder auch „wenn ihr nicht bald einmal Rücksicht zu nehmen lernt, werde ich auch nicht alt“ und „Ihr werdet schon sehen, wohin das alles führt“. Mit Nachdruck wurde das nicht gesagt, mehr so, wie das Gefühl war, dumpf, bedrohlich unbestimmt, diffus. Und so fühlten sich die Angehörigen und Freunde nicht wirklich davon betroffen. Auch ihre Gefühl war unbestimmt, denn wirklich schuld war ja niemand, wenn die Mutter oder Arbeitskollegin sich immer unter Druck fühlte und nicht kürzer treten wollte.

Frau Freienstein erlitt den Herzinfarkt mit 39 Jahren, was für Frauen sehr ungewöhnlich in dieser frühen Altersstufe ist, und verstarb nach kurzem Krankenhausaufenthalt.

Wie fällt nun wohl Ihre **Spannungsfeldhintergrundanalyse** aus?

Entdecken Sie Gemeinsamkeiten bei Herrn Otto und Frau Freienstein? Ein wenig Ähnlichkeit findet sich vielleicht auch zu den Bronchialerkrankungen? Was mag sich hinter diesem Verhalten und einer solchen Lebensweise als treibende Kraft verbergen?

Wie immer hat die Seele der Krankheit unterschiedliche Gesichter, aber auch bei Herz-Kreislauf-Erkrankungen oder den Konstellationen im Vorfeld finden sich recht typische Gegebenheiten.

Das Grundgefühl in diesem Umfeld ist immer das Gefühl, von allem erdrückt zu werden. Dabei ist dieses Gefühl im Unterschied zu den Atemwegshintergründen weniger zielgerichtet auf die Erwartungen anderer und die Erfüllung, sondern ein mehr diffuser Eindruck, dass sich eben alles und jedes belastend anfühlt und Druck bewirkt.

Eine solche innere Einstellung kann wachsen und durch berufliche oder private Entwicklungen begünstigt werden, wenn die Menge der zu erledigenden Arbeiten einem „über den Kopf zu wachsen“ drohen. Sie kann aber auch schon in der Kindheit ihre Wurzeln haben, wenn Familienmitglieder sich in ähnlicher Weise verhielten und diese Eindrücke auch dem Umfeld vermittelten.

Die zweite tragende Komponente ist das Gefühl, Rücksichtslosigkeit begegnete einem immer und überall. Dieses Gefühl ist sehr verletzend, wenn man sich gleichsam immer als „Fußmatte der Gesellschaft" benutzt fühlt und auf diese Weise Missachtung und Fehleinschätzung erlebt. Verstärkt wird dieser Umstand oft dadurch, dass die betreffenden Menschen sich selbst nach einiger Zeit und unter dem Eindruck der ständigen Verletzung aggressiv und rücksichtslos benehmen. Und genau das wirkt sich wieder dynamisierend auf das Verhalten der Menschen im Umfeld aus. Wieder ist ein Teufelskreis entstanden, aus dem das Entrinnen mit jedem Tag schwerer wird.

Die Konsequenz einer solchen Entwicklung ist schließlich, dass das Herz mit seiner schmerzhaften Veränderung, mit Atemnot und Angst alle Aufmerksamkeit fordert und kaum noch Raum oder Zeit für andere Dinge lässt, schon gar nicht die Möglichkeit für Änderungen oder neue Perspektiven. Selbst wenn die Durchblutung anderer Organe eingeschränkt ist, wird der Erlebensraum sehr eingeengt und verändert, egal, ob starke Schmerzen das Bewirken oder gar Amputationen bewältigt werden müssen. Nirgendwo gilt so wie in dieser Gruppe: Vorbeugen ist besser als Heilen!

Zu diesen Grundgefühlen wirkt sich dann verstärkend aus, dass auf der einen Seite natürlich der Wunsch besteht, die Abläufe zu ändern, für Entlastung zu sorgen oder den Druck zu senken – genau das aber nicht möglich ist, weil man sich ausgeliefert fühlt und insofern nicht wirklich in der Lage ist, Dinge zu verändern und entlastend zu gestalten. Daneben träte auch ein Selbstwertverlust ein, weil andere dann wichtige Positionen einnähmen und man selbst nicht mehr so gefragt wäre.

Einfach ist es wirklich nicht, in diese Glaubensgrundsätze Bewegung und Änderungen hineinzubringen. Und wenn erst einmal Schädigungen von Herz oder Gefäßen oder anderen Organen eingetreten sind, dann behindert Angst zusätzlich alle Gedanken, die in diese Richtung gehen.

Dabei ist es vom Grundsatz natürlich und immer möglich, auch solche Missverständnisse und Hintergründe zu bearbeiten und zu verändern.

Einzelne Krankheitsbilder haben dann zusätzliche Hintergründe, die es zu verändern gilt, will man vorbeugen oder die Gesundheit wiedererlangen.

Bluthochdruck: Bei einem hohen oberen Wert (systolisch) setzen einen die Aufgaben des Alltags mehr unter Druck, es fehlen Gelassenheit und Sicherheit, um in Ruhe die Dinge anzupacken. Im unteren Bereich (diastolisch) weisen hohe Werte auf einen zu hohen Dauerdruck hin. Beim „typischen" Herzhintergrund sind deshalb meistens beide Werte deutlich erhöht, weil alles als sehr druckvoll erlebt wird.

Koronare Herzkrankheit: Es besteht vor allem das Gefühl, von außen erdrückt zu werden und einem solch immensen Druck absolut ausgeliefert zu sein. Man fühlt sich dem Alltag nicht gewachsen und empfindet auch sehr deutlich die Anforderungen von außen als zusätzliche Belastung und Druck. Es fehlt das Vertrauen in die eigenen Möglichkeiten und Freiräume.

Herzrhythmusstörungen: Das Motto lautet oft: Erst handeln und dann hinsehen! Auf den zweiten Blick war dann alles doch nicht ganz so dringlich, nicht ganz so bedrohlich und nicht ganz so handlungsbedürftig.

Es kehrt mit dieser Einsicht wieder ein wenig Ruhe ein. Dieser ständige Wechsel ohne wirkliche Ruhephasen wirkt sich mit einer Rhythmusstörung aus, denn auch hier wechseln sich ja die regelmäßigen und ruhigen mit den unregelmäßigen und schnellen Phasen ab. So greifen auch kleinere alltägliche Vorkommnisse direkt in die Gesundheit und das Wohlbefinden ein. Und bestimmend ist immer das Gefühl, einem Zeitdruck ausgeliefert zu sein.

Herzinsuffizienz: Im Schwerpunkt fehlen das Vertrauen und das Bewusstsein der eigenen Kraft. So können wesentliche Abläufe mit diesem Mangel an Selbstvertrauen nicht bestimmt werden. Das Gefühl des Ausgeliefertseins bestimmt den Alltag und das Lebensgefühl.

Herzinfarkt: Alle Komponenten häufen sich in einer als dramatisch empfundenen Form. Absolut und unausweichlich wird Änderungsbedarf angemeldet; man ist tatsächlich bei einem Herzinfarkt genauso ausgeliefert und hilflos, wie man sich und sein Leben erlebt hat. Ein gewisses Maß an gestauter Wut kommt meistens noch hinzu.

Venöse Erkrankungen (Krampfadern, Venenentzündungen, Thrombosen) bergen in sich immer den Hinweis auf eine verkrampfte innere Einstellung, wenn es darum geht, die Sicherheit und die Wurzeln im Alltag und im eigenen Leben zu finden. Dazu kommt der Eindruck der Müdigkeit und der, unter einer immer zu großen Last zu leben.

Im Grundsatz besteht also immer der Hintergrund des Ausgeliefertseins, der vermeintlich fehlenden Einflussmöglichkeiten, eines als stark und unkontrollierbar wahrgenommenen Drucks und der Rücksichtslosigkeit des Umfelds. Einzelne Krankheitsbilder setzen dabei dann noch einmal Schwerpunkte unterschiedlicher Art.

Es sei noch einmal betont, dass es bei diesen Erkrankungen von besonderer Bedeutung ist, frühzeitig die entsprechenden Spannungsfelder zu erkennen und zu entschärfen.

Gesundheitsübungen

Es ist wirklich nicht besonders einfach, mit dem beschriebenen Hintergrund an Spannungsfeldern und Glaubensgrundsätzen mit Gesundheitsübungen zu beginnen. Denn das Grundverständnis lautet ja gerade: Du bist einem druckvollen Leben ausgeliefert ohne effektive Möglichkeiten, es aktiv zu steuern oder zu verändern.

Falls Sie lediglich Tendenzen dieser inneren Haltung nach der Lektüre dieses Kapitels und nach der Inanspruchnahme Ihrer inneren Wahrnehmung entdecken konnten und diesen verhängnisvollen Weg nun verlassen möchten, gestaltet sich das Unterfangen einfacher. Konsequenz ist allerdings auch hier in jedem Fall gefragt.

Grundsätzlich sind die gleichen sechs Maßnahmen wie im vorherigen Kapitel die Grundlage jeder Änderungsabsicht.

Und so lautet die **erste Maßnahme** zunächst wieder, sich Klarheit zu verschaffen über den Lebensstatus und das Umfeld. Vor dem Hintergrund Herz-Kreislauf-Erkrankungen stellen sich dabei schwerpunktmäßig beispielsweise folgende Fragen:

Wo bin ich mit meinem Leben zufrieden, wo plagen mich Zweifel, Unbehagen oder Ärger? Dabei sollten Sie herausfinden, ob es größere Unterschiede im privaten und im beruflichen Bereich zu finden gibt, und diese dann getrennt betrachten.

Habe ich mein Leben bislang aktiv und selbst gestaltet, oder hat es sich eher so „ergeben", was die Berufswahl, die Partnerschaft oder andere wichtige Bereiche betrifft?

Bin ich mit diesen Entwicklungen einverstanden, ist es mir gleichgültig, oder sehe ich meine ureigenen Interessen nicht wirklich berücksichtigt?

Falls ich mich mehr ausgeliefert und ins Leben geworfen fühle: Liegt es daran, dass der Einfluss von außen so stark war, dass ein unvorhersehbares Schicksal mich steuert? Oder habe ich nur meine Möglichkeiten zur Einflussnahme nicht ausreichend oder angemessen wahrgenommen, obwohl es sie gegeben hätte?

Welche Gründe mögen mich zu einer solchen Haltung bewogen haben?

In welchen Bereichen bestimme ich die Abläufe, das Geschehen oder die Richtung?

Wie unterscheiden sich die beeinflussbaren von den vermeintlich nicht steuerbaren Bereichen voneinander?

In welcher Position fühle ich mich wohler: passiv erduldend oder aktiv handelnd?

Was mag mich davon abhalten, die handelnde und bestimmende Position durchgängig oder immer häufiger einzunehmen?

Wie erlebe ich die anderen Menschen in meinem Umfeld: freundlich, zugewandt, hilfsbereit, abweisend, aggressiv, unzugänglich, rücksichtslos?

In welchem Verhältnis steht mein eigenes Verhalten dazu?

Sehe ich mich als Verursacher für das Verhalten meiner Mitmenschen?

Neige ich dazu, eher überhastet und ohne Überblick zu handeln, oder schaue ich erst nach den genauen Umständen, bevor ich etwas gestalte?

Entsteht der Druck, den ich im Alltag empfinde, eher durch Anforderungen von außen, oder sehe ich mich selber in der Pflicht, ständig und sofort alles für alle erledigen zu wollen?

Was mögen wohl die Hintergründe für ein solches Vorgehen sein?

Welche Rolle spielen dabei meine eigenen Wünsche, Maßstäbe und Überzeugungen, und welchen Raum nehmen fremde Werte ein?

Wie kann es mir gelingen, Ordnung, Übersicht und Ruhe in den Alltag und seine Abläufe zu bringen?

Gibt es wirklich gute Gründe, die mich davon abhalten könnten, diese Möglichkeiten auch umzusetzen?

Sie werden festgestellt haben: Das Schwergewicht dieser Fragen liegt deutlich im Bereich des Alltagserlebens und der Gestaltung von Abläufen und Geschehen. Und nach Beantwortung dieser Fragen wird relativ klar zu erkennen sein, wie sich Ihre Lebenssituation darstellt, wenn Sie aus der Distanz Betrachtungen dazu anstellen.

Die **zweite Maßnahme** sieht wieder vor, dieser inhaltlichen Analyse des Alltagslebens nun eine innere Beurteilung folgen zu lassen. Dadurch wird greifbarer und auf der Gefühlsebene spürbarer werden, mit welchen Teilen Ihres Lebens Ihre Seele einverstanden ist, weil die wesentlichen eigenen Ansprüche, Werte, Vorstellungen und Erwartungen erfüllt sind, und welche „verbesserungswürdig" sind, um dann ein authentisches und gesundes Leben zu gestalten und die Herz- Kreislauf-Organe zu entlasten.

Gefühle, denen Sie dort begegnen, können spürbar werden als Ärger, Unzufriedenheit, Wut, Unverständnis, Angst, Ausgeliefertsein, Hilflosigkeit, Druck oder Stress auf der einen Seite oder als Ruhe, Gelassenheit, Sicherheit, Zielstrebigkeit, Klarheit, Kreativität, Kraft, Selbstwert und Optimismus auf der anderen Seite.

Wo mögen Ihre Schwerpunktgefühle wohl liegen?

Bei der **dritten Maßnahme** geht es abermals darum, die Gefühle mit den Hintergrundinformationen zu verstehen. Es ist sehr wahrscheinlich, dass diese Maßnahme nach der ersten und zweiten fast von selbst umzusetzen ist. Aber falls es dabei weitere Fragen und Unklarheiten gibt: Sie wissen ja inzwischen, wie man damit umgehen kann, und wie aus Dunkelheit Klarheit zu entwickeln ist!

Besonders in diesem Bereich ist es wieder von großer Bedeutung, ein Protokoll über die geleisteten Maßnahmen zu erstellen. Denn Übersicht und Klarheit mindern Druck in jeder Form ganz erheblich. Und erfassbare Strukturen, die man durchschaut und geordnet hat, wecken die Freude und auch die Zuversicht, Änderungen anzupacken und den eigenen Möglichkeiten und Kräften wieder mehr zu vertrauen. Und das ist ein sehr gutes Gefühl.

Deshalb wird die Ihnen **vierte Maßnahme** leichter fallen, als Sie vielleicht anfangs zu vermuten wagten, wenn Sie die Abweichungen des Ist vom Soll, des erstrebten, gewünschten und angemessenen Lebenszustands von der tatsächlichen und alltäglichen Lebensweise miteinander in Beziehung setzen. Dann kann der Änderungsbedarf präzise und Schritt für Schritt erstellt werden.

Es ist unabdingbar, die einzelnen Schritte so übersichtlich, nachvollziehbar, überprüfbar und klein zu gestalten, dass immer Überblick und Kontrolle in Ihren Händen bleiben. Alles andere würde alten Missverständnissen neue Nahrung geben und Abweichungen oder Rückfälle in alte Verhaltensmuster begünstigen. Es gilt also, auf der Hut zu sein.

Nun geht es daran, in der **fünften Maßnahme** diese Änderungsabsichten in den Alltag einzupassen. Und das ist mitunter nicht gerade einfach umzusetzen, weil man ja nicht allein über seinen Alltag bestimmen kann, vielleicht Anweisungen von oben oder Sachzwängen unterworfen ist und keinen absoluten Handlungsspielraum für sich in Anspruch nehmen kann.

In solchen Fällen ist es umso wichtiger, für solche schwer zugänglichen Bereiche die eigene Einstellung dahinter zu kontrollieren und bei Bedarf zu ändern. So lassen sich zwar die Arbeitsbedingungen möglicherweise nicht wirklich verändern, aber man kann mitunter selbst entscheiden, ob man im Inneren Druck entstehen lässt, wenn die Aktenberge wachsen, oder ob man gelassen weiß, dass man sein Bestes gibt und damit auch zufrieden ist. Und in den eigenen Händen liegt es auch, ob man das eine Telefonat unter Druck und rasch beendet, weil der nächste Anrufer bereits in der Leitung wartet, oder ob man in aller erforderlichen Sorgfalt und Ruhe das eine zu einem guten Ende bringt und sich erst dann und ohne Druck dem nächsten genauso angemessen zuwendet. Es gibt also immer Spielraum, etwas zu verändern, wenn man das Ganze aus unterschiedlichen Ansätzen und Perspektiven betrachtet.

Die **sechste Maßnahme,** und das wissen Sie ja schon, dient dann wieder der Umsetzungskontrolle. Denn es ist ein wunderbares Gefühl, des Abends in aller Ruhe zu betrachten, wo nun Sicherheit statt Unruhe zu finden ist, wo Abläufe von innen statt von außen gestaltet worden sind, wo man die Fäden in der Hand hält, statt sich ausgeliefert und hilflos zu fühlen. Die Zeit dafür sollten Sie sich wirklich in aller Ruhe und mit Muße gönnen. Denn was niemand, und Sie selbst vielleicht am allerwenigsten, vorher für möglich hielt, ist wirklich eingetreten: Ruhe und Gelassenheit sind in Ihr Leben getreten.

Sie wissen auch, dass die kleinen Schritte weiter wirksam sind. Und wann immer Sie nach einiger Zeit der Meinung sind, dass eine Änderung des Kurses, eine Korrektur der Perspektive oder ein neues Ziel ins Auge zu fassen ist, beginnen Sie wieder mit den sechs Maßnahmen und richten sich und Ihre Bedürfnisse neu und stimmig aus.

Wenn Sie sich zunächst vielleicht lieber nach vorgegebenen Trainingsaufgaben richten möchten, weil eine eigene Ausrichtung Ihnen noch zu unsicher erscheint, oder weil Ihnen das besser gefällt, ist es gut, wieder mit den **Imaginationsübungen** zu beginnen.

Da gilt es dann zunächst zu bestimmen, ob Sie sich nur einem Teil des Herz-Kreislauf-Systems zuwenden wollen, oder ob Sie es insgesamt bedenken möchten. Und dann suchen Sie sich wieder ein Bild aus, das diesem Organ und der Funktion, die Sie stärken oder beeinflussen möchten, am besten entspricht.

Das Herz ist ein sehr beeindruckendes Organ, und man kann es sich vortrefflich in seiner natürlichen Funktion vorstellen. Im Internet oder in Zeitschriften, beim Arzt oder in Büchern finden sich dazu ansprechende Zeichnungen oder Abbildungen.

Lehnen Sie sich gemütlich zurück an einem Ort, der Ihnen Geborgenheit und ungestörte Minuten gewährleisten kann. Genießen Sie es, dass Ihnen einige Gedanken durch den Kopf gehen, die zeigen, dass man am Leben ist und sich zu orientieren sucht. Dann lassen Sie die Gedanken sein, spüren, wo sich zuerst dieses wohlige Gefühl aus Wärme und Ruhe oder aus Leichtigkeit und Freiheit einzustellen beginnt, und lassen dann Ihr Bild vom Herzen vor Ihrem inneren Auge entstehen. Es ist wunderbar, ein so zuverlässiges und funktionstüchtiges Organ in seinem Körper zu haben. Es ist gut durchblutet, Sauerstoff und Energie fließen reichlich und kontinuierlich in dieses wunderbare Organ hinein, es tankt Kraft und Brennstoff, und man spürt, wie zuverlässig und sicher es seine Arbeit tut, Freude und Dankbarkeit an diesen kraftvollen Muskel schickt. Man entdeckt, wie er sich öffnet und entspannt, dann wieder kraftvoll pumpt, in aller Ruhe und Gelassenheit, unbeirrbar und mit absoluter Sicherheit. Das gibt ein sehr gutes Gefühl, das man viele Minuten lang und täglich zur bestimmten Zeit immer wieder genießen kann. Und es ist nicht verwunderlich, dass man im Anschluss daran sehr entspannt und frisch seine Aufmerksamkeit wieder nach außen richten kann.

Mitunter ist es angenehmer, sich ein Bild zu suchen, das dem Herzen nur symbolisch entspricht und Sicherheit, Regelmäßigkeit oder Verlässlichkeit vermittelt. Auch das tut ohne jeden Zweifel seine Wirkung am Herzen. So ein Bild könnte das einer Pumpe sein, deren gleichmäßige und kraftvolle Bewegung sich sehr gut vorstellen lässt. Auch das Pendel einer Uhr vermittelt eine harmonische, gleichförmige und absolut sichere Bewegung, die manche Menschen sehr anspricht, wenn sie an ihr Herz mit all seinen Eigenschaften denken.

Wenn eher die Funktion des Kreislaufs betroffen ist, sind Bilder von einem verzweigten, aber sehr gut geordneten und störungsfreien Leitungssystem aus wunderbar elastischen Rohren, die sich dehnen und wieder zusammenziehen und ihren Inhalt dabei kontinuierlich und fließend transportieren, von großem Nutzen. Wenn es dabei um Blutdruckwerte geht, kann man in ein solches System auch einen Druckmesser zwischenschalten, der mit Ruhe und Gelassenheit zuverlässig alle Werte im grünen Bereich hält.

Steht bei Ihren Herzbeschwerden eine verminderte Leistungsfähigkeit im Vordergrund, ist es sicherlich sinnvoller, sich im Anschluss an eine erfolgte Therapie den Erfolg vorzustellen, indem man die Rückkehr von Frische, Leistungsfähigkeit und Kraft spürt.

Das können natürlich auch zunächst Erinnerungen sein, die Sie aktivieren, um solchen Gefühlen wieder näher zu kommen. Es können aber auch Perspektiven aus der Zukunft sein, in denen es Ihnen wieder möglich ist, Radtouren zu genießen, Treppen ohne Atemnot zu steigen oder das Jogging wieder aufzunehmen. Wichtig ist, sich mit möglichst allen Sinnen das angestrebte Ziel bereits als erreicht mit möglichst allen Sinnen vorzustellen; umso konsequenter reagieren Körper und Immunsystem. Beim Laufen kann man den Wind spüren, die Luft genießen, wie sie in die Lungen und durch die Nase strömt, man kann die Bewegung herrlich harmonisch im Ablauf wahrnehmen, oder die Farben in der Natur in sich aufnehmen, das Federn des Waldbodens erleben. Es gibt viele Sinne, die man mit dem inneren Vorstellungsvermögen aktivieren kann.

Die Vorgehensweise ist die gleiche wie beschrieben: Sie suchen sich einen geeigneten Platz zum Aktivieren der inneren Sinne und machen es sich absolut bequem. Dann schließen Sie Ihre Augen, lassen die Gedanken kommen und gehen, und wenden sich dann der Zukunft zu: Sie stellen sich vor, wie der Zustand ist, den Sie am liebsten (wieder) erreichen möchten, in möglichst vielen Bildern, Farben, Nuancen und Perspektiven. Genießen Sie diese Bilder dann so lange, wie Sie möchten. Je länger Sie genießen, desto umwerfender wird die Wirkung sein, das ist sicher!

Wenn Sie bereits sehr weit fortgeschritten sind in der Wahrnehmung, dem Verstehen und Nutzbarmachen von Gefühlen, dann können Sie natürlich auch den direkten und ganz sicher wirkungsvollsten Weg für sich in Anspruch nehmen: Sie nutzen nur die Gefühlswahrnehmung!

Der Ort kann wieder der gleiche sein, aber Sie stellen sich nach den anfänglichen Erlebnissen und Veränderungen keine Bilder mehr vor, sondern Sie genießen das reine Gefühl, es geschafft zu haben: Ich bin wieder gesund; das Gefühl, Klarheit und Sicherheit gefunden zu haben: wie wunderbar; die Sicherheit, nun gelassen und sicher selbst Ihr Leben zu bestimmen und zu gestalten. Es ist nicht zu übertreffen!

Und natürlich gibt es auch hier einige **Aufgaben**, die Sie auf dem Wege in die Gesundheit für sich in Ihrem Alltag bearbeiten können:

Die **erste Aufgabe** besteht darin, sich auf die eigene Kraft zu besinnen. Erinnern Sie sich einmal daran, wann und wie oft Sie in welchem Lebensalter und in welchen Situationen Ihre eigene Kraft verlässlich und sicher nutzen konnten. Da wird es Situationen aus der Vergangenheit geben, aber es wird möglicherweise auch sehr viele aus der Gegenwart geben, die Ihnen genau dieses Gefühl vermittelt haben.

Durchforsten Sie bitte systematisch Ihren Alltag nach solchen Ereignissen. Führen Sie von nun an genaue Aufzeichnungen darüber, wo es Ihre ureigene Kraft, Übersicht, Intelligenz, Ihr Urteilsvermögen, Ihre Weitsicht oder Ihre Entscheidung gewesen sind, die zum Erfolg oder zur Lösung einer Aufgabe geführt haben.

Die **zweite Aufgabe** besteht darin, alle Situationen, Ereignisse, Ergebnisse zu betrachten, die wirklich durch fehlerhaftes oder nachlässiges Arbeiten, das von Ihnen ganz persönlich und absolut zu vertreten war, zu einem Misserfolg gerieten.

Dieser Aufgabe sollten Sie sich, wie der ersten, wirklich ausgiebig widmen und Tage oder Wochen dafür in Anspruch nehmen. Denn es geht wiederum nicht um das Tempo, es geht allein um Klarheit und um Konsequenz. Vergleichen Sie im Anschluss einmal die Ergebnisse der ersten und zweiten Aufgabe miteinander und ziehen Sie dann die Konsequenzen.

Das Ziel heißt: Ich gestalte mein Leben aktiv, denn ich habe die Kompetenz, die Kraft und das Wissen aus der Erfahrung, um die eigenen Vorstellungen durchzusetzen.

Die **dritte Aufgabe** – auch sie wird einige Zeit in Anspruch nehmen – hat zum Inhalt, Ruhe und Gelassenheit in den Ablauf des Tages zu bringen. Und es gibt wahrlich viele Möglichkeiten, das im Alltag umzusetzen. Man betrachtet zunächst einmal den aktuellen Zustand, spürt die Hektik und das Tempo, und dann schaut man, wie das anders und mit neuer Sicherheit zu gestalten ist. Nicht alles auf einmal, lautet die Devise, sondern Schritt für Schritt, aber dafür mit viel Sicherheit! Und das soll auch spürbar werden, erst im Ablauf, dann in der eigenen Mitte. Und wer einmal gelassen Sicherheit anstelle von Hektik, Unruhe und Zeitdruck genießen konnte, wird zu alten Missverständnissen nicht freiwillig zurückkehren wollen!

Bei der abschließenden Aufgabe geht es natürlich wieder um Kontrolle. Und die zentrale Frage des Tages lautet am Abend immer: War ich dem Tag, seinen Herausforderungen und Aufgaben gewachsen, oder habe ich durch Hast, Unruhe und Hektik die Übersicht verloren und mich deshalb lenken lassen, anstatt das Heft beherzt in die Hand zu nehmen?

Natürlich sollten Sie immer und täglich alle Gefühle, die sich Ihnen diesbezüglich zeigen, zur Kenntnis nehmen und den Inhalt solcher Botschaften befolgen. Denn Sie wissen ja: Entscheidungen haben Konsequenzen.

Ihr Immunsystem und Ihr Herz werden es Ihnen danken, wenn Sie den authentischen und für Sie absolut stimmigen Weg wählen, um Ihr Leben zu führen und auch zu gestalten. Daran gibt es nicht den geringsten Zweifel.

Den Skeptikern unter Ihnen sei gesagt, dass schon viele Menschen diesen Weg in Anspruch genommen haben, um die Konsequenzen von Ursache- und Wirkungsbeziehungen für sich zu nutzen.

Denn die bereits bekannte Frage: „Das soll helfen, meine Gesundheit zu erhalten oder zurückzuerlangen?“ erübrigt sich meistens von selbst, wenn man bei der Umsetzung von Theorie in Praxis rasch entdecken kann, wie vermeintlich banale und einfache Dinge und Verhaltensweisen nur sehr zögerlich und eher schwer im Alltag zu verändern sind. Denn Ihr Leben „vorher“ haben Sie ja schließlich auch aus guten Gründen genauso geführt, wie es Ihnen angemessen und richtig schien. Und Glaubensgrundsätze, die schon seit vielen Jahren bestehen, pochen häufig und erfolgreich auf das Recht des langjährigen Begleiters.

Denn eines ist ja sicher: Auch ein „falscher“ Weg ist bekannt, wenn man ihn schon viele Jahre immer wieder geht. Und neue Wege führen zunächst in unwegsames und unbekanntes Gelände, so dass mitunter Angst entsteht. Das ist ein Grund mit dafür, dass mancher wider besseres Wissen dennoch den Weg in die Krankheit wählt!

Der Magen-Darm-Trakt

Mitunter ist es wirklich verblüffend, wie genau der Körper symbolhaft Ausdruck von Seele ist und umgekehrt. Zwar ist es bedauerlicherweise nicht immer so, dass ein Infekt der oberen Luftwege mit Schnupfen nun sogleich dafür spricht, dass man die Nase voll hätte, aber in einigen Bereichen lassen sich doch eindeutige Entsprechungen finden.

Aus dieser Perspektive kann man den Atmungstrakt als feinstoffliche Ebene verstehen, als Verarbeitung des eigenen Verständnisses von Leben und von Welt. Das wird durch die Art der Stoffe, die bei der Atmung in Lunge und Blut zum Austausch gelangen, deutlich: Alles ist sehr fein, klein, gasförmig, ätherisch und durchscheinend wie eben Sauerstoff oder Kohlendioxid.

Und auf der Ebene geistig erfahrbarer Zusammenhänge geht es ja im Grundsatz auch um feines inneres Verständnis von Festhalten und Loslassen, wenn man die Seele der Krankheit für dieses Organsystem betrachtet.

Bei den Organen des Verdauungssystems liegt nun vorwiegend die Aufgabe der Grobzerkleinerung von Nahrung und der Aufbereitung für eine Übernahme in den Körperkreislauf, und damit sehr im konkreten, fassbaren und „grobstofflichen" Funktionsbereich.

Die Nahrungsaufnahme beginnt im Mund- und Rachenraum. Bereits in der Mundhöhle werden die Speisen auf Geschmack und Konsistenz und über die Nase im Nebenschluss auch auf den Geruch geprüft und darauf, ob denn alles wohl auch verträglich ist. Zusätzlich wird die Nahrung grob zerkleinert und über den Speichel aus den Drüsen im Mundboden und hinter dem Ohr für die weitere Passage angefeuchtet und mit ersten Verdauungsenzymen versetzt.

Der Speisebrei wird über die Zunge zum Rachenring befördert. Dort werden durch die Lymphorgane im Rachenring erste Keime abgefangen, die sich in großer Zahl in den Nahrungsmitteln immer finden. Kurz hinter dem Rachenring teilt sich der Schlund, denn sonst würde ja die Nahrung in die Luftröhre gelangen.

Beim Schlucken legt sich der Kehlkopfdeckel über die Luftröhre und verschließt sie zuverlässig, feste oder flüssige Bestandteile gleiten dann automatisch in die Speiseröhre. Sollten einmal Kleinigkeiten durch „Verschlucken" doch in die Nähe oder in den Bereich der Luftröhre gelangen, hat das einen spontanen Hustenreiz zur Folge, der meistens unverzüglich solche Eindringlinge wieder nach draußen in den Rachen oder die Speiseröhre befördert. In seltenen Fällen wie bei Fischgräten oder Knochen von Huhn oder anderen Tieren gelingt das nicht. Dann besteht Erstickungsgefahr, weil die Luftwege verlegt werden.

Die Speiseröhre ist ein muskulärer Schlauch, der mit Schleimhaut ausgekleidet ist und ohne eigenes Zutun (unwillkürlich) den Transport des Nahrungsbreis bis zum Magen veranlasst. Am Ende dieser Röhre befindet sich ein starker Schließmuskel, der sich öffnen muss, damit der Zugang zum Magen frei wird.

In diesem Hohlorgan, das sich ebenso unwillkürlich sehr beweglich zeigen kann, wird der Speisebrei nun von weiteren Keimen befreit. Denn im Magen herrscht ein chemisch gesprochen saures Milieu. Manche von Ihnen werden das vom „Aufstoßen" her kennen.

Die Säure im Magen ist so stark, dass sie ein Loch in die Oberfläche eines Tisches brennen könnte. Und damit diese Säure den Magen nicht schädigen kann, ist er mit einer

Schleimhaut ausgekleidet, die eine Schutzschicht über die Mageninnenhaut legt, so dass die aggressive Säure keinen direkten Kontakt zur Haut hat. Es herrscht ein sehr ausgewogenes Verhältnis zwischen aggressiven und schützenden Faktoren in diesem Organ. Neben der Aufgabe zur Keimabtötung besteht die Hauptfunktion der Magensäure aber darin, die Nahrungsanteile vorzuverdauen und für die folgenden Einflüsse der Drüsen im Darm vorzubereiten. Dies trifft vor allem für die Eiweißanteile aus Fleisch und Käse und Wurst zu. Eine solche Arbeit nimmt ein paar Stunden in Anspruch.

Über den Schließmuskel des Magens gelangt die zerkleinerte und anverdaute Nahrung nun in den Dünndarm. Dort wird nun die letzte Stufe der Aufbereitung vorgenommen. Und an diesem Vorgang sind vor allem die Organe beteiligt, die außerhalb des Magens und Dünndarmes liegen: Bauchspeicheldrüse, Leber und Gallenblase. Die erste bildet das Enzym Amylase, das für die Endverdauung von Stärke zuständig ist; daneben wird dort auch Insulin gebildet, das zwar nicht für die Verdauung erforderlich ist, wohl aber für den Transport von Zucker in die Zellen.

Über einen anderen kleinen „Schlauch" fließt Gallenflüssigkeit aus der Gallenblase in den Dünndarm, um die Fette zu verdauen. Diese Flüssigkeit wird in der Leber gebildet und in der Gallenblase gelagert, um dann bei Bedarf (beim Genuss fettreicher Nahrung) von dort in den Gang zum Darm geleert zu werden.

Nach der Grobzerkleinerung und der Durchsetzung mit Säften, Enzymen und Verdauungsstoffen sind aus den verzehrten Nahrungsmitteln sehr kleine chemische Bruchstücke geworden, die nun vom Körper aufgenommen werden können. Diesen Vorgang nennt man insgesamt Verdauung. Nährstoffe wie Zucker, Fette oder Einweißbruchstücke treten durch eine spezielle Schleimhaut in die Blutbahn ein. Das ist durchaus vergleichbar, wie zu Beginn erläutert, mit dem Gasaustausch in den Lungen.

Im anschließenden Dickdarm wird dem Nahrungsrest, der nicht vom Körper aufgenommen werden kann, durch pendel- und ringförmige Muskelbewegungen nun noch Wasser entzogen, das mit Salzen ebenfalls vom Körper aufgenommen wird.

Nun ist die lange Reise der Nahrungszufuhr durch den Körper beendet, die bis zu zwei Tage dauern kann. Die Reste werden dann über den Enddarm ausgeschieden.

Bei diesen Abläufen können zahlreiche Funktionen oder Organe gestört oder verändert sein:

Im Mundbereich gibt es die *Stomatitis.* Das ist eine mitunter recht schmerzhafte Entzündung der Schleimhaut, die durch Pilze oder Viren verursacht werden kann.

Ist nur das Zahnfleisch betroffen, nennt man das *Gingivitis.* Beide Erkrankungen behindern aufgrund der Schmerzen, die sie meistens verursachen, die Nahrungsaufnahme nicht unerheblich und bereiten im frühen Kindesalter durchaus auch größere Probleme.

Veränderungen an den *Zähnen* kennt nahezu jeder aus eigener Erfahrung. Hier hängt es sehr vom Grad der Schädigung ab, wie stark die Beschwerden sind.

Schluckbeschwerden kann es wie bei den Atemwegen beschrieben im Bereich der Rachenmandeln geben.

Die Speiseröhre kann sich ebenfalls entzünden; das nennt man *Ösophagitis.* Meistens kommt es zu solchen Entzündungen; wenn der Schließmuskel nicht fest abdichtet, so dass Magensäure zurückfließen kann; mitunter ist auch ein Bruch des Zwerchfells die Ursache.

In der Speiseröhre kann es auch *Krampfadern* geben, die sich gehäuft in Folge von Alkoholmissbrauch bilden; sie können platzen und bedrohliche Blutungen auslösen.

Krämpfe des Pförtnermuskels am Ende des Leitungsschlauches müssen im Säuglingsalter operiert werden, weil sonst keinerlei Nahrung durchgelassen wird; *Pylorospasmus* ist der Name für diese Störung.

Die häufigste Erkrankung im Magen ist die *Schleimhautentzündung*, die *Gastritis*. Dabei findet sich eine starke Rötung im entzündeten Bereich, und das Verhältnis von Säure und Schleimschutz ist gestört. Schmerzen können dabei auftreten oder ein Völlegefühl, mitunter sind auch Durchfälle die Folge, weil der Speisebrei zu schnell durch den Magen befördert wird.

Bleibt eine solche Veränderung unbehandelt, entwickelt sich nicht selten ein *Magengeschwür*, ein *Ulcus*. Darunter ist keine eitrige Veränderung zu verstehen, wie bei einem Geschwür auf der Haut. Es handelt sich vielmehr um einen Schleimhautschaden, der durch ein Missverhältnis aggressiver und beschützender Faktoren entstehen kann. Auch manche Medikamente bewirken solche Veränderungen, wie zum Beispiel Aspirin.

Vor einiger Zeit glaubte man, dass ein zusätzlicher Erreger gefunden war, dem man die Verantwortung für diese Erkrankung mit zuordnen konnte. Es hat sich aber in der Praxis gezeigt, dass Medikamente allein auch in der Kombination offenbar nicht ausreichen, um Rückfälle zu verhindern. Behandelt werden muss in jedem Fall, sonst kann es zu einer weiteren Schädigung durch die hoch aggressive Magensäure kommen, an deren Ende in manchen Fällen ein *Magendurchbruch* in die Bauchhöhle stehen kann, eine Perforation.

Im Dünndarm kann es solche Entzündungen auch geben, im Zwölffingerdarmbereich; man nennt das *Duodenitis*. Die Ursachen sind meistens auch darin zu finden, dass Säure aus dem Magen in den Darmbereich gelangt und dort die Schleimhaut angreift. Geschwüre gibt es dort auch, sie heißen dann *Ulcus duodeni* aber *Zwölffingerdarmgeschwür*. Krebserkrankungen gibt es im Dünndarm nicht, aber in allen übrigen Bereichen des Magen-Darm-Traktes.

Die angrenzenden Verdauungsdrüsen können ebenfalls durch Entzündung erhebliche Probleme bereiten. Eine *Pankreatitis*, die Entzündung der Bauchspeicheldrüse, ist hoch akut und lebensbedrohlich. Sie muss oft auf der Intensivstation des Krankenhauses behandelt werden und geht mit heftigsten Schmerzen einher.

Die *Entzündung* der Gallenblase ist zuerst an den krampfhaften Schmerzen und der Übelkeit zu entdecken. Meistens sind *Gallensteine* die Ursache dafür. Wenn sie den Gallengang verlegen oder in den Gallengängen der Leber zu finden sind, kann das zu einer Weißfärbung des Stuhlgangs führen und zu einer *Gelbsucht*, weil die Gallenfarbstoffe ins Blut gelangen können. Das muss dann operativ behandelt werden.

Im Dickdarm und auch in anderen Abschnitten wären vor allem die chronisch verlaufenden Erkrankungen wie *Colitis ulcerosa* oder die *Crohn'sche Erkrankung (Morbus Crohn)* zu nennen. Sie sind im Verlauf und im Schweregrad sehr unterschiedlich, können aber bis zur operativen Entfernung des Darmes führen.

Die *Divertikulitis* ist eine Erkrankung, bei der sich im Darm kleine Ausstülpungen nach außen bilden. Sie können sich entzünden, wenn sich Kotreste in ihnen sammeln. Treten diese Entzündungen in Massen auf, weil eben viele Ausstülpungen (Divertikel) vorhanden sind, ist oft auch hier der operative Eingriff erforderlich.

Dann gibt es noch das *Reizcolon.* Darunter ist eine Veränderung zu verstehen, bei der sich kein rechter organischer Befund erheben lässt, die aber durch Schmerzen und Unwohlsein erhebliche Probleme bereitet.

Das Gegenstück zu Divertikeln sind die *Polypen.* Es handelt sich dabei um meistens nur ein bis zwei Zentimeter große pilzartige Gebilde, die in den Darmraum hineinwachsen. Kommen sehr viele von ihnen vor, bezeichnet man das als *Polyposis.* Man findet in ihnen häufig Krebsvorstufen, deshalb ist es durchaus ratsam, die Polypen zu entfernen.

Neben diesen ohnehin schon zahlreichen Erkrankungen gibt es eine Vielzahl von *Entzündungen*, die durch unterschiedlichste Erreger hervorgerufen werden können und Symptome wie Durchfall, Schmerzen, starke Schleimbildung auslösen. Heftige *Durchfälle* können besonders in heißen Lebensräumen wie in den Tropen, aber auch bei uns durch den Salz- und Wasserverlust innerhalb sehr kurzer Zeit lebensbedrohliche Situationen herbeiführen.

Und es gibt auch die gegenteiligen Beschwerden: *Verstopfung*. Dabei ist der Stuhlgang derart hart, dass die Entleerung Probleme bereitet. Organisch gesehen ist die Ursache oft eine falsche Ernährung oder eine zu geringe Trinkmenge. Verstopfung ist nicht wirklich gefährlich, wohl aber unangenehm.

Ebenso ist es mit dem *Meteorismus,* der Gasbildung im Darm. Zum einen leidet der Betroffene oft unter einem unangenehmen Völlegefühl und Druck im Leib, was sogar die Atmung beeinträchtigen kann. Zum anderen ist es unangenehm, in Gesellschaft diesen Druck entlasten zu müssen, was leider nicht immer der Kontrolle unterliegt.

Im Enddarmbereich sind *Hämorrhoiden* sehr häufig zu finden. Dabei handelt es sich um Krampfadern in diesem Bereich. Diese können im Akutfall Schmerzen bereiten. Als Folgeschäden finden sich nicht selten ein verminderter Darmverschluss mit den entsprechenden Folgen; oder auch Hautdefekte, Schmerzen, Juckreiz und Druckgefühl sind fast immer im Gefolge dieser Erkrankung zu finden.

Nicht vergessen werden soll hier auch die akute *Blinddarmentzündung* oder *Appendicitis,* die immer der operativen Behandlung bedarf, und der *Darmverschluss* oder *Ileus* im Gefolge von chronischen Entzündungen, Darmkrebs oder Fremdkörperschädigung. Auch hier ist eine sofortige chirurgische Behandlung oft lebensrettend.

In allen Abschnitten vom Mund bis zum Enddarm kommen mit Ausnahme der Dünndarmabschnitte häufig *Krebserkrankungen* vor. Die Folgen der Erkrankung und deren Verlauf hängen auf der organischen Ebene sehr von der Frühzeitigkeit ihrer Entdeckung ab.

Bei dieser Aufzählung konnten nur die häufigsten oder wichtigsten Erkrankungen Berücksichtigung finden. Sie werden aber entdeckt haben, dass die Anzahl der Möglichkeiten zu erkranken recht eindrucksvoll ist. Im ganzheitlichen Sinne spiegelt dies eben auch die enorme Vielfalt an Eindrücken, die der Alltag bietet. Umso wichtiger ist es, die Spannungsfelder dahinter zu kennen, um dann vorzubeugen oder zu verändern. Einige der Spannungsfelder aus dem Alltag können das ergänzen:

Beatrix Hahnemann war damit beschäftigt, die Koffer für sich und ihre zwei Kinder zu packen. Eine Mutter-Kind-Kur stand vor der Tür, die der Hausarzt ihr sehr ans Herz gelegt hatte. Frau Hahnemann hätte dem nie zugestimmt, denn schließlich gehörte sie zu den Frauen, die immer alles im Griff haben, stets anderen Frauen wegen ihrer unbegrenzten Leistungsfähigkeit Vorbild und auch Bedrohung gewesen war. Wenn da nicht diese bohrenden Schmerzen im Oberbauch gewesen wären …

Begonnen hatte alles vor Monaten mit einem Murren, einem Gefühl der Unbehaglichkeit im Bauch, das sich so recht nicht zuordnen ließ. Zunächst waren als Erklärung dafür verschiedene Speisen in Verdacht geraten, wenngleich Frau Hahnemann diese bis zu jener Zeit stets gut und ohne Beschwerden vertragen hatte. Dann schränkte sie den Genuss von Kaffee, Tee und Säften ein, ohne dass allerdings eine Besserung erfolgte.

Schließlich wurde nach einigen Wochen mit Beschwerden ein Arzt hinzugezogen. Eine Magenspiegelung brachte kein Ergebnis, das als Erklärung für die Oberbauchprobleme hätte dienen können. Verschiedene Tabletten wurden dennoch verordnet, auch wenn es einen Grund dafür nicht wirklich zu erkennen gab. Mitunter helfen sie ja trotzdem.

Schließlich stellten sich auch noch Durchfälle ein, und Frau Hahnemann verlor sehr an Gewicht. Ihr Mann stellte dann die Frage, ob vielleicht „nervöse“ Hintergründe auch in Frage kämen, wenn sich andere Erklärungen nach einer Spiegelung nicht finden ließen. Gemeinsam ging man gedanklich die Tage durch.

Natürlich bereiten Kinder in jungen Jahren besonders viel Arbeit. Frau Hahnemann versorgte sie auf das Beste. Nebenher war sie auch im Kindergarten engagiert, half beim Schmücken, Vorbereiten von Straßenfesten und stellte für jede Feier ihren köstlichen selbstgebackenen Kuchen zur Verfügung. In einigen Gremien in der Politik wirkte sie auch noch mit, kam da aber nicht recht zum Zuge; irgendwie verstand sie auch die Zusammenhänge in der Politik nicht immer, gab das aber niemandem zu erkennen und nahm gern weitere Aufgaben an, auch wenn sie ihnen nicht so recht gewachsen war.

Bei einer solchen Vielzahl von Aufgaben ging es mitunter schon drunter und drüber im Alltag von Frau Hahnemann. Denn die Einkäufe mussten erledigt werden, die Wäsche gewaschen, der Garten versorgt und das Haus geputzt. Herr Hahnemann hatte seiner Frau mehr als einmal Hilfe angeboten durch eine Haushaltshilfe, aber seine Frau hatte das immer abgelehnt. Die Beschwerden im Bauch wurden dabei immer schlimmer.

Irgendwie beschlich Frau Hahnemann beim Kofferpacken eine leise Ahnung, dass etwas in ihrem Leben wohl geändert werden müsste; aber besonders wohl war ihr bei dem Gedanken nicht.

Frau Böters führte ein ganz anderes Leben und legte auch viel Wert darauf.

In ihren Tagesablauf war manche Esoterikübung eingebaut. Im Hause gab es Duftkerzen, die zu bestimmten Zeiten entzündet wurden, dann wehten ätherische Klänge oder Walgesang durchs Haus. An der Volkshochschule hatte Frau Böters einen Grundkurs in Meditation belegt und auch erfolgreich zum Abschluss gebracht. Auch Yoga war ihr dort vermittelt worden, und für das Winterquartal hatte sie sich schon für einen Chigong-Kurs in die Aufnahmeliste eingetragen.

Die mentale Entwicklung war ihr sehr wichtig, und die Oberflächlichkeit der anderen Menschen, die von all den Zusammenhängen in der Welt nichts wussten, verachtete sie ein bisschen. Im Beruf als Lehrerin verursachte das mitunter schon Probleme, wenn Kollegen in Diskussionen sie ein wenig mitleidig belächelten, weil ihr Weltbild sich von dem der anderen so deutlich unterschied und weil ihr das auch wichtig war. Und wenn sie ihr Wissen im Unterricht hin und wieder den Schülern vermitteln wollte, stieß Frau Böters nur selten auf Verständnis. Im Unterricht selbst verzettelte sie sich häufig, und Klassenarbeiten waren ihr ein Gräuel. Oft gab es schon Beschwerden, dass die Korrektur so sehr viel mehr Zeit in Anspruch nahm als bei Kollegen der parallelen Klassen.

Fragte man Frau Böters einmal nach ihrem Betätigungsfeld im Beruf, so sah sie sich schon an exponierter Stelle. Denn wer sollte denn mit all dem Wissen aus dem Hintergrund die Schüler sonst angemessen versorgen? Manch anderer Kollege schien ihr da ersetzbar. Tief unglücklich war Frau Böters immer dann, wenn ihre Klasse nicht die beste war, denn was zählte, war allein die Leistung. Und was die Klasse leistete, das war letztendlich auch der Spiegel ihrer eigenen Arbeit.

Besuchte man die Lehrerin überraschend einmal in ihrem Haus, war man über den Zustand des Gartens oft ein wenig überrascht, weil alles wild wucherte und ohne Grenzen schien. Das Haus war auch nur selten aufgeräumt, Frau Böters fehlte einfach für diese banalen Dinge des Alltags die Zeit, da es doch so viel Wichtigeres im Bereich des Strebens nach höherer geistiger Entwicklung zu entdecken gab.

Frau Böters suchte mit 55 Jahren einen Arzt auf, weil sie über Erbrechen und starke Schmerzen im Oberbauch zu klagen hatte. Bei der Magenspiegelung entdeckte man ein großes Magenkarzinom. Operativ mussten zwei Drittel des Magens entfernt werden, und im Anschluss gab es eine sehr belastende und schwächende Chemotherapie, von der sich die Erkrankte nur sehr schwer erholte. Den Beruf als Lehrerin konnte Frau Böters danach nicht mehr ausüben, sondern wurde in die Frühpensionierung entlassen.

Betrachtet man einmal die Lebensführung dieser beiden Menschen, gewinnt man fast den Eindruck, als ginge alles ein wenig durcheinander, als fehlte eine klare Ordnung, und als fiele es schwer, sich definitiv auf Spannungsfelder festzulegen.

Die **Spannungsfeldhintergründe** sind für die Organe von Magen und Darm durchaus breit gestreut. Aber nahezu immer findet man in diesem Bereich Menschen, die immer irgendwie alles auf einmal möchten: zu viel zu schnell.

Es ist für den Einzelnen nicht einfach, in der heutigen Zeit des raschen Wechsels überhaupt den Alltag in einem Rahmen zu gestalten, der noch bekömmlich ist. Mit dieser Liste von Anforderungen an das eigene Leistungsvermögen kommt noch mehr Tempo ins Spiel, und der Druck erhöht sich enorm, will man sich all diesen Vorstellungen in gleichem Maße gewachsen zeigen.

In perfekter Weise spiegelt sich diese Einstellung häufig in der Werbung: In jeder Situation sieht man gut aus, ist völlig beherrscht und jeder Lage gewachsen, dabei pulsiert überall das Leben, Multitasking ist gefragt; alles lässt sich scheinbar spielerisch auf einmal erledigen! Nur ist es im Alltag leider und eben nicht mit dem richtigen Deodorant oder einer bestimmten Biersorte getan. Da müssen andere Eigenschaften gegeben sein, die so billig nicht zu haben sind!

Im Alltag muss etwas her, das sich nicht besonders gut über Werbung darstellen oder verkaufen lässt: eine innere und äußere Ordnung, die den Rahmen für das eigene Handeln liefern kann. Dieser scheint auf den ersten Blick profan, vermittelt aber einen klaren Überblick und hilft immens dabei, Handlungsabläufe sinnvoll und effektiv zu gestalten. Ohne einen solchen Rahmen verliert man oft zu schnell den Blick für das Wesentliche. Nebensächlichkeiten türmen sich dann auf und engen die Handlungsräume ein. Und irgendwann gerät alles zu einem riesigen Durcheinander, dem jede Ordnung fehlt: Chaos wäre dann die richtige Bezeichnung. Sich in einer solchen Umgebung noch zu orientieren und den Überblick hier und dort zu erhaschen, fällt dann recht schwer.

An der zweiten Stelle dieses Umfeldes rangiert der Wunsch, in jedem Fall die Fassade zu wahren: Ich habe alles im Griff, „komme, was da wolle“, und das auch noch mit sicherer Gelassenheit. Auf keinen Fall darf nach außen dringen, dass es irgendwo in der Belastbarkeit durch alltägliche Dinge und Arbeiten und Engagement auch eine Grenze gibt, die einzuhalten ist. Eine solche Fassade kostet sehr viel Kraft, wenn man sie pflegen und erhalten möchte, und neben der Alltagsarbeit macht das matt. Daneben gaukelt sie dem Umfeld vor, dass Belastbarkeit tatsächlich ohne Grenzen vorhanden ist. In der Folge werden noch mehr Erwartungen geweckt. Wieder entsteht der bekannte Teufelskreis. Denn innerlich spürt man ja, dass die Grenzen längst überschritten sind.

Die Außenwirkung hat aber einen ganz besonderen Stellenwert, dem auf diesem Weg sogar die Gesundheit geopfert wird. Dass dabei auch die tatsächlichen eigenen Wünsche und Bedürfnisse, die sich eben nicht an diesen Maßstäben messen lassen, auf der Strecke bleiben, wird offensichtlich. Oft gelingt es auch, andere Menschen auf diese Art zu beeindrucken. Das verstärkt dann den Wunsch und die Tendenz, auf dem gleichen Wege zu bleiben, um noch mehr Anerkennung zu bekommen.

Ein hoher Anspruch findet sich in diesem Gebiet auch an das Weltverständnis. Dahinter kann sich eine Philosophie verbergen, der man sich verschreibt, eine religiöse Ausrichtung oder auch ein eher esoterisches Denken, dem man sich verpflichtet fühlt.

Das an sich bedeutet ja nun noch kein Spannungsfeld. Denn dieses entsteht erst dann, wenn der Alltag mit allen Anforderungen durch die Beschäftigung mit einem „höheren" Verständnis ins Hintertreffen gerät und im Chaos versinkt. Denn auch dem möchte man ja, siehe oben, gewachsen sein. Im eigenen Inneren wächst dann das Unverständnis: Wenn ich mich so um das Verstehen der Welt bemühe, wie ist es dann möglich, dass der Alltag so unangemessen viel Raum einnimmt und mich so belasten kann, obwohl ich doch die wirklich wesentlichen Dinge im Leben verstanden habe?

Um es noch einmal deutlich zu formulieren: Jeder kann auf seine ureigene Art glücklich werden mit dem, was er glaubt, denkt oder tut. Aber genau das gelingt mit einem solchen Hintergrund öfter einmal nicht. Es geht nicht um bestimmte Denkmodelle, Weltordnungen oder um Gut oder Böse. Es geht ganz allein darum, sich eine Welt zu gestalten, bei der die wesentlichen Dinge und Zusammenhänge miteinander kompatibel und alle wesentlichen inneren Anteile und Maßstäbe berücksichtigt sind. Jede Glaubensrichtung, die das bieten kann, ist sehr willkommen und bekömmlich.

Nicht vergessen werden soll schließlich, dass Leistung als Maßstab auch bei Magen-Darm-Erkrankungen eine erhebliche Rolle spielt, weil Leistung immer wieder allzu leicht zum Selbstzweck gerät und einen zu hohen Stellenwert erlangt.

Auch dabei steht im Mittelpunkt des Interesses häufig das Streben nach Anerkennung durch die Menschen im Umfeld. Ein hoher, auf die bestmögliche Leistung ausgerichteter Maßstab ist aber nur dann mit Gesundheit verträglich, wenn er aus Interesse an einer Sache und aus innerer Überzeugung vertreten wird, Und das ist unter den beschriebenen Perspektiven eben meistens nicht der Fall. Vielmehr stellen die Anerkennung nach außen oder der dadurch verliehene Glanz die hauptsächliche Motivation dar, während das Alltagsgeschehen oft als minderwertig eingestuft und nicht angemessen berücksichtigt wird.

Dabei wird leicht übersehen, dass eben und gerade dieser Alltag das Leben ausmacht und bestimmt. Glaubensmodelle jedweder Richtung können dabei hilfreich sein oder eine gewisse Orientierung geben, um sich diesem Alltag zuzuwenden; aber mehr können auch sie nicht.

Denn Leben bedeutet, lebendig zu sein und zu gestalten und nicht, wie weiland der Einsiedler in einer Tonne zu leben oder sich aus dem Leben zu entfernen. Meistens ist es allerdings auch schwerer, sich den Alltagsproblemen zuzuwenden. Mentale Abenteuer wirken nicht selten wie eine Flucht aus ebendieser Wirklichkeit.

Stehen die philosophischen und die alltäglichen Anteile im Gleichgewicht, spricht selbstverständlich nicht das Geringste gegen die Beschäftigung mit dem „höheren Sein".

Leitgedanken für diesen Erkrankungsbereich sind: Das Leistungsvermögen in Bezug auf den Alltag stimmt nicht mit den eigenen Möglichkeiten überein. Zu viel und zu schnell und zu anspruchsvoll sind die Maßstäbe und entsprechen damit nicht den inneren Gegebenheiten. Außenwirkung gilt als wichtiger als Stimmigkeit nach innen.

Gesundheitsübungen

Sie sollten bei diesen Erkrankungen zunächst mit einer mehrminütigen Pause beginnen: Versuchen Sie doch einmal, einige Momente ohne eine Beschäftigung zu verbringen. Und Sie werden sehen: Einfach ist das nicht!

Dann gilt es wieder, Raum und Zeit zu finden, um sich in aller Ruhe und ohne Termine im Rücken mit den Lebensumständen auseinander zu setzen. Denn das ist, wie Sie wissen, die **erste Maßnahme**.

Verbringe ich meine Tage gesund und frisch und munter, oder machen mir hin und wieder Beschwerden oder Krankheiten zu schaffen?

Habe ich das Gefühl, an diesen Beschwerden in irgendeiner Form beteiligt zu sein?

Möchte ich diesen Zustand beibehalten, oder möchte ich ihn verändern?

Reichen diese Wünsche aus, um Veränderungen einzuleiten und auch konsequent umzusetzen, oder benötige ich dafür aller Voraussicht nach noch andere Motive?

Welche Motive könnten eine Rolle spielen, um mich auf den Weg zu bringen?

An welche Momente des Wohlgefühls, der Zufriedenheit und der Sicherheit erinnere ich mich aus den letzten Tagen, Wochen oder Monaten?

Wie viel Raum nehmen diese Momente in meinem Alltag ein?

Wie viel Zeit nehme ich mir für die einzelnen Aufgaben und Alltäglichkeiten in meinem Leben?

Welche Bereiche bekommen zu wenig Aufmerksamkeit, selbst dann, wenn ich mich mit ihnen beschäftige, und welche kann ich wirklich angemessen bearbeiten?

Widme ich mich immer und ausnahmslos zunächst einer Sache, bevor ich mit der nächsten beginne, oder arbeite ich grundsätzlich eher mehrere Dinge auf einmal ab?

Verhilft mir meine Arbeitsweise zu einem Plus an Effektivität, oder behindere ich eher die Effizienz?

Wie wichtig ist es mir, nach außen glänzend dazustehen?

Wie oft in der letzten Zeit habe ich bewusst etwas abgelehnt, abgegeben oder an andere delegiert?

Wenn ich einmal nicht zur Verfügung stehe, wer wäre in der Lage, das Aufgabenfeld angemessen zu übernehmen?

Bin ich wirklich unersetzbar?

Wie viele der täglichen Arbeiten im privaten oder im beruflichen Bereich sind absolut und sofort zu verrichten, welcher Prozentsatz ließe sich auch zu einem späteren Zeitpunkt ohne Probleme bewältigen, und welche sind gänzlich unwichtig oder betreffen mich nicht wirklich und fallen in den Verantwortungsbereich anderer Menschen?

Wie wichtig ist mir, was die anderen von mir denken?

Wie viel Aufmerksamkeit richte ich darauf, dass mein Bild nach außen strahlend schön wirkt?

Entspricht dieses Bild meiner inneren und äußeren Wirklichkeit, oder hat es mehr Ähnlichkeit mit einer schönen Fassade, hinter der doch das eine oder andere zu renovieren und zu verändern wäre?

Welchen Stellenwert nimmt Leistung in meinem Leben ein?

Erwächst dieser Anspruch aus mir selbst und aus meinen inneren Bedürfnissen, dient er mehr dazu, mein Bild nach außen zu prägen, oder habe ich ihn ungeprüft übernommen?

Gibt es einen zuverlässigen Weg, Wichtiges in meinem Leben von Unwichtigem zu trennen?

Wie ließe sich ein solcher Weg finden und gestalten?

Die große Zahl der Fragen in dieser ersten Maßnahme spiegelt in etwa die Vielfalt der zu ordnenden Probleme, Anforderungen und Details des Alltags wider, mit denen man täglich konfrontiert werden kann. Und ich bin mir sicher, dass Sie diesen Fragenkatalog um ein Vielfaches aus dem eigenen Erfahrungsbereich ergänzen könnten.

Und so liefert bereits diese Vielfalt der ersten Auseinandersetzung mit dem Ist-Zustand brauchbare Hinweise darauf, ob und wie Übersicht im täglichen Geschehen noch zur Verfügung steht, oder ob man sich in all den Anforderungen verliert, keine Schwerpunkte setzt und deshalb gerne in die „höheren Sphären“ philosophischen oder esoterischen Gedankengutes flüchtet, weil das weniger anstrengend und zudem prestigeträchtiger eingeschätzt wird.

Deshalb wird es jetzt auch ein wenig schwerer werden, die **zweite Maßnahme** in die Praxis umzusetzen. Denn bei der

Gefühlsanalyse stellt sich oft nur schwer ein Bezug zu den Dingen und Abläufen des Alltags ein. Wenn Sie diese Einschätzung teilen, wird es hilfreicher und bekömmlicher sein, jene Gefühle zu entdecken, die sich als Eindruck aus der Gesamtheit des Alltagsgeschehens ergeben. Dabei kann es sich um ein Gefühl von Chaos oder Orientierungslosigkeit handeln, um den emotionalen Eindruck von Verlorensein oder Überwältigung. Aber natürlich möchte ich Ihrem Entdeckungseifer an dieser Stelle in keiner Weise vorgreifen. Probieren Sie am besten aus, was wann und wie am besten für Sie „passt".

Und das würde ich Ihnen selbst dann empfehlen, wenn in Ihrem Alltag Ordnung herrschte und Magen- oder Darmprobleme bei Ihnen kein Thema waren. Denn auch das vermittelt Sicherheit, die Sicherheit, eben genau auf dem richtigen Weg zu sein mit Ordnung, Klarheit und mit Überblick. Und was gäbe es Gesünderes als das?

Ich möchte Sie wieder dazu ermuntern, Ihre Gedanken und Analysen auch schriftlich festzuhalten. Das gibt einen noch besseren Überblick und ermöglicht spätere Überprüfungen und Kontrollen.

Die Botschaft hinter den Gefühlen wird sich Ihnen in der **dritten Maßnahme** dann sicher sehr leicht und spielerisch erschließen können. Denn inzwischen sind Sie ja erfahren auf diesem Gebiet und haben sicher schon aus den Fragen der ersten Maßnahme Ihre Rückschlüsse ziehen können; Gefühle liefern dann nur noch die Bestätigung.

Bitte nehmen Sie dennoch die Möglichkeit als Trainingseinheit wahr. Denn nichts ersetzt das tatsächliche Erleben, die unmittelbare Selbsterfahrung und die Sicherheit, die im Umgang damit beständig wächst. Denn schließlich kann dieses Buch Ihre eigene Arbeit, Ihre eigenen Erfahrungen, Ihre eigenen Beurteilungen und Erkenntnisse keinesfalls kompensieren, es kann Sie nur ermuntern, sich intensiv darum zu kümmern.

Und je besser Sie in der Lage sind, die eigene innere Wahrnehmung zu nutzen, die Mitteilungen der Seele zu verstehen und Ihre Konsequenzen daraus zu ziehen, desto sicherer werden Sie Ihr Leben in Gesundheit gestalten oder wieder gestalten können, daran gibt es keine Zweifel.

Konsequent und sicher wird dann die **vierte Maßnahme** umzusetzen sein, sofern überhaupt ein Änderungsbedarf bei Ihnen besteht und Entscheidungen zu treffen sind:

Der Katalog an Änderungen ist zu erstellen, wenn die Abweichungen zwischen Ist- und Sollzustand nach den eigenen inneren Maßstäben klar und deutlich erfasst worden sind. Das wird natürlich inhaltlich nicht ganz einfach sein. Und wenn es an die Umsetzung geht, werden sich weitere Fragen stellen können.

Aber wenn Sie sich die wesentlichen Antworten auf Ihre eigenen oder die angeführten Fragen noch einmal durch den Kopf gehen lassen, wenn Sie die innere Stellungnahme der Seele zu Ihren Verhaltensweisen und Lebensmaximen aus den Gefühlsbotschaften erkennen, und wenn Sie dann den Wunsch verspüren, tatsächlich etwas an Ihrer Lebensweise zu verändern, dann werden Sie es genießen können, alle Weichen für diesen Weg zu stellen, um dann möglicherweise festzustellen, wie viel besser es Ihnen gefällt, in Übereinstimmung mit den eigenen Werten und Glaubensgrundsätzen zu leben.

Die **fünfte Maßnahme** erfordert wieder Energie und Konsequenz, wenn es darum geht, die beschlossenen Veränderungen auch im Alltag umzusetzen. Denn das genau ist ja eines der Hauptspannungsfelder auf diesem Gebiet: den Alltag übersichtlich und nach eigenen Wünschen geordnet zu gestalten. Gelassenheit, Geduld und exakte Beobachtung sind also sehr gefragt, und damit eben Eigenschaften, die in diesem Bereich bislang gerade nicht im Alltag verfügbar waren.

Deshalb ist besonders Nachsicht angebracht, wenn die Vorgabe einmal nicht in erwartetem Maße umzusetzen ist. Das Leben ist nun einmal keine Rechenaufgabe, bei der eins und eins immer zwei ergibt. Eine große Anzahl an Unwägbarkeiten, Unzulänglichkeiten, unerwarteten Ereignissen und nicht kalkulierbaren Faktoren machen aus Langeweile Spannung und bringen Abwechslung in den Alltag. Und wer mag schon Langeweile? Also bitte, lassen Sie sich nicht entmutigen, Konsequenz und Beharrlichkeit werden immer und sicher zum Ziel führen, auch wenn der direkte Weg dorthin nur selten zur Verfügung steht.

All das werden Sie beständig und ebenfalls gelassen täglich mit der **sechsten Maßnahme** überprüfen können.

Bitte hadern Sie nicht, wenn die abendliche Bilanz anfangs vielleicht ein wenig ernüchternd ausfällt, weil der Alltag, der Anspruch, der Wunsch nach Anerkennung und die Arbeit an Fassaden Sie von wichtigen Änderungen einmal abgehalten haben. Das ist absolut „normal" und unumgänglich. Denn jede Abweichung ermöglicht Ihnen ja auch die erneute Erkenntnis, dass ein solcher Weg für Sie nicht mehr bekömmlich ist und Sie deshalb einen anderen wählen wollen. Das bringt dann wieder neue Bestätigung und Sicherheit. In diesem Sinne führt auch jeder Umweg wieder direkt zum Ziel.

Im Anschluss an die einleitenden sechs Maßnahmen können **Imaginationen** einen ansehnlichen Beitrag leisten, wenn es um die gesunde Funktion von Magen und von Darm geht, und wenn Körper und Seele wieder in Harmonie miteinander leben möchten.

Welches Bild mag wohl Ihren Vorstellungen von einem in sich ruhenden, ausgeglichenen und zufriedenen Bauch nahe kommen?

Vielleicht vermittelt die Figur eines Buddha genau jenen inneren Frieden, den Sie sich und Ihrem Bauch schon lange wünschen! Es gibt ganz herrliche Figuren, die man sich ansehen kann, um darin sich selbst zu sehen, mit derselben beeindruckenden Körperhaltung, einem mächtigen runden und harmonischen Leib, einem Anflug von Lächeln auf dem Gesicht und mit einer kaum zu beschreibenden inneren Ausgeglichenheit, die absolut durch nichts zu beeindrucken scheint.

Man spürt: Alles ist so, wie es ist, und das ist gut und richtig so. Zeit und Raum verlieren ihre Bedeutung, absolute Ruhe herrscht. Ganz wunderbar eröffnet eine solche Figur dem Leib genau das, wonach er sich sehr sehnt.

Diese Übung vermittelt Ihrem Bauch über die Figur des Buddha Abkehr von Hektik und Alltag, von Chaos und Druck. Und da Sie Ihren Lieblingsplatz längst kennen, werden Sie dort sehr erholsame 20 bis 30 Minuten täglich verbringen können. Und vielleicht möchten Sie gar eine solche kleine Figur auf Ihren Schreibtisch stellen, wo sie Sie stets und eindrucksvoll daran erinnert, wie wunderbar Ruhe, Ordnung und Klarheit sind, die man in der eigenen Mitte findet. Das kann eine große Hilfe dabei sein, wenn im Alltag aus Theorie Praxis werden soll und aus Spannungsfeldern Sicherheit.

Ist es Ihr Ziel, ein gesundes Organ wiederherzustellen oder einen organischen Heilungsprozess nach einer Operation oder bei einem Geschwür zu unterstützen, ist es durchaus sinnvoll, sich nach einem Bild in den bekannten Medien umzuschauen. Ein gesunder Magen oder ein intakter Darm sollten gut darauf zu erkennen sein. Vielleicht sind auch die Blutgefäße mit auf dem Abbild zu sehen, wie sie Nährstoffe und Sauerstoff in das Organ transportieren um den Energiebedarf decken und eine gesunde Versorgung zu sichern.

Wenn Sie sich ein solches Bild vorstellen und diese Vorstellung mit einem intensiven Gefühl aus Wärme, Freude und Dankbarkeit über dieses wunderbare, gut durchblutete und störungsfrei funktionierende Organ verbinden, lassen sich die Konsequenzen dieser inneren Arbeit medizinisch sogar messen: Die Durchblutung wird verbessert, die Sauerstoffversorgung wird erhöht, Heilungsprozesse laufen deutlich schneller und intensiver ab, die Immunabwehr bei Entzündungen zeigt sich wirkungsvoller. Insgesamt bewirken Sie also sehr wohltuende und gesunde Veränderungen mit der angenehmen Vorstellung von einem gesunden Organ. Diese Veränderungen halten zunächst etwa zwei Stunden an. Zeigen Sie Durchhaltevermögen und Konsequenz über einige Wochen oder Monate, werden solche Abläufe auf Dauer vom Körper eingerichtet.

Und wenn Sie der Forschungseifer packt, können Sie zusätzlich vielleicht einmal selbst herausfinden, welche Veränderungen sich auf der Gefühlsebene zeigen, wenn die Bilder wirksam werden, indem Sie während der Imagination immer einmal wieder einen „inneren Seitenblick" auf diese Gefühle richten. Falls Sie dergestalt zwei Übungen miteinander verbinden, wird es Ihnen bald zur geschätzten Gewohnheit werden, zweigleisig ihre Möglichkeiten zu nutzen.

Wenn es in ihrem Interesse liegt, bestimmte Funktionen aus dem Magen- und Darmbereich wieder ungestört zu erleben, sollten Sie den Schwerpunkt Ihrer Imaginationsübungen gezielt auf dieses Gebiet legen.

Die Aufgabe besteht ja grundsätzlich im Zerkleinern und Aufbereiten und in der Resorption von Nahrungsbestandteilen, damit der Körper sie nutzen und umsetzen kann. Daneben muss ein Transport dieses Verdauungsgutes durch den gesamten Trakt und am Ende die Ausscheidung der nicht verwertbaren Anteile erfolgen.

Bilder, die solchen Funktionen entsprechen, werden Ihnen leicht vor dem inneren Auge aufsteigen können, wenn Sie der Fantasie und Kreativität ein wenig Raum geben. Aus dem technischen Bereich wäre an eine Recyclinganlage zu denken oder an eine Kläranlage, vielleicht aber auch an eine Backstube, ein Förderband oder an Kanäle, die allerorten Nahrung und Energie verteilen. Und auch ein Schwamm saugt allerlei auf und gibt es dann wieder an die Umgebung ab.

Sie werden zielstrebig und sicher genau jene Imaginationen entdecken, die passgenau zu Ihren Wünschen und Bedürfnissen ihre Aufgabe erfüllen werden.

Es ist grundsätzlich wie immer möglich, zwischen den einzelnen Übungen tage- oder wochenweise zu wechseln, wie es Ihnen gut und stimmig erscheint.

Die Übungen dürfen in jeder Einheit 20 bis 30 Minuten in Anspruch nehmen. Eine längere Übungszeit ist natürlich erlaubt, eine kürzere nicht besonders wirkungsvoll.

Und wie gewohnt machen Stress, Zeitdruck oder ein verbissenes Gesicht wenig Sinn, wenn Sie sich nach innen wenden möchten, um Ihr Immunsystem mit den Imaginationsübungen zu aktivieren oder die Körperfunktionen wieder in geordnete und gesunde Bahnen zu lenken.

Die Tage, an denen Sie sich nicht wirklich mit allen Sinnen der eigenen Mitte und den Botschaften an die Seele zuwenden können, sind für Imaginationsübungen nicht geeignet. Es ist dann wesentlich bekömmlicher, einmal zu pausieren. Insgesamt gilt natürlich, dass Regelmäßigkeit und Konsequenz den Erfolg bestimmen. Denn Entscheidungen haben ja Konsequenzen!

Für die folgenden **Aufgaben** können Sie bei Bedarf auch die innere Aufmerksamkeit einer Selbsthypnose in Anspruch nehmen, wenn Ihnen das besonders viel versprechend erscheint.

Aber bei den Spannungsfeldern aus dem Magen- und Darmbereich ist es mindestens genauso wirkungsvoll, die Alltagsaufmerksamkeitsebene des wachen, nach außen gerichteten Bewusstseins zu nutzen, denn um ebendiesen Alltag geht es ja.

Die **erste Aufgabe** gilt den alltäglichen Problemen und Erledigungen, die der Alltag von jedem einfordert. Ihre Erledigung schafft die Sicherheit und den Rahmen für ein überschaubares und geordnetes Leben. Und ihre Bedeutung ist deshalb nicht zu unterschätzen, auch wenn wenig äußerlicher Glanz von ihr ausgeht.

Schauen Sie einmal, welche Tätigkeiten, Aufgaben, Gedanken und Aufmerksamkeiten Sie in Ihrem Alltag abzuarbeiten haben, damit diese Sicherheit gewährleistet ist. Bei der Versorgung einer Familie kommen da immens viele Pflichten zusammen.

Betrachten Sie die Struktur der Abläufe einmal mit der Lupe. Vielleicht werden Sie feststellen, dass sich manches in der Planung, in der Koordination, in der Reihenfolge oder in der Gewichtung verbessern lässt, um eine möglichst reibungslose und effektive Arbeit zu ermöglichen. Das ermöglicht Klarheit, und es schafft auch Raum für andere Dinge, die in ihrer Bedeutung nachrangig anzusiedeln sind. Der Alltag steht im Mittelpunkt, und das ist wichtig! Nehmen Sie sich ruhig eine Woche Zeit, hier einen Überblick zu bekommen, denn oft ist ja ein Tag nicht wie der andere.

Wahrscheinlich werden Sie feststellen können, dass ein erheblicher Anteil des Tages in Anspruch genommen wird, um allen Aufgaben in diesem Zusammenhang gerecht zu werden. Und dem sollte man auch entsprechende Bedeutung beimessen. Sie werden diese Bedeutung sehr sicher erfassen, wenn Sie sich dem zweiten Teil dieser ersten Aufgabe zuwenden:

Stellen Sie sich einmal vor, welche Konsequenzen es wohl hätte, wenn Sie einzelne oder alle Aufgaben im Alltäglichen nicht erledigen würden. Auch hier nehmen Sie sich mindestens eine Woche Zeit, um diese Vorstellung umzusetzen. Noch eindrucksvoller wäre es ohne Zweifel, wenn Sie solche Auswirkungen durch die praktische Umsetzung dieser Vorstellung tatsächlich einmal erfahren würden. Und wann immer Ihnen Zweifel an der Bedeutung des Alltagslebens kommen sollten, wiederholen Sie diese Übungen einfach.

Die **zweite Aufgabe** besteht im Aufräumen: Entrümpeln Sie einmal Ihre Pflichten.

Durchforsten Sie zu diesem Zweck über Tage oder Wochen oder immer wieder bei Bedarf Ihre Aufgaben und Pflichten auf Überflüssiges hin. Überflüssig ist alles, was Sie nicht um der Sache willen zu erledigen haben, sondern was Sie allein oder hauptsächlich wegen der davon erhofften Außenwirkung oder einer erwarteten Anerkennung im Umfeld auf sich geladen haben. Dabei kann es sich um Tätigkeiten in der Öffentlichkeit handeln wie den Vorsitz im Elternbeirat oder im Organisationskomitee des Feuerwehrfestes, um die Ausrichtung eines Straßenfestes oder einer großen Party im eigenen Hause. Die Ereignisse selbst sind ohne Bedeutung. Wichtig ist allein, welcher Hintergrund oder welche Motivation zugrunde gelegen haben, als Sie sich diese Arbeit aussuchten.

Und natürlich können das auch Kleinigkeiten sein im Umgang mit den Nachbarn oder Kollegen, in der Familie oder im Sportverein. Es ist eine Fleißarbeit, hier Klarheit und Übersicht zu schaffen. Aber, das sei noch einmal wiederholt, Zeit ist genug.

Wann immer Sie im Alltag das Gefühl von „Chaos, Unordnung und Unübersichtlichkeit" wahrnehmen sollten, wiederholen Sie diese beiden Aufgaben in aller Ruhe und Gelassenheit immer wieder. Das gilt in der gleichen Weise, wenn Sie sich einmal wieder als „Fußmatte der Gesellschaft" empfinden sollten, der man nur die niederen Arbeiten im Alltag zuordnen kann. Als Hintergrundprogramm sollten beide Aufgaben ständig ablaufen, falls der Magen oder der Darm Ihnen dauerhaft Probleme bereitet, oder falls Sie sich dem Profil der entsprechenden Spannungsfelder zurechnen.

Die **dritte Aufgabe** ist eine Daueraufgabe: Machen Sie sich auf die Suche nach eigenen Werten und Inhalten, die Ihnen Orientierung im Alltagsgeschehen ermöglichen. Das ist ohne Frage nicht immer leicht und auch nicht immer durchzusetzen. Aber im Grundsatz bieten sich viele Möglichkeiten dafür an.

In der Konsequenz verlieren mit der Zeit die Ansprüche von außen an Bedeutung, und ein weiteres Spannungsfeld büßt seine Dynamik ein: Die Arbeit an der Fassade und der Außenwirkung weicht der eigenen Akzeptanz und Wertschätzung, und Gelassenheit und Ruhe kehren in den Alltag ein. Ihr Magen und Ihr Darm werden es Ihnen mit Sicherheit danken.

Die **Basisarbeit** für diese Spannungsfeldbereiche liegt im Sortieren der alltäglichen Aufgaben und ihrer Wertschätzung. Denn was auf den ersten Blick profan und banal erscheinen mag, entpuppt sich bei näherer Betrachtung als wichtigste Grundlage für das Leben in der Familie, in der Sozialgemeinschaft oder in der Firma überhaupt. Ohne einen festen Rahmen ist kein Leben in Geborgenheit und Sicherheit möglich. Sehr klar wird das dann, wenn man einmal darauf verzichten muss oder diese Aufgaben nicht zu leisten in der Lage ist. Oft wird ja die Bedeutung einer Sache erst wirklich deutlich, wenn etwas nicht mehr „rund läuft".

Wer die einmal verstanden hat, wird sich auch nicht mehr in die eher abstrakte philosophische oder esoterische Elfenbeintürme flüchten müssen, weil dort vermeintlich „mehr" Anerkennung zu finden ist. Das Leben selbst mit all seinen Facetten und Aufgaben ist wahrlich umfangreich und spannend und wertvoll genug.

Und wer so den Wert der eigenen Arbeit für dieses absolut lebensnotwendige Grundbedürfnis zu erkennen gelernt hat, wird nicht mehr auf die Suche nach äußerem Blendwerk gehen, um Menschen in der Umgebung zu beeindrucken oder um deren Aufmerksamkeit zu buhlen.

Es lebt sich so viel entspannter und leichter, wenn man sich endlich und ausschließlich auf die eigenen Wünsche, Bedürfnisse und Ansprüche konzentrieren kann, den Alltag geordnet und übersichtlich „im Griff" hat und seine Freizeit wieder jenen Dingen widmen kann, die Frohsinn, Heiterkeit und Lebensfreude spüren lassen.

Und auch hier gilt ohne jeden Zweifel: Ohne Anstrengung und Arbeit funktioniert auch eine solche Lebensweise sicher nicht. Aber fraglos ist das Leben behaglicher, unbeschwerter und trotz aller Arbeit entspannter als mit einem Magengeschwür, einer Darmentzündung, einer Verdauungsstörung oder einem Magenkrebs.

Die Haut

Die Haut ist ein ganz wunderbares Organsystem, dem kein noch so teures oder komplexes künstliches Gebilde auch nur annähernd gewachsen wäre.

Sie umhüllt jeden Millimeter unseres Körpers und schützt ihn dabei auf eine unvergleichliche Weise, perfekt angepasst an die jeweiligen Körperregionen und deren Funktionen. So ist die Haut über den Gelenken ziemlich elastisch und dehnbar, im Bereich der Fußsohle werden dichte Hornlagen gebildet, um das Gewicht aufzufangen, das auf den Füßen lastet, und um für weiteren Schutz beim Gehen vor spitzen Gegenständen oder Steinen zu sorgen, auch wenn man heute meistens eher selten barfuß geht.

An manchen Stellen des Körpers ist sie besonders derb – dort, wo sie als Schutz einzelne Organe oder Knochen umhüllt. Neben der äußeren Hülle gibt es auch eine innere Haut, die alle Körperhöhlen auskleidet, etwa den Brustraum oder den Bauchraum, und mit diesen alle darin befindlichen Organe wie Lungen, Herz, Leber, Nieren oder den Magen. Diese Haut besteht aus einem nur wenig dehnbaren, aber dafür ungemein reißfesten und stabilen Gewebe.

Daneben kleidet Haut auch die Körperöffnungen aus – als Schleimhaut, die an der Oberfläche feucht, weich und dehnbar ist. Schleimhaut findet man in den Nasenhöhlen, im Mund und in der Speiseröhre, im Darm und in den Bronchien. Über manchen Organen ist sie so dünn, dass sie durchsichtig ist wie beim Auge, das zum Teil eine Bindehaut umhüllt.

Kaum ein Organsystem ist in so hoher Weise spezialisiert wie die Haut. Die augenfälligste Funktion besteht im Schutz vor mechanischen Einflüssen wie Stoß oder Schlag, vor dem Eindringen von Flüssigkeiten, Schadstoffen, Strahlen, Krankheitskeimen, vor dem Austrocknen, vor Kälte und vor Hitze.

Die Schleimhäute sind immer feucht und gewährleisten damit zum Beispiel, dass Nahrungsstoffe gleitfähig werden und den Magen-Darm-Trakt passieren können. In den Lungen wird die Luft durch die Schleimheut angefeuchtet, so dass der Gasaustausch leichter erfolgen kann. In beiden Bereichen werden die Nahrung oder die Luft zusätzlich erwärmt oder mitunter auch abgekühlt.

Manche Gebiete der Schleimhaut sind zusätzlich mit feinen Flimmerhärchen versehen, die ständig in einer bestimmten Richtung wellenförmige Bewegungen vollziehen und damit Schmutzpartikel oder kleine Fremdkörper aus dem Organismus transportieren können. So entsteht der berüchtigte „Raucherhusten" am Morgen: Tagsüber werden die Härchen durch das Nikotin gelähmt, Staub und kleine Partikel sammeln sich in der Lunge an. Nachts erholen sie sich für kurze Zeit und nehmen ihre Tätigkeit wieder auf – bis zur nächsten Zigarette – und befördern die Schadstoffe bis zum Kehlkopf. Dort wird dann ein Hustenreiz ausgelöst: Raucherhusten.

An manchen Stellen besteht die Schleimhaut auch aus unterschiedlich großen Zellen, wenn die Größe der Organe variabel ist. Das ist zum Beispiel bei der Blase der Fall, die unterschiedlich mit Urin gefüllt sein kann. Die Schleimhaut passt sich dem an und übersteht dadurch die unterschiedlichen Füllmengen ohne Schaden.

Die Schleimhaut besitzt zum Teil auch Eigenschaften, die eine Resorption von Stoffen ermöglichen. Im Dünndarm können so die Nährstoffe so in die Blutgefäße aufgenommen und dann in die Körperzellen transportiert werden.

Eine oft unterschätzte aber sehr wichtige Aufgabe der Haut besteht darin, die Körpertemperatur zu regulieren. Das geschieht zum einen durch die beschriebene Schutzfunktion wie „Isolierung", zum anderen aber auch durch die Schweißdrüsen und eine wechselnde Durchblutung. Steigt die Körpertemperatur durch Aktivitäten oder bei Fieber an, dann schwitzt der Mensch: Die Haut scheidet über die Schweißdrüsen Wasser aus, das dann über die Körperwärme verdunstet. Auf diesem Weg wird die Temperatur durch den Wärmeentzug gesenkt. Bei zu kühler Temperatur fröstelt die Haut, verringert die Durchblutung und ist auch in der Lage, durch leichtes Zittern der feinen Hautmuskeln Wärme zu produzieren. Neben den Schweißdrüsen enthält die Haut auch Talgdrüsen, die dafür sorgen, dass sie geschmeidig und elastisch bleibt.

Die Härchen und Haare auf der Haut hatten in frühen Zeiten eine fellähnliche Schutzfunktion für ihren Träger. Das ist in unseren Tagen nicht mehr erforderlich, weil angemessene Kleidung zur Verfügung steht, und weil nur wenige Menschen ausschließlich nackt herumlaufen. Die feinen Härchen stehen in Verbindung mit feinen Nervenzellen, die Bewegung „melden", beispielsweise wenn der Wind über die Hau streicht.

Überhaupt enthält die Haut eine Vielzahl der unterschiedlichsten Nervenzellen. So finden sich Temperaturfühler, Zellen, die auf Druck reagieren, Schmerzrezeptoren oder Vibrationsempfänger in unterschiedlicher Dichte in der Haut. In besonders empfindlichen Hautarealen liegen auch besonders viele Sinneszellen, die dieses Gewebe durch ihre Informationen schützen. So zieht man die Finger schnell von einer Herdplatte zurück, wenn Hitze und Schmerz gemeldet werden, und setzt das Gesicht nicht zu lange der heißen Sonne aus. In derberen und weniger sensiblen Arealen sind nur relativ wenige Nervenzellen zu finden.

Besonders empfindsame Körperteile, die sehr präzise reagieren, sind zum Beispiel die Lippen oder die Fingerkuppen, weniger hautsensible Gebiete stellen das Gesäß und die Oberschenkelaußenseiten dar.

Man kann ohne Übertreibung feststellen: Die Haut ist ein wahres Wunderwerk der „Körpertechnik". Und weil diese wertvolle und sehr differenzierte Hülle des menschlichen Körpers so exponiert an erster Stelle zwischen ihrem Träger und der Umwelt steht, sind die Gefahren für dieses Organ recht hoch.

Kleinere Verletzungen zieht man sich ständig zu: Kinder schürfen sich die Knie auf, Erwachsene schneiden sich beim Dosenöffnen in den Finger, oder man quetscht sich die Hand in der Autotür. Dann blutet die Haut; da aber die Sauerstoffversorgung gut ist und besondere „Reparaturzellen" vorhanden sind, schließt sich die Verletzung nach wenigen Minuten, und die Hautränder wachsen in wenigen Tagen wieder zusammen.

Anfangs vielleicht unsichtbar und mitunter erst nach Jahren auffällig sind *Strahlenschäden* für die menschliche Schutzhülle. Das gilt besonders für radioaktive Strahlen, aber auch für die ultravioletten Einflüsse der Sonne, besonders seitdem die schützende Ozonschicht im All so dramatisch geschrumpft ist. Akut reagiert die Haut dann mit Verbrennungserscheinungen wie Rötung, Juckreiz und Schmerz. Aber sie verfügt auch über ein sehr langes Gedächtnis, so dass manchmal erst nach einer Zeitspanne von 20 oder mehr Jahren zunehmend verschiedene Hautkrebsformen auftreten.

Die häufigste Form ist das *Basaliom.* Es sieht meistens harmlos aus wie eine übermäßige Verhornung oder eine begrenzte Schuppung. Und es streut auch keine Tochtergeschwülste (Metastasen) in anderen Körperregionen. Dieser Krebs wächst sehr tief in die Umgebung hinein und ist großflächig und nur schwer zu entfernen. Besonders im Gesicht, das ja beständig den UV-Strahlen ausgeliefert ist, führt das zu großen Schäden. Mitunter wächst der Krebs bis tief in die Knochen hinein. Solche großen Herde sind dann nur durch Hautransplantationen abzudecken. Und deshalb kann man den eigentlich „gutartigen" Hautkrebs nicht wirklich so bezeichnen.

Eine weitere bösartige, Absiedlungen setzende und oft schnell wachsende Krebsform der Haut ist das *Melanom,* wegen der dunklen Färbung auch „schwarzer Hautkrebs" genannt. Auch bei dieser Krebsform spielt die Einwirkung von ultravioletten Strahlen eine bestimmende Rolle.

Oft wird dieser Krebs verkannt, weil die meisten „Leberflecken" gutartiger Natur sind und man deshalb zunächst gar keine große Veränderung bemerkt, bis das Wachstum zunimmt oder ein Spezialist sie bemerkt. Gar nicht selten ist es dann für eine Behandlung schon zu spät.

Daneben gibt es zahlreiche gutartige Neubildungen der Haut, wie Hautanhanggebilde, die kleinen Säckchen ähnlich sind und die man *Fibrome* nennt.

Es können auch Hornhautgebilde sein wie *Warzen,* denen eine Virusinfektion zugrunde liegt, oder *Epitheliome,* die Fibromen sehr ähnlich sehen können. All diese Neubildungen der Haut sind harmlos, und man entfernt sie meistens nur aus Gründen der Ästhetik oder weil sie störend wirken können.

Leberflecken oder *Pigmentnaevi* nennt man die gutartigen „Brüder" des Melanoms. Es handelt sich dabei um dunkel gefärbte Zellen mit oder ohne Verhornung, die von den farbgebenden Hautzellen gebildet werden, die auch für die Bräunung verantwortlich sind, den Melanozyten.

Nur der Fachmann kann unterscheiden, ob es sich nun um einen gutartigen Pigmentnaevus oder um ein bösartiges Melanom handelt. Deshalb sollte man im Zweifelsfall nicht experimentieren oder Spannungsfeldhintergründe suchen, sondern einen Hautarzt konsultieren und den Fleck chirurgisch entfernen lassen.

Im Unterhautgewebe finden sich nicht selten auch kleine bis mittelgroße derbe, verschiebliche und gut von der Umgebung abgegrenzte Knoten, die sich beim Betasten prall-elastisch anfühlen. Das sind meistens *Lipome,* gutartige Geschwülste, die aus Fettzellen entstanden sind. Auch diese Abart ist ohne Gefahr für Leib und Leben des Menschen. Allerdings kann ihre Lage dazu führen, dass Nerven oder Sehnen durch Druck oder Reibung gereizt oder behindert werden. Dann ist es ratsam, auch diese Gebilde operativ zu entfernen. Aus anderen Gründen ist das nicht erforderlich.

Neben diesen Neubildungen der Haut und ihren Entartungen sind zahlreiche andere Hauterkrankungen im Alltag zunehmend zu finden.

Allergische Entzündungen der Haut treten seit Jahren immer häufiger in Erscheinung. Dabei kann die Haut auf jeden Stoff allergisch reagieren: Duftstoffe, Konservierungsmittel, UV-Strahlung, Öle, Cremes. Das Ausmaß der Hautreaktion ist jeweils sehr unterschiedlich und reicht von leichter Rötung über deutliche Schwellungen, nässende Areale und Juckreiz bis zu zentimetergroßen Blasen, die sich in Sekundenschnelle bilden können.

Man kommt diesen Veränderungen meistens rasch auf die Spur, wenn man sie den gleichen Bedingungen zuordnen kann. Ein Hauttest schafft zusätzliche Klarheit. Solche Hauterkrankungen sind sehr gut auch noch Jahre nach ihrem Ausbruch zu heilen, wenn man die Spannungsfelder dahinter verändert.

Unverträglichkeiten bestimmter Stoffe bewirken ein äußerlich ähnliches Bild, nur die „inneren Abläufe" unterscheiden sich. Unter dem Krankheitsbild der *MCS* (multiple chemische Sensitivität) versammeln sich eine Vielzahl von Unverträglichkeiten. Wenn man die entsprechenden Substanzen meidet, bleibt die Reaktion auch aus. Setzt man sich ihnen immer wieder und weiter aus und verändert nichts am Spannungsfeld, wird eine Verschlechterung die Folge sein.

Eine der bekanntesten und quälendsten entzündlichen Erkrankungen der Haut ist die *Neurodermitis*. Die organischen Hintergründe dafür sind weitgehend unbekannt, Allergien werden vermutet, dann wieder sollen die Gene eine Rolle spielen, die Ernährung wird verantwortlich gemacht, und immer wieder gibt es neue Therapieansätze von Fischölkapseln über Entzug von Kohlenhydraten durch eine strenge Diät bis zur Therapie mit Cortison. Aber alle Hoffnungen verliefen bislang im Sande. Von jedem neuen Ansatz verspricht man sich zunächst bahnbrechende Erfolge, um dann nach einigen Wochen der Besserungeinen Rückfall zu erleiden.

Die Erkrankung beginnt oft mit geröteten und umschriebenen Gebieten im Bereich der Kniekehlen oder anderer Gelenke und breitet sich dann unterschiedlich über den Körper aus. Oft wachsen die Entzündungen zu großflächigen, nässenden und blutenden Arealen, die von heftigem und kaum zu ertragenden Juckreiz begleitet werden. Nachts rauben diese Beschwerden den Schlaf, und tagsüber mag man sich wegen der unansehnlichen Hautschäden kaum in der Öffentlichkeit zeigen.

Diese Erkrankung ist besonders gut zu lindern oder zu heilen, wenn man die Spannungsfelder dahinter verändert und entschärft. Die dauerhafte Heilungsquote bei konsequenter Umsetzung von entsprechenden Veränderungen liegt bei über 75 Prozent.

Eine Erkrankung, die ein ähnliches Bild bietet und auch einen verwandten Verlauf nehmen kann, ist die *Psoriasis*, auch *Schuppenflechte* genannt. Typisch für diese krankhafte Veränderung ist die silbrige Schuppenbildung. Auch behaarte Kopfhaut wird häufig befallen, der Juckreiz ist meistens weniger ausgeprägt, aber das Bild wirkt aggressiver durch borkige und schuppige Veränderungen. Therapeutisch ist auf medizinischer Ebene ähnlich wenig anzubieten. Der Hintergrund für diese Erkrankung ist schwerer zu verändern, stellt sich aber ähnlich dem der Neurodermitis dar.

Besonders in den Pubertätsjahren tritt die *Akne vulgaris* auf, eine picklige Hauterkrankung, die Jugendliche schier in die Verzweifelung treiben kann. Denn gerade in einer Lebensphase, in der Äußerlichkeit an der obersten Stelle der Beurteilungsskala zu finden ist, trifft einen es besonders hart, wenn das Gesicht, der Rücken oder das Dekolletee von diesen eitrigen, erhabenen, geröteten und nässenden Pusteln, Papeln und Pickeln in übersät ist. Die organischen Zusammenhänge sind relativ gut bekannt: Die Hormonumstellung spielt neben der Ernährung eine Rolle, auch der Hauttyp ist von Bedeutung für die Entwicklung und den Verlauf. Aber obwohl das so ist, sind bei weitem nicht alle Jugendlichen davon betroffen, und die Verlaufsformen reichen trotz ausgewogener Ernährung, viel Sport und guter Pflege dennoch über die breite Palette von milde bis ausufernd. Es gibt also neben diesen Zusammenhängen noch eine medizinisch nicht berücksichtigte Seele der Krankheit.

Hauterkrankungen sind für die betroffenen Menschen sehr unangenehm, denn oft entstellen sie den Patienten oder sind für die Mitmenschen sichtbar.

Man trägt dadurch gleichsam seine Erkrankung in die Öffentlichkeit. Ein verändertes Hautbild kann gerade auf unwissende Menschen abschreckend wirken, oder sie fürchten sich vor einer Ansteckung, obwohl diese Gefahr nur in Ausnahmefällen besteht. Wenn gerade dann der Wunsch nach Nähe und Zuwendung besteht, ergibt sich ein handfestes zusätzliches Spannungsfeld.

Bei Hauterkrankungen stellen sich die **Spannungsfeldhintergründe** beispielhaft wie in der Folge dar.

Verena lebte als Studentin noch bei ihren Eltern im Norden. Sie wäre gerne zum Studium in den Süden gezogen, weil die Lebensart dort sie schon immer faszinierte hatte: Die Leichtigkeit des Seins mochte dort wohl ihren Ursprung gehabt haben. Die Eltern hatten dann behutsam, aber auch sehr eindringlich zu bedenken gegeben: „Uns ist es ja egal, Kind, Hauptsache, du wirst dort glücklich. Mutter und ich wären natürlich auch froh, wenn jedenfalls ein Kind noch in der Nähe wäre, aber das musst du natürlich ganz allein entscheiden. Wir sind ja auch schon alt und werden ohnehin nicht mehr lange leben. Nimm also keine besondere Rücksicht auf uns." Und damit hatten Sie dann doch erreicht, dass Verena statt München Kiel als Universitätsstadt wählte.

Auch die Wahl des Studienfaches war auf eine ähnliche Art entschieden worden. Denn Kunst und Geschichte standen Verenas Herzen sehr nahe, die Eltern hatten sie dann aber überzeugt, dass es wesentlich „vernünftiger" wäre, Deutsch und Mathematik für das Lehramt an Grund- und Hauptschulen zum Ausbildungsziel zu machen. Das hatte Sicherheit und Zukunft.

Sicherheit und Zukunft waren den Eltern schon immer besonders wichtig gewesen. Und Verena hatte dem wenig entgegenzusetzen, zumal die Eltern es wirklich „nur gut" mit ihr meinten und ihr schließlich alle Freiheiten ließen, sich selbst zu entscheiden.

In ihrer Beziehung war Verena ziemlich glücklich, denn ihr Freund kümmerte sich rührend um sie. Er nahm auch keinen Anstoß daran, dass seine Partnerin seit der frühen Pubertät an dieser nässenden Neurodermitis litt, die große Teile ihres Körpers befallen hatte. Die Zärtlichkeit, nach der die junge Frau sich sehnte, kam dennoch nicht zu kurz.

Im Gegenzug sah sich Verena in der Verantwortung dafür, dass es ihrem Partner wohl erging. Wenn in einem Lokal das Essen nicht schmeckte, war sie es, die sich dafür entschuldigte. Und setzte bei einem gemeinsamen Ausflug der Regen unvermutet ein, schlich sehr schnell ihr „schlechtes Gewissen" über diesen Umstand durch die innere Hintertür herein.

Wirklich wohl fühlte sich Verena nur sehr selten in ihrer Haut, und des Nachts stellte sich stundenlang quälender Juckreiz ein.

Frau Warftmann war als Kind schon immer etwas ganz Besonderes gewesen. Die Mutter hatte sie stets mit einem rosa Kleidchen und einer Schleife im Haar fein herausgeputzt.

Und wenn die anderen Kinder spielten, dann war die kleine Petra mehr darauf bedacht, den Schmutz vom Körper, von den

Händen und vom Kleid fernzuhalten. „Schmutz und Sand, das ist mehr etwas für die Arbeiterkinder", sagte ihr die Mutter immer „dein Vater aber ist Beamter, Kind."

In der Schule waren die Leistungen des Mädchens eher durchschnittlich oder im unteren Bereich. Bei den Klassenkameraden war sie auch nicht besonders beliebt, man fand sie „zickig" oder sagte über sie: „Die ist wohl etwas Besseres." Petra war deshalb oft allein und fand schließlich auch, dass die anderen Kinder ihrer Gesellschaft nicht wirklich würdig wären.

Ungern nahm das Mädchen am Sportunterricht teil, weil sie in der kurzen Bekleidung während des Unterrichts die roten Stellen auf Armen und Beinen nicht verbergen konnte; die anderen Kinder fanden das „richtig eklig". Petra kapselte sich noch mehr von ihnen ab.

Und so hat sich das auch später fortgesetzt. Die Kleidung von Frau Warftmann empfanden andere Menschen oft als zu bunt und extravagant. Frau Warftmann hatte Bürokauffrau gelernt und einen Beamten aus der mittleren Laufbahn geheiratet. Beide führten zusammen ein unauffälliges Leben.

In der Nachbarschaft galten sie allerdings als empfindlich, wenn es um Lärm oder Kontakte ging. Frau Warftmann sah weder sich noch die Stellung ihres Mannes bei solchen nachbarschaftlichen Begegnungen ausreichend gewürdigt. Und die ohnehin raren Geselligkeiten verließen beide mit Regelmäßigkeit früh als Erste.

Nach einiger Zeit bildeten sich verschiedene Allergien neben der entzündlichen Hauterkrankung aus. Besondere Kost musste zubereitet werden, besondere Kleidung musste gekauft werden, nur besondere Waschmittel konnten im Haushalt Verwendung finden, und auch die Hautpflegemittel mussten von besonderer Herstellung und Qualität sein, damit Frau Warftmann sie ohne eine allergische Reaktion für sich verwenden konnte.

Frau Warftmann nutzte jede Möglichkeit, um den Menschen in ihrem Umfeld ausführlich von diesem anstrengenden und mit so viel Aufwand verbundenen Alltagsgeschehen zu berichten. Dafür erntete sie in der ersten Zeit viel Verständnis und Erstaunen über ihre Leidensfähigkeit und auch Anerkennung, wie sie trotzdem ihren Arbeitsalltag meisterte. Nach einigen Wochen ließ das Interesse im Umfeld dann aber nach.

Grundsätzlich steht die Haut aus seelischer Perspektive für körperliche Unversehrtheit, für das Gefühl innerer Ganzheit und für die Einheit von Körper und Seele. Im Rahmen von Spannungsfeldern und Veränderungen gibt es wohl kein Organ, das so direkt und oft verblüffend zeitnah Störungen aus diesen Bereichen spiegelt.

So kann bei einer seit vielen Jahren bestehenden Neurodermitis nach Beginn der Arbeit an den Spannungsfeldern und Zusammenhängen bereits am folgenden Morgen die Haut nahezu unbeschädigt und heil sein, obwohl am Tag vorher großflächige und nässende Entzündungen zu sehen und zu spüren gewesen sind. Das scheint fast an Zauberei zu grenzen. Ebenso schnell sind diese Areale dann aber meistens wieder von der Krankheit betroffen, weil noch nichts verändert worden ist. Allein der „Blick über den Zaun“ kann aber so eindrucksvolle Veränderungen erzielen, dass die Motivation gestärkt wird, bis ein langfristiger und endgültiger Abbau von Spannungsfeldern das Ende der Neurodermitis einläutet.

Störungen in diesem Organbereich stehen immer im Zusammenhang mit einer gewissen Ziellosigkeit oder Unsicherheit, eine Einheit von Körper und Seele im Alltag umzusetzen oder herzustellen. Die Übernahme von Eigenverantwortung spielt eine große Rolle in dem Bemühen, sein Leben selbst und in dem genannten Sinne harmonisch zu gestalten.

Man findet Hauterkrankungen häufig auch bei Menschen, die etwas Besonderes darstellen wollen, weil vermeintlich nur auf diese Art der Selbstwert herzustellen wäre. Dieser Anspruch wird durch besondere Kleidung oder eine ungewöhnliche und auffällige Mimik unterstrichen.

Die Hauterkrankung dokumentiert nach außen die Abgrenzung von der Masse, vom Durchschnitt, von der Mittelmäßigkeit, um darüber Zuwendung und Anerkennung zu erlangen. Aber genau das kehrt sich bei diesen Erkrankungen häufig ins Gegenteil um: Hauterkrankungen ermuntern nur selten zur Annäherung. Ein Teufelskreis wird wieder in Gang gesetzt. Denn die Flucht und das Bemühen um etwas Besonderes, das Anerkennung „verdient", wird so noch verstärkt, erneut mit den gegenteiligen Folgen.

Symptome wie Juckreiz – „Nun entscheide dich endlich, etwas zu verändern", sagt die Seele – oder *Schmerzen* – „Es besteht eine Diskrepanz zwischen Kopf und Bauch, zwischen Körper und Seele, du musst dringend etwas ändern!" – verstärken den Konflikt und erhöhen den Druck. Leider nehmen solche Symptome aber auch so viel Aufmerksamkeit und Energie in Anspruch, dass die Aufmerksamkeit und Auseinandersetzung mit den Spannungsfeldern im Hintergrund immer geringer wird und nur mit immer größerer Mühe erfolgen kann.

Die Qualen der Seele werden also eindrucksvoll und direkt im Spiegel der Hauterkrankung abgebildet. Jede Hauterkrankung besitzt zusätzlich „spezielle" Hintergrundspannungsfelder, auch wenn sie sich grundsätzlich in dem beschriebenen Rahmen bewegen.

Allergien verweisen immer auf den Anspruch, etwas Besonderes zu sein. Man reagiert auch auf eigentlich alltägliche Dinge wie Nahrungsmittel, Blütenpollen, Düfte oder Hautcremes in ganz besonderer Weise: mit eben einer Allergie. Daraus erwächst für alle sichtbar der Hinweis, dass die betroffenen Menschen besonders viel Zeit und viel Sorgfalt in die alltäglichen Bereiche investieren müssen. Das macht einen erheblichen Unterschied und erhöht die eigene Bedeutung im Vergleich zu den Menschen, die sich darum nicht kümmern müssen. Man ist mit einer Allergie ganz offensichtlich einfach sensibler, indem man auf Reize reagiert, die Nicht-Allergiker nicht einmal wahrnehmen.

Neurodermitis hat im Fokus der seelischen Botschaft immer den Hinweis auf die Eigenverantwortung und die Angst, diese für das eigene Leben auch zu übernehmen. Das kann sich in unterschiedlicher und vielfältiger Weise äußern. So ist es möglich zum Beispiel in der Weise, dass jede Entscheidung im Alltag erst nach Rückversicherung mit Angehörigen abgeklärt wird, bevor man sie treffen kann.

Mitunter orientiert man sein Leben auch an einem sehr rigiden Stundenplan ohne Raum für Flexibilität, weil man bei einer Abweichung Unsicherheit und Angst verraten würde und sich spontanen Anforderungen nicht gewachsen glaubt. Menschen mit Neurodermitis trauen sich oft nicht, die Möglichkeiten und Grenzen ihrer Eigenverantwortung zu erforschen und zu nutzen.

Psoriasis (Schuppenflechte) basiert auch auf einem solchen Untergrund. Allerdings entspricht sie zusätzlich dem Wunsch, „alles" abgeben zu wollen, um nicht immer äußere Perfektionsansprüche erfüllen zu müssen. Es fehlt meistens das Wissen um eigene Maßstäbe. Dazu gesellt sich nicht selten eine erhebliche Aggression oder ein innerer Ekel darüber, dass man sich eben genauso erlebt und sich nicht in der Lage sieht, es zu verändern.

Herpeserkrankungen der Haut nehmen beständig zu. Der Herpes mit seiner Begleitern Juckreiz und Schmerz scheint für die Betroffenen aus dem Nichts „angeflogen" zu kommen. Er ist der Hinweis auf die Angst vor Bedrohung durch Krankheiten, weil man die innere Wahrnehmung nicht nutzt und nicht nach der „inneren Stimme" lebt. Es ist ein noch milder, aber deutlicher Fingerzeig der Seele, mit dem sie grundsätzlich um Gehör bittet. In diesem Sinn ist der Herpes mit der Aufgabe betraut, wachzurütteln und zu mahnen. Wenn diese Botschaft „falsch" verstanden wird und Angst statt Wahrnehmung der inneren Stimme zur Folge hat, kann sich eine „wirkliche" Krankheit wie die Gürtelrose daraus entwickeln oder auch eine Organinfektion bis hin zur Blindheit, wenn der Sehnerv auch betroffen ist.

Akne vulgaris tritt überwiegend in der Pubertät auf. Sie drückt äußerlich einen Weder-Noch-Zustand aus. Damit ist eine gewisse Richtungslosigkeit gemeint. Denn die alten Maßstäbe der Eltern und der Kindheit haben ihre Gültigkeit verloren, oder man stellt sie in Frage. Aber neue Werte und Richtlinien sind noch nicht ersichtlich.

Unsicherheit und Standortbestimmungen beherrschen das Denken und Fühlen im Alltag. Man empfindet das auf nahezu allen Ebenen. Die Abhängigkeit vom elterlichen Umfeld wird als unangemessen empfunden, aber die Umstellung auf eigene Verantwortung, eigene Werte und eigene Maßstäbe ist noch nicht erfolgt; und auch Ziele und Wünsche sind noch nebulös und weitgehend undefiniert.

Melanomerkrankungen sind die Konsequenz eines über viele Jahre in Anspruch genommenen Maßstabes, der Äußerlichketten über alles setzt. Natürlich ist die Sonneneinstrahlung an der Entstehung dieser bösartigen Erkrankung beteiligt. Aber nur vor dem Hintergrund dieses Missverständnisses, dass allein Äußerlichkeiten im Leben zählen, scheint eine so intensive Sonnenbestrahlung überhaupt erst erstrebenswert. Denn gebräunte Haut gilt als Hinweis auf Gesundheit, finanzielle Ressourcen und Aktivität, wie uns die Werbung täglich verkündet.

Aus einer solchen Weltsicht leiten sich dann Verhaltensweisen ab, die insgesamt nur eines zur Konsequenz haben: Man scheitert damit. Denn irgendwann wird klar, dass ein an Äußerlichkeiten orientiertes Leben ohne Tiefe ist und nichts an Inhalt oder Sinn zu setzen hat.

Der Sturz ist dann sehr tief, zumal sich die angestrebten äußeren Werte mit den Jahren selbst zersetzen. Denn Menschen altern, und damit verändert sich auch die äußere Erscheinung. Man kann zwangsläufig den eigenen Maßstäben nicht mehr gerecht werden.

Warzen, kleine Epitheliome oder Hautanhangsgebilde sind in ihrer Aussage milder und werden auch eher als kosmetische „Kleinigkeiten" betrachtet. Man kann ihnen chirurgisch wirkungsvoll „zu Leibe rücken“. Das Hintergrundspannungsfeld bei ihnen ist immer der Wunsch nach mehr Zärtlichkeit und Berührung.

Oft haben diese Veränderungen der Haut einen gegenteiligen Effekt, weil die Lust auf Berührungen oder Zärtlichkeit eher gemindert wird.

Gesundheitsübungen

Gesundheitsübungen können ebenfalls wirkungsvoll dazu beitragen, dass man sich wieder wohl fühlt in seiner Haut.

Die **erste Maßnahme** besteht darin, sich Klarheit über die Machtverhältnisse zu schaffen. Finden Sie einmal heraus, wie sich bei Ihnen das Verhältnis von „Kopf“ und „Bauch“, von Verstand und Gefühl im Alltag darstellt.

Für welche Aufgaben ist der Kopf zuständig, und welche übernimmt der Bauch?

Finden Sie die Gebiete gut abgegrenzt, oder gibt es Überschneidungen?

Sind die Zuständigkeiten gleichgewichtig verteilt, oder hat eine Seite Übergewicht?

Arbeiten Kopf und Bauch bei Ihnen eher miteinander, oder finden Machtspiele statt, und sie bekämpfen einander?

Sind die bestehenden Verhältnisse geeignet, die Einheit von Körper und Seele zu gewährleisten, oder herrschen Disharmonie und Missverständnis?

Es ist zu erwarten, dass die erste Maßnahme nicht besonders einfach durchzuführen ist. Denn nicht immer lässt sich klar zuordnen, welche der beiden Parteien im Alltag Regie führt oder Entscheidungen trifft. Einige von ihnen werden Sie vielleicht sofort als „kopfgesteuert, logisch, rational“ erkennen, zumal zahlreiche Menschen diese Ausrichtung für besonders erstrebenswert halten und sie in ihrer Wertigkeit oben ansiedeln. Und selbstverständlich ist es auch möglich, dass Sie längst die Bedeutung der Gefühle erkannt haben und sie deshalb auch schon lange zu nutzen wissen.

Sollten Sie bereits an einer Hauterkrankung leiden, ist die erste Maßnahme bereits der Beginn der Veränderung. Dann sollten die Ergebnisse der Alltagsanalysen als künftige Hilfe und Kontrolle wieder in einem Protokoll festgehalten werden.

Die **zweite Maßnahme** beschäftigt sich mit den Inhalten und Schwerpunkten der Alltagsgestaltung und lässt sich mit einigen Fragen verbinden.

In welchen Bereichen gleiche ich im Alltagsgeschehen meinen Mitmenschen, und wo unterscheide ich mich von ihnen?

Wo grenze ich mich bewusst von anderen Menschen ab?

Welchen Hintergrund mag es haben, wenn ich mich als Außenseiter empfinde?

Ist das in irgendeiner Weise für meinen Alltag und mein Leben hilfreich oder bekömmlich, wenn ich mich von meinen Mitmenschen abhebe?

Erhöht das „Anderssein“ meinen Wert nur für mich oder auch für die anderen?

Erwachsen mir mit der Ausgrenzung auch Nachteile oder schadet es meinen zwischenmenschlichen Beziehungen?

In welchem Maß hängt mein Selbstwertgefühl davon ab, wie andere Menschen mich beurteilen?

Was ändert sich, wenn ich meinen Wert nicht über meine Wirkung definiere, sondern stattdessen eigene Maßstäbe und Inhalte für mein Leben wähle?

Wie wichtig sind mir Äußerlichkeiten wie Kleidung, Automarke, Label oder Sozialstatus?

Gebe ich andere Anteile, Wünsche oder Bedürfnisse auf, um Äußerlichkeiten in den Mittelpunkt zu stellen?

Welche Maßstäbe benutze ich, um die Menschen in meinem Umfeld einzustufen und zu beurteilen?

Für welche Teile meines Lebens übernehme ich gerne die Verantwortung und fühle mich dabei sicher?

Gibt es auch Bereiche, bei denen ich häufig Unsicherheit spüre und deshalb den Rat und die Beurteilung durch Eltern oder Freunde einhole, bevor ich eine Entscheidung treffen kann?

Wie oft entscheide ich gegen meine eigene Meinung oder Überzeugung, weil mir die vermeintliche Kompetenz und die Einstufung durch andere Menschen den Mut und die Sicherheit nehmen?

Welche Rolle spielt Natürlichkeit in meinem Leben?

Wie viel Zeit wende ich für die alltäglichen Verrichtungen und Bedürfnisse in meinem Leben auf?

Die **dritte Maßnahme** dient der Auswertung der ersten beiden. Finden Sie einmal heraus, mit welchen Antworten und Bedingungen Sie einverstanden sind.

Verschaffen Sie sich Klarheit darüber, welche Antworten in Ihrer Mitte ein mulmiges Gefühl, Angst, Unsicherheit, Aggression oder einen anderen Hinweis zur Überprüfung auslösen, und stellen Sie daran den Änderungsbedarf fest. Natürlich spricht nichts dagegen, wenn Sie sich zu diesem Zweck die theoretischen Spannungsfeldhintergründe noch einmal durchlesen, um sie in Ihre eigene Entscheidung mit einfließen zu lassen. Es geht schließlich um Ihre Gesundheit.

Wichtig ist, zunächst einmal herauszufinden, welche „grobe Linie", welches Ziel Sie mit den Änderungen verfolgen möchten. Dieser grundsätzlichen Ausrichtung lassen sich dann die weiteren Maßnahmen zuordnen. Diese können Sie dann variabel gestalten und an der jeweiligen Situation ausrichten. Bei der Umsetzung sind Sturheit und Dogma nicht gefragt. Viel wichtiger ist für diese Bereiche, dass sie jeweils als stimmig mit der eigenen Mitte empfunden werden.

Die **vierte Maßnahme** besteht darin, nach Hindernissen und „Fußangeln", nach „Fettnäpfchen" und „Einbahnstraßen" zu suchen, die Veränderungen behindern können.

Mitunter sind es vor allem alte Missverständnisse oder fremde Maßstäbe, die in einem solchen Sinne wirksam werden. Dann wieder stehen Ängste oder Unsicherheiten auf der „Gegenseite" mit denen man sich zunächst auseinander setzen muss. Dann ist es ratsam, nicht die Konfrontation, sondern eher einen Kompromiss zu suchen. Auch Gegenströmungen haben eine Quelle in der eigenen Mitte, die es zu berücksichtigen gilt. Sonst wären sie nicht da. Alles hat seinen Ursprung, und alles hat seinen Sinn. Und deshalb gilt es, alles zu beachten und angemessen zu würdigen.

Die **fünfte Maßnahme** erfordert Aufmerksamkeit, Mut und Konsequenz, weil es um die Umsetzung in den Alltag geht. Theorie bleibt blass, wenn die Praxis nicht folgt.

Man kann diese Umsetzung zum Beispiel dadurch planen, indem man sich einmal die Abläufe und Geschehnisse seines Alltages vor dem inneren Auge vergegenwärtigt. Dann werden die Veränderungen in der Vollendung, also mit der Perspektive: „So ist es, wenn ich bereits umgesetzt habe, was ich umsetzen wollte", betrachtet. Man erkennt die Konsequenzen, spürt, wo sich Widerstände zeigen könnten, und erlebt, wie sich das Leben neu gestaltet. Und dann werden Tag für Tag Entscheidungen getroffen, die Änderungen zur Folge haben, damit die Haut wieder Schutz in perfekter Weise gewährleisten kann. Körper und Seele gehen Hand in Hand, Verstand und Gefühl ziehen an einem Strang; das gemeinsame Ziel heißt Harmonie und Übereinstimmung von Körper und Seele.

Die **sechste Maßnahme** dient der kontinuierlichen Überprüfung, ob Sie sich nach eigenem Maßstab auf dem richtigen Weg befinden mit allen Kriterien, die aus Ihrer Sicht dazugehören.

Imaginationsübungen können für die Haut außerordentlich hilfreich sein. Da dieses Organ, wie bereits erwähnt, ziemlich direkt die Botschaften der Seele auszudrücken vermag, ist es für die inneren Bilder besonders empfänglich. Menschen mit Hauterkrankungen werden dafür dankbar sein. Vergessen sollten Sie aber wieder nicht, dass nur Konsequenz und Arbeit auch dauerhafte und endgültige Veränderungen bewirken werden.

Eine ganz wunderbare Vorstellung ist es, sich die Haut wie einen Energieschutzmantel vorzustellen. Dafür machen Sie es sich wieder bequem an einem sicheren und ungestörten Platz. Sie schließen Ihre Augen und spüren, wie wohltuend es ist, dass der Körper sich sicher auf seiner Unterlage befindet. Sie spüren die Auflageflächen und wissen: Hier ist Sicherheit, und hier ist Geborgenheit. Es kann sein, dass sich dann eine leichte Schwere spüren lässt, sehr wohltuend, wie nach körperlicher Arbeit, wenn die Muskeln gut durchblutet sind und wohlig der Körper die Ruhe nun genießt. Wärme durchströmt die Adern und das Gewebe, und man fühlt sich wunderbar. Die Atmung geschieht dann ruhig und regelmäßig, tief und sicher, und man spürt die Energie, die dabei fließt.

Und dann taucht vor Ihrem inneren Auge das Bild auf, wie Energie sich mit der Haut verbindet, eins wird, grünlich leuchtend, voller Kraft, aber auch voller Ruhe. Sie spüren, wie jede Zelle der Haut von dieser Energie durchströmt wird. Sie spüren, wie ein undurchdringlicher Schutz entsteht, der Sicherheit und Einheit intensiv und ohne Zweifel wachsen lässt.

Genießen Sie dieses Gefühl so lange, wie es Ihnen möglich ist und Sie ohne Unruhe und mit Gelassenheit Ihre Zeit zum Einsatz bringen können.

Irgendwann werden Sie bemerken, dass sich die Aufmerksamkeit wieder auf andere Dinge richten möchte. Das ist der Zeitpunkt, an dem Sie sich wieder nach außen wenden, wieder tief ein- und ausatmen und schließlich wieder Ihre Augen öffnen.

Solch eine Imaginationsübung lässt sich in jeden Tagesablauf einfügen, wenn man erst einmal den Entschluss gefasst hat, sich wieder wohl zu fühlen in der eigenen Haut.

Wenn es Ihnen hilfreicher erscheint, wieder ein direktes Bild des Organs Haut zu wählen, verweise ich auf die entsprechenden Quellen.

Das Bild einer rosigen, gut durchbluteten und unversehrten Haut kann man sich in allen Einzelheiten ganz vorstellen. Man kann spüren, wie wohltuend es ist, wenn diese Haut berührt und gestreichelt wird, wenn warmer Regen auf sie tropft und abperlt, auch leiser Wind streichelt die Haut zärtlich: So nimmt man gesunde Lebendigkeit wahr.

Welche Imagination Sie auch immer bevorzugen – sie sollte genau das verkörpern, was Ihnen wichtig ist, was für Ihre Haut stimmig ist, oder was Sie erreichen möchten. Das kann sehr individuell abgestimmt werden. Je mehr Sinneswahrnehmungen Sie dabei in Ihre Vorstellungen mit einbinden, desto deutlicher und klarer wird Ihr Unbewusstes Sie verstehen, und desto wirkungsvoller wird es Ihre Imaginationen umsetzen können.

Falls Sie also aus einer trockenen, schuppigen und rauen Haut eine geschmeidige, zarte und glatte Haut wachsen lassen möchten, sind Vorstellungen wie Samt, Geschmeidigkeit oder Zartheit von Babyhaut von Nutzen.

Geht es mehr darum, dass eine Entzündung abheilen oder Juckreiz gemindert werden soll, sind Vorstellungen von Kühle, heilender Energie oder Empfindungslosigkeit, die man wie einen Handschuh überstreifen kann, wirkungsvoll und hilfreich.

Es lassen sich auch Hilfsmittel nutzen, die die Haut gleichsam umhüllen, wie diese den Körper umhüllt. So kann ein Bad in warmer Milch – allein durch die Vorstellung – sehr intensiv die Durchblutung fördern und Entzündungen lindern. Auch eine zweite Haut, etwa ein Mantel, der wie angegossen sitzt, kann alle Eigenschaften enthalten oder vermitteln, die Heilung im gewünschten Sinne bringt, versehrte Haut darunter schützt und die Zellen zu neuem und gesundem Wachstum anregt.

Und weil die Haut ja symbolhaft die Einheit von Kopf und Bauch und von Körper und Seele darstellt, sind auch Bilder aus der Erinnerung, in denen man genau dieses Gefühl der Einheit verspürte, ausgesprochen hautfreundlich wirksam, auch wenn keine direkte Verbindung zum Bild besteht. Diese Momente sind vielleicht bei Spaziergängen am Strand oder überhaupt in der Natur zu entdecken, auch gemeinsame Stunden mit einer neuen Liebe können uneingeschränkte Einheit erleben lassen.

Spezielle Aufgaben bei Hauterkrankungen und für Menschen, die sich selbst dem Spannungsfeldprofil dieses Organs zuordnen, bewirken bei ihrer Umsetzung konsequent und sicher Veränderungen.

Die **erste Aufgabe** erlegt Ihnen auf, Natürlichkeit in Ihrem Leben zu entdecken. Das hört sich auf den ersten Blick sehr abstrakt an. In der Praxis geht es darum, Verhaltensweisen und Entscheidungen daraufhin zu überprüfen, ob sie Ihren ursprünglichen, eigentlichen, spontanen, eben natürlichen Glaubensgrundsätzen oder Hintergründen entsprungen sind, oder ob erst ein Filter durchlaufen wird, der alles auf Publikumswirksamkeit überprüft.

Das beginnt bei vermeintlichen Kleinigkeiten wie dem morgendlichen Schminkritual, geht über die Auswahl der Kleidung und des Parfums weiter zur Art des Verkehrsmittels auf dem Weg zur Arbeit bis hin zu Begrüßungsritualen von Bekannten oder Kollegen und Mimik und Gestik im Gespräch mit ihnen.

Die Zuordnung in natürliche und „gekünstelte" oder auch authentische und nicht authentische Verhaltensweisen ist nicht besonders leicht. Denn nur in seltenen Fällen sind uns die Motive für das eigene Verhalten bewusst. Und Sie werden in jedem Fall Ihre innere Wahrnehmung, das Gefühl zu Hilfe nehmen müssen, um Klarheit zu schaffen. Letztendlich gilt es zu Beginn, jede Verhaltensweise zu hinterfragen und sich dabei auch nicht vor Ehrlichkeit mit sich und dem Thema zu scheuen.

Diese Natürlichkeit ist auch im Umgang mit den versorgungstechnischen Alltäglichkeiten herzustellen. Wer bereits an einer Allergie leidet, sollte überprüfen, ob der betriebene Aufwand in der Form wirklich unumgänglich ist, oder ob er sich reduzieren ließe. Muss es wirklich immer der Naturkostladen im 30 Kilometer entfernten Ort sein, lässt sich Baumwolle nicht auch mit einem normalen Waschmittel wieder säubern?

Natürlichkeit lässt sich überall wieder entdecken oder auch neu finden. Das erfordert viel Arbeit und viel Mut und auch viel Durchhaltevermögen. Und es ändert auch noch nichts, selbst wenn Sie damit beginnen, wünschenswerte Veränderungen in diesen Bereichen umzusetzen. Diese sind erst wirklich und sicher wirksam, wenn sie Ihren wirklichen Überzeugungen entsprechen.

Es bringt also wenig Gewinn, sein Leben zu verändern, weil es in diesem Buche so geschrieben steht, oder weil jemand es von Ihnen fordert und Heilsversprechungen macht. Das alles bliebe mittelfristig ohne Erfolg, wenn es nicht Ihren eigenen Wünschen, Werten und Vorstellungen entspräche. Es ist also wichtig, die eigene innere Überzeugung wachsen zu lassen und damit auch die Sicherheit, um Dinge zu verändern.

Dabei kann die **zweite Aufgabe zusätzlich** hilfreich sein.Beobachten und registrieren Sie schriftlich für zwei bis vier Wochen, wann und wodurch Ihnen Anerkennung aus der Umgebung und aus der eigenen Mitte zufließt.

Ersteres lässt sich leicht erkennen, wenn man die Reaktionen der Mitmenschen bewusst zur Kenntnis nimmt und zuordnet. Letzteres setzt voraus, dass Sie sich während des Tages stets im Kontakt mit der inneren Wahrnehmung befinden und

Gefühle angemessen deuten. Und das ist ungleich schwieriger. Beides aber ist wichtig.

Es kann sein, dass Ihnen bereits früh Tendenzen auffallen. Es kann auch sein, dass erst die Bewertung aller Aufzeichnungen zum Schluss der Beobachtungsphase Klarheit bringt. In jedem Fall ist Durchhaltevermögen wieder angezeigt, damit es ein verwertbares Ergebnis wird, mit dem Sie arbeiten können.

Denn nun kommt der wichtigste Teil dieser Aufgabe: Ordnen Sie bitte einmal die erhaltene Anerkennung einer Wertigkeit zu. Was ist wirklich für Sie von Bedeutung gewesen, was ist absolut nur oberflächlich zu werten? Welche Anerkennung erreicht wirklich und spürbar Ihre eigene innere Wertigkeit, wird von Ihrem Innersten tatsächlich als Bestätigung und eben Wert betrachtet? Für eine solche Einteilung ist Ihre innere Wahrnehmung zuständig.

Und weil Ihnen bekannt ist, dass Ihre Spannungsfelder durch eine Differenz zwischen Ist- und Sollzustand in Ihrer Lebensweise entstanden sind, sollten Sie dort Abhilfe schaffen, wo die eigenen, natürlichen, ursprünglichen Werte und Vorstellungen nicht deckungsgleich mit den Motiven Ihres Handels sind, sondern Sie stattdessen oberflächliche und äußere Anerkennung gesucht haben. Dies ist Inhalt der **dritten Aufgabe**: Sortieren Sie Ihr Anerkennungsstreben.

Es wird künftig nur noch dort Aufwand, Zeit, Engagement und Aufmerksamkeit investiert, wo Ihre Seele Zustimmung signalisiert. Äußerlichkeiten haben eine kurze Halbwertzeit. Das gilt für Schönheit, ein teures Outfit oder kurzfristiges Medieninteresse. All diese äußerlichen Werte führen in bodenlose Tiefen, wenn man ihrer verlustig geht. Und das ist zwangsläufig immer der Fall. Das gilt aber auch für Besonderheiten wie Allergien oder andere Leiden. Sind beim Ausbruch oder dem ersten Bekanntgeben einer Erkrankung Aufmerksamkeit und Mitleid aus der Umgebung nahezu gewiss, verflüchtigt sich auch das sehr schnell: Ungeduld, Langeweile oder Gleichmut kehren ein.

Wer danach strebt, sich von anderen Menschen zu unterscheiden oder sich von ihnen abzugrenzen, kann sicher viele Möglichkeiten finden, das stimmig und mit Substanz umzusetzen. Verantwortungsgefühl, Zuverlässigkeit, Ehrlichkeit, Warmherzigkeit oder Toleranz sind entsprechende Eigenschaften. Man findet sie heute nur noch selten, so dass jeder, der sich darum bemüht, im Kreise seiner Freunde und Bekannten sicher große Anerkennung erfahren wird. Diese Werte zählen, in der Jugend wie im Alter und sind von sicherem Bestand. Und Ihre Haut wird es Ihnen zuverlässig und auf beglückende Weise danken.

Alltägliche Begegnungen

Es wäre absolut unmöglich, alle Krankheitsbilder in einer solch ausführlichen Weise darzustellen, wie das in den vorherigen Kapiteln versucht worden ist. Und so hilfreich es ist, sein Risikoprofil in Bezug auf Erkrankungsmöglichkeiten abzuklären, weil grundsätzliche Spannungsfeldhintergründe dafür vorliegen, so viel besser ist es auch, die eigene Wahrnehmung in einem solchen Sinne konsequent zu nutzen.

Alle Erläuterungen und Zusammenhänge zur Seele der Krankheit können Richtungen weisen, Denkanstöße vermitteln und wirkungsvoll Veränderungen einleiten. Aber zweifellos sollen sie kein Dogma sein und die eigene Sichtweise einengen. Ganz im Gegenteil sollen Türen geöffnet werden, um die eigene Wahrnehmung in den Mittelpunkt der Lebensgestaltung zu stellen und Eigenverantwortung in hohem Maße zu fördern. Und dazu bedarf es neben den beschriebenen Werkzeugen vor allem Übung. Deshalb werden auf den folgenden Seiten einzelne Krankheitsbilder mit ihren Spannungsfeldern dargestellt.

Es liegt bei Ihnen, in welcher Weise Sie davon profitieren möchten. So wäre es möglich, beim Lesen der Symptome bereits eine Zuordnung vorzunehmen, um diese dann mit den Erläuterungen, die den Beispielen aus dem Alltag folgen, zu vergleichen. Oder Sie ziehen es vor, die Spannungsfelder der einzelnen Erkrankungen einer jeweils übergeordneten Gruppe zuzuordnen, wie dem Atmungssystem oder der Haut, und entdecken dort Gemeinsamkeiten.

Vielleicht interessiert es Sie auch nur zu sehen, wie andere Menschen ihr Leben gestalten, um Ihren eigenen Erfahrungshorizont zu erweitern und um gesund zu bleiben.

Entscheiden Sie selbst, während Sie nun mittels einiger alltäglicher Begegnungen mit der Seele der Krankheit vertraut gemacht werden.

Tinnitus

Frau Himmel entstammte, wie sie selber es beurteilte, einem sehr armen sozialen Milieu. Sie lebte als Kind in einem kleinen Ort im Norden der Republik und teilte sich das Zimmer mit den drei Geschwistern. Schon in dieser Zeit erwuchs der Wunsch, das alles einmal zu ändern und nach deutlich besseren Lebensumständen Ausschau zu halten.

Die Schule absolvierte sie als Klassenbeste, und kurz darauf lernte sie ihren ersten Mann kennen, einen sehr angesehenen Handwerksmeister im Ort, deutlich älter zwar, aber mit materiellen Gütern bestens ausgestattet.

Frau Himmel übernahm die Haushaltspflichten, arbeitete in der Firma als Buchhalterin mit, besuchte mit ihrem Mann die Feuerwehrbälle ebenso wie die Veranstaltungen der bürgerlichen Partei im Orte und genoss die Anerkennung der Menschen und die Annehmlichkeiten des materiellen Wohlstandes. Anstrengend war ein solches Leben natürlich auch, und oft hatte der Tag zu viele Stunden. Und manche Nacht musste sie ihrem Mann auch gegen ihre Bedürfnisse zu Willen sein, denn schließlich konnte sie ihm doch sehr dankbar sein.

Unmerklich schlich sich eine stete Unzufriedenheit ein, die erst offen zutage trat, als Frau Himmel bei einer Feier einen Lehrer kennen lernte: Kultur war es, die sie wohl schon lange vermisst hatte in dem handwerklichen Betrieb. Das war Frau Himmel schnell klar. Sie trennte sich von ihrem Mann und folgte dem neuen Geliebten in eine Kreisstadt. Dort war tatsächlich viel Kultur zu finden, Theater, Konzerte, Museen, politische Veranstaltungen und eine Volkshochschule. Ihr zweiter Mann erwartete von ihr soziales Engagement auf vielen Ebenen. Der Kirchenvorstand bat um Mitarbeit, die Partei suchte Unterstützung, im Vorstand des Ortskulturrings fehlte auch intensive Unterstützung: Frau Himmel war zur Stelle, denn das gebot die Stellung als Lehrersfrau ohne Frage. Oft war Frau Himmel abends müde, und Zeit für Ruhe oder wirklich eigene Bedürfnisse blieb ihr nur wenig. Auch der Kontakt zu alten Freundinnen brach ab.

Ihrem Mann wurde die Arbeit schließlich zu viel, und er bewarb sich mit Erfolg um eine Stellung bei der Lehrergewerkschaft in einer großen deutschen Stadt. Frau Himmel nahm darauf keinen Einfluss, sie organisierte nur den Umzug.

In der Großstadt fühlte sie sich fremd und unsicher. Der Sozialstatus schien dahin zu sein, denn dort gab es nicht nur viele Lehrer und auch deren Frauen, sondern es nahm sie ja auch kaum jemand zur Kenntnis. Und im Inneren spürte Frau Himmel, dass die Liebe zu ihrem Mann am Schwinden war. Sie fühlte sich entsetzlich müde. Als erste Trennungsgedanken auftauchten, machte sie eine Ausbildung zur Krankenschwesternhelferin. Einen Tag nach der bestandenen Prüfung trat ein sehr lauter, quälender Tinnitus auf, ein Geräusch im Ohr, das mit einer Kreissäge durchaus zu vergleichen war. Die Ruhe war fortan dahin, Depressionen und Erschöpfung kehrten ein. Die Ärzte wussten wenig Rat, nachdem die Palette an Therapien durch Infusionen, Tabletten und Krankengymnastik ohne jeden Erfolg ausgeschöpft worden waren.

Schließlich folgte Frau Himmel dem Rat einer Freundin und suchte Hilfe im psychotherapeutischen Bereich. Erst jetzt, durch die gemeinsame Arbeit mit dem Therapeuten, kam sie dem Tinnitus und der Seele dieser Erkrankung auf die Spur.

Lebenslang hatte Frau Himmel versucht, ihren Anspruch auf eine Verbesserung ihrer Lebensumstände in die Tat umzusetzen. Und sie hatte es auch zu Wohlstand und sozialer Anerkennung gebracht. Allerdings war ihr Aufstieg unmittelbar an die Stellung des Mannes geknüpft. Frau Himmel sah sich stets in der Pflicht, den Ansprüchen des Mannes und seiner Stellung gerecht zu werden. Und da das nicht ihre eigenen Ansprüche waren und sie sich nicht selten überforderte, tat sich ein Spannungsfeld auf zwischen Anspruch und Wirklichkeit. Dazu kam, dass sie aus Dankbarkeit dem jeweiligen Partner gegenüber Kritik oder Abgrenzung nicht üben konnte.

Mit dem Stellungs- und Wohnungswechsel in die Großstadt verlor Frau Himmel nun auch noch die soziale Anerkennung. Das setzte ihr auf der einen Seite zwar zu, auf der anderen aber war sie es eigentlich auch leid, die ungeheuren Anstrengungen weiter auf sich zu nehmen. Und sie war es auch sehr müde, ihrem Mann zu Willen zu sein.

Eine Trennung schien aber nicht möglich, wenn sie nicht auch der materiellen Grundlage verlustig gehen wollte. Als nun die eigene Berufstätigkeit das ausgleichen sollte, überforderte sich Frau Himmel ein weiteres Mal, spürte das auch, war aber hin- und hergerissen zwischen den unterschiedlichen Ansprüchen. Diese Orientierungslosigkeit wurde zur Seele der Krankheit, und die widersprüchlichen Interessen brachten den Tinnitus hervor.

Im Rahmen der gemeinsamen Arbeit erkannte Frau Himmel diese Zusammenhänge, was zu einer erheblichen Abschwächung des Ohrgeräusches führte. Von ihrem Mann wollte sie sich zunächst nicht trennen, wohl aber die eigene Selbstständigkeit in einem angemessenen Rahmen, der sich an ihrer Belastbarkeit orientierte, weiter entwickeln. Nach zwei weiteren Monaten hatte Frau Himmel ihre Orientierung wiedergefunden und den Tinnitus verrloren.

Gelenkentzündung

Herr Henseleit war schon immer ein streitbarer Mann gewesen. Wo immer sich eine Möglichkeit zeigte, nutzte er die Möglichkeiten des Rechtsstaates und beschäftigte auf diese Weise die Gerichte. Und oft obsiegte er in solchen Streitigkeiten.

Von Hilfe war ihm dabei sein Beruf, den er widerstrebend mit der Bezeichnung Rechtspfleger angab, wenn man ihn danach fragte. Denn nur allzu gern wäre Herr Henseleit Rechtsanwalt oder Richter geworden. Leider hatte es aber zum Abitur nicht gereicht. Und damit war Herr Henseleit in seiner Familie ziemlich isoliert. Mitunter ließ man ihn das auch spüren. Der Bruder war Richter am Amtsgericht geworden, worum ihn Herr Henseleit glühend beneidete, auch wenn er seinen Alltag selten als beneidenswert zu schildern vermochte. Und der jüngere Bruder hatte es bis zum Chefarzt einer kleinen Klinik gebracht und sich damit einen oberen Platz auf der Familienbewertungsskala gesichert. All das hatte den Rechtpfleger die Jahre ziemlich belastet und ein wenig auch verbittert.

Mit der Pensionierung wollte Herr Henseleit nun endlich Versäumtes nachholen. Auf dem Rechtswege erstritt er sich die Hochschulberechtigung, ein Sondererlass machte es möglich. Dann bewarb er sich für das so sehr ersehnte Jurastudium an einer nahen Universität. Dort lehnte man sein Gesuch zwar ab, weil es nur eine begrenzte Anzahl der Studienplätze für Pensionäre gab, aber in bewährter Weise verhalf ihm schließlich ein mehrmonatiger Prozess zu dem Studienplatz.

Herr Henseleit fieberte dem Studienbeginn entgegen, zumal eine feierliche Einführung der Studienanfänger zum Semesterbeginn angekündigt worden war. Am Tage der Veranstaltung wachte Herr Henseleit mit entsetzlichen Schmerzen auf: Beide Fußgelenke waren stark gerötet und geschwollen. Die Einnahme von Schmerztabletten brachte nur wenig Linderung. Auf eine Gehhilfe gestützt machte sich Herr Henseleit auf den Weg zur Universität. Beim Betreten des Gebäudes und der ersten Stufen verschlimmerten sich Schmerzen und Schwellung dergestalt, dass der angehende Student trotz aller inneren Gegenwehr das Unternehmen Studium zunächst beendete und sich auf den Heimweg machte.

Es wurde dann eine umfangreiche Diagnostik durch einen Facharzt betrieben, die aber ohne nennenswertes Ergebnis blieb. Unter der Medikation von entzündungshemmenden Mitteln, äußeren Anwendungen und Krankengymnastik gingen die Beschwerden schließlich zurück.

Noch dreimal unternahm Herr Henseleit den Versuch, sein Studium zu beginnen, aber immer brach er die Bemühungen unter unerträglichen Schmerzen und Schwellungen resignierend ab. Dann hörte er von seinem Arzt, dass es auch eine ganzheitliche Sicht der Dinge gab, und suchte sich externe Hilfe.

Zusammenfassend stellte sich der Hintergrund ziemlich deutlich dar. Zeit seines Lebens hatte Herr Henseleit darunter gelitten, dass er die vermeintlich niedere Position eines Rechtspflegers bekleidet hatte, obwohl er eine anwaltliche oder richterliche Tätigkeit für weitaus angemessener gehalten hätte. Besonders kränkend erlebte er in diesem Kontext auch, dass beide Brüder es beruflich zu höheren Weihen gebracht hatten.

Tief im Inneren war Herr Henseleit aber mit seinem eigenen Selbstwert im Widerstreit und unbewusst der Meinung, dass ihm das Studium nicht wirklich zustand. Zwar hatte er sich seinen Zugang nun erstritten, aber sein inneres Ich signalisierte Angst, Unsicherheit und Zweifel. Diese Gefühle standen im krassen Gegensatz zu seinem Anspruch auf eine juristische Tätigkeit.

Die Gelenke zeigten diesen Konflikt sehr deutlich: Sie hinderten ihn daran, sein Studium aufzunehmen. Die Einsicht in die Zusammenhänge und die Änderung der Motivation für das Studium vom Leistungsanspruch auf Spaß und Interesse ließen die Gelenke wieder abschwellen und die Schmerzen dauerhaft verschwinden.

Bandscheibenvorfall

Herr Dr. Steiger war Internist und betrieb eine recht große Praxis in der Stadt. Seine Arbeit versah er immer sehr gewissenhaft und der Anspruch an die eigene Leistungsfähigkeit war ohne Zweifel hoch.

Die Patienten honorierten das, und die Praxis vergrößerte sich ständig. An manchen Tagen wurde es dem Doktor zu viel. Er war erschöpft und ohne rechte Energie für die Zeit, die außerhalb der Praxistätigkeit für sich und die Familie zu gestalten war. Erst nur hin und wieder und dann immer öfter gab es deshalb Spannungen mit seiner Frau. Und wenn der Internist seine Kinder sah oder auch nur an sie dachte, dann plagte ihn ein mahnendes Schuldgefühl, und oft war das „schlechte Gewissen" zu Gast.

In der Praxis häufte sich die Arbeit an, und viel Zeit blieb für die einzelnen Patienten nicht mehr. Anfangs spürte der Arzt deshalb auch ein Unbehagen in der eigenen Mitte, wenn er morgens beim schnellen Frühstück an die Praxis dachte, dann drückte auch der Magen in einer Weise, die ihn zu Tabletten greifen ließ. Mit der Zeit und mit den Jahren gewöhnte er sich aber doch daran, und Hektik wurde zum täglichen Begleiter bei der Arbeit. Zufriedenheit erlebte Dr. Steiger in seinem Alltag gar nicht mehr. Patienten murrten auch schon einmal, wenn die Wartezeit zu lang und der Kontakt mit dem Arzt immer kürzer geriet.

Als schließlich auch noch eine neue Gebührenordnung weiteren Verwaltungsaufwand erforderte, sah sich der Internist am Rande seiner Kräfte. Bevor der Gedanke an erforderliche

Änderungen wirklich Raum greifen konnte, fand sich der Arzt an einem Morgen bewegungsunfähig im Bett wieder.

Der eilig herbeigerufenen Kollege diagnostizierte einen Bandscheibenvorfall im Lendenwirbelbereich und riet dringen zu einer Operation. Dr. Steiger entschied sich schweren Herzens, aber dem Schmerz gehorchend zu einem solchen Schritt. Und irgendwie fühlte er sich dabei fast erleichtert, was ihn selbst verwunderte.

Die Praxis führte für ein paar Wochen ein Vertreter, und einige Patienten verabschiedeten sich zur Konkurrenz. Nach der Operation nahm Dr. Steiger dann externe Hilfe in Anspruch, nachdem ihm die Neurochirurgen einen Vortrag über körper- seelische Zusammenhänge bei Bandscheibenvorfällen gehalten hatten.

Die Seele der Krankheit blieb nicht lange im Verborgenen. Denn der Arzt hatte schon lange Zeit Unbehagen und Unzu friedenheit im Praxisalltag spüren können. Anfängliche Hinweise des inneren Ich gingen in der Hektik unter, denn es war keine Zeit, sich ihrer anzunehmen. Schlafstörungen traten nicht selten auf, aber die Patienten hatten nun einmal ein Recht darauf, auch von einem müden Arzt versorgt zu werden.

Die eigenen Interessen, der Ausgleich durch Ruhe, Sport, Begegnungen oder das fröhliche Beisammensein in der Familie blieben schließlich auf der Strecke. Die Rückenschmerzen an manchen Tagen wurden den altersüblichen Verspannungen und der Arbeit am Computer zugeordnet. Über seinen eigenen Anspruch hatte Dr. Steiger schon länger nicht mehr nachgedacht, aber tief in seiner Mitte wusste er, dass sich hier Defizite von beträchtlichem Ausmaß täglich häuften.

Schließlich vermischte sich dann alles, die Hektik im Alltag, unerfüllte Bedürfnisse, Schuldgefühle, Versagensgefühle, Anspruchshaltung und Erwartungen von außen. Wo der Überblick verloren ging, verabschiedeten sich Klarheit und Sicherheit. Der Kontakt zur inneren Wahrnehmung brach ab und damit auch die Aussicht, Missstände wahrzunehmen und Änderungen einzuleiten.

Der Bandscheibenvorfall schuf schließlich einen Freiraum für beides – gleichsam über Nacht. Die notwendigen Maßnahmen wurden bereits mit der Erkrankung eingeleitet: Ein Vertreter verschaffte Entlastung, und einige Patienten verabschiedeten sich. Das war ein guter erster Schritt.

Für Dr. Steiger galt es nun, einige Änderungen im Bereich seiner Maßstäbe vorzunehmen, um dauerhaft das Spannungsfeld zu entschärfen. So konnte und musste er nicht länger und allen Patienten zu jeder Zeit zur Verfügung stehen, sondern nahm keine Neuzugänge mehr in seine Kartei auf. Damit wurde Freiraum geschaffen, Termindruck gemindert und mehr Zeit für die Zuwendung zum Einzelnen verfügbar. Daneben wollte es sich der Internist nun öfter gönnen, auch einmal eigene Bedürfnisse zu leben, anstatt nur den Ansprüchen anderer gerecht zu werden. Theoretisch war all das für Dr. Steiger einzusehen, aber die Umsetzung in den Alltag brauchte dann doch noch einige Zeit.

Chronische Durchfälle

Ludolf Pieper wohnte in einem Vorort von Berlin, und seine Spezialität waren Parkplätze und Raststätten im gesamtdeutschen Straßennetz. Es gab wohl kaum eine Toilette, die Herr Pieper nicht schon einmal aufgesucht hatte. Denn er litt an heftigen und häufigen Durchfällen. Wenn sich dieser imperative Stuhldrang einstellte, musste der selbstständige Handwerksmeister innerhalb von Minuten einen stillen Ort aufsuchen, damit nicht ein Malheur passierte.

Wenn Herr Pieper verreisen musste und die Strecke nicht schon aus Erfahrung kannte, informierte er sich vorab detailliert über die Lage der Toiletten am Wege, um jederzeit diesem überfallartigen Bedürfnis nachkommen zu können, das ihn gerade auf solchen Strecken so sehr quälte. Aber auch in seiner Heimatstadt, in einem Kaufhaus oder bei öffentlichen Veranstaltungen suchte Ludolf Pieper stets einen Platz in der Nähe des Ausganges.

Begonnen hatte das Problem vor vielen Jahren, nachdem der Handwerker einen eigenen Betrieb aufgemacht hatte. Immer, wenn es brenzlig wurde und die Angestellten nicht mehr weiter wussten, wurde der Meister selbst angefordert und musste sich schnell auf den Weg zu einem Kunden begeben. Dabei wusste Herr Pieper nie so ganz genau, was ihn vor Ort erwartete, aber knifflig war es immer. Der Chef fuhr immer mit Bauchschmerzen los, die sich von Woche zu Woche steigerten. Dann traten die ersten Durchfälle auf, und damit trat die Angst auf den Plan, dass „es" doch bitte nicht beim Kunden passieren solle. Nicht immer fand diese stille Bitte Gehör, was Herrn Pieper dann unendlich peinlich war.

Waren die Termine schon am Tag davor bekannt und konnte sich der Meister vorbereiten, gab es anfangs keinerlei Probleme. Und auch sonst fühlte er sich in der Firma wohl. Mit den Monaten änderte sich das aber und schließlich konnte der Mann kaum noch das Haus verlassen, ohne dass Angst und Durchfälle ihn plagten.

Ärzte aller Fachrichtungen veranlassten eine sehr umfassende Diagnostik von der Darmspiegelung über Untersuchungen von Blut und Stuhlgang bis hin zu Prüfungen des Stoffwechsels. Aber ein verwertbares Ergebnis brachten diese Untersuchungen nicht – außer jenem, dass eine organische Ursache nahezu ausgeschlossen werden konnte. So suchte Herr Pieper Hilfe im psychosomatischen Bereich, zumal er auch viel über den Einfluss der Seele auf den Körper gelesen hatte.

Es hat dann einige Zeit gedauert, bis die Hintergründe und Zusammenhänge klarer wurden. Als ersten Hinweis hatte ja Herr Pieper anfangs bei rechtzeitiger Planung keine Symptome aufgewiesen. Lediglich überraschende Forderungen mit unklarer Definition führten zu Bauchschmerzen und später zu Durchfällen der beschriebenen Art.

Im Alltag des Betriebes ließ sich eine solche Planung aber nicht immer umsetzen. Herr Pieper war in seinem Beruf anerkannt, und auch aus der Erfahrung ließ sich die Angst nicht herleiten, weil alle Probleme bei Kundenbesuchen immer gelöst werden konnten.

Dennoch war das Spannungsfeld ja offensichtlich da und bereitete erhebliche Probleme: Das Bedürfnis nach Sicherheit konnte nicht in Übereinstimmung mit den Forderungen des Betriebes gebracht werden, immer als Feuerwehr für unbekannte und überraschende „Einsätze" zur Verfügung zu stehen. Nun nahm der Handwerksmeister die Suche in der Vergangenheit auf. Und er erinnerte sich schließlich daran, dass genau dieses Gefühl, das ihm die Angst und der Durchfall bei jedem Anruf vermittelten, schon in der Kindheit aufgetreten war.

Herr Pieper war als Kind oft krank gewesen und hatte viele Wochen seines frühen Lebens in einem Krankenhaus zubringen müssen. Auch Operationen waren fast an der Tagesordnung. Und wie das in jener Zeit so üblich war, durften Kinder im Krankenhaus keinen Besuch empfangen, um nicht das „Heimweh" zu verstärken. Ludolf Pieper fühlte sich erbärmlich allein und ausgeliefert. Und dann kam hinzu, dass immer erst am Abend entschieden wurde, ob eine weitere Operation anstand oder nicht. Dies wurde aber dem Kind nie mitgeteilt, sondern es wurde erst am Morgen offenbar, wenn auf der Tafel am Bett eine Notiz gemacht wurde – angstvoll erwartet und doch überraschend und ohne jede Möglichkeit zur Gegenwehr.

Genau diese längst verdrängten Ängste wurden im Betrieb nun wieder aktiviert. Es dauerte verständlicherweise einige Zeit, bis dieses Missverhältnis korrigiert werden konnte und Herr Pieper seine Sicherheit wiedergefunden hatte. Und auch heute ist ihm mitunter noch ein wenig mulmig, wenn er auf eine längere Reise geht oder er durch unbekannte Stadtgebiete fahren muss. Aber Durchfälle gehören der Vergangenheit an, wie der Handwerksmeister mit großer Erleichterung täglich neu feststellt.

Konsequenzen

Dem neugierigen, erstaunten, wissbegierigen, änderungswilligen oder dem unentschlossenen Leser stellen sich an dieser Stelle ganz gewiss schon viele Fragen.

Denn nach all den Beispielen fragen Sie sich , wie es denn wohl möglich ist, dass Menschen dergestalt an ihren Bedürfnissen vorbeileben können, obwohl doch ganz offensichtlich ist und man bereits nach wenigen Zeilen erahnen kann, welches Spannungsfeld da wirksam wird. Es ist auch schwer verständlich, dass wider besseres Wissen Änderungen dann doch nicht im Alltag ihre Umsetzung finden, weil Konsequenz oder Durchhaltevermögen offensichtlich fehlen.

Ganz so einfach ist es eben nicht. Denn zunächst gilt zu bedenken, dass hier die Schilderung der Hintergründe und Spannungsfelder auf Klarheit und Eindeutigkeit ausgelegt wurde, ebenso wie die Auswahl der Patienten. Im Alltag ist das meistens erst nach einem guten Stück gemeinsamer Arbeit so zu finden und auch nicht immer von absoluter Eindeutigkeit.

Des Weiteren hat man beim Lesen die Möglichkeit, eine Außenperspektive einzunehmen und aus der Distanz Handlungsweisen und Dynamik zu betrachten. Auch das gelingt im eigenen Alltag nicht. Denn wer in die vielfältigen Aufgaben und Anforderungen des täglichen Lebens eingebunden ist, kann nicht gleichzeitig eine Beobachterposition einnehmen und darüber mehr Klarheit finden. Ein guter Schauspieler ist auch nur dann gut, wenn er sich völlig auf das Spiel einlässt und alles andere vergisst. Der Regisseur dagegen muss die Distanz wahren und kann sich dafür nicht in die einzelnen Charaktere direkt einbringen, sonst verlöre er den Überblick und wäre ein schlechter Spielleiter.

Zusätzlich sollte man die Rolle dessen, was man „Einsicht“ nennt, nicht überschätzen. Wäre allein mit Einsicht etwas zu erreichen, würden die Übergewichtigen weniger essen, die Raucher weniger oder gar nicht mehr rauchen und Alkoholiker nicht mehr trinken. Und auch Beziehungen ließen sich leichter führen oder auflösen, wenn Einsicht dabei eine wesentliche Rolle spielte.

Es gilt vielmehr, eine innere Überzeugung aufzubauen, die durch Einsicht lediglich eingeleitet werden kann, aber durch diese niemals zu ersetzen ist. Innere Überzeugung aber muss erst wachsen über die ständige Bestätigung, dass Änderungen gut und richtig und bekömmlich sind. Und das braucht Zeit und Geduld und vor allem Sicherheit.

Schließlich bitte ich um Nachsicht mit den vermeintlich Uneinsichtigen deshalb, weil zwischen Theorie und Praxis oft Welten liegen. Und selbst die besten Vorsätze werden im Alltag schnell wieder vergessen, wenn sich Forderungen, Ärger, Probleme und Stress zeigen.

Zudem sei angeführt, dass es stets mindestens so viele Gründe dagegen gibt, etwas in seinem Leben zu ändern, sonst hätte man es doch schon längst getan. Und die „Gegenmannschaft“ sollte man nicht unterschätzen, denn man tut oder lässt nicht wirklich etwas ohne guten Grund. Deshalb können Änderungen erst durchsetzbar werden, wenn man auch die gegnerischen Motive entkräften oder mit ihnen eine Einigung erzielen konnte, was oft einfacher ist, als weitere Kämpfe auszutragen.

Sie sehen also, dass viel von allen gefordert ist, die ihr Leben und ihre Gesundheit nun wieder eigenverantwortlich und bestimmt in die eigenen Hände nehmen wollen. Ganz sicher ist: Dies ist der Königsweg. Doch er wird Sie fordern. Mit

Konsequenz und Gelassenheit werden Sie indes ihr Ziel erreichen – Gesundheit und ein authentisches und bekömmliches Leben in Übereinstimmung mit den inneren Werten, Maßstäben und Überzeugungen. Krankheit ist nicht wirklich eine Alternative zu diesen Perspektiven!

Ein Garant für den Erfolg von Umsetzungen der Theorie in die Praxis sind Geduld und kleine Schritte. Es macht überhaupt keinen Sinn, in kurzer Zeit mit Riesenschritten umgehend Änderungen zu erwarten. Wesentlich effektiver und bekömmlicher sind möglichst kleine, aber umsetzbare Schritte.

Sollten Sie zum Beispiel an der Qualität Ihrer Beziehung etwas ändern wollen, ist es vielleicht schon hilfreich und ein guter erster Schritt, wenn Sie den Partner morgens mit einem kleinen Kuss begrüßen. Das weckt seine Aufmerksamkeit, er findet vielleicht Gefallen daran und wird selbst darüber nachsinnen, wie er wohl mit dieser zärtlichen Geste umgehen kann. Allerdings können Sie nun nicht erwarten, dass damit schon die Beziehung gerettet wäre.

Kleine Veränderungen bewirken Großes auf dem Weg zur Harmonie von Körper und Seele. Doch auch die kleinen Schritte sollten Sie mit Nachsicht vollziehen, wenn einmal nicht alles in Ihrem Sinne läuft oder den Erwartungen nicht absolut entspricht. Strenge ist da nicht gefragt, nur konsequente Gelassenheit und ein klares Ziel vor Augen.

So können wir nach diesen grundsätzlichen Fragen nun zu den persönlichen Konsequenzen kommen, die das Wissen um die Seele der Krankheit für Ihr Leben haben kann. Und dazu gehört zunächst, dass Sie von heute an Ihrer inneren Wahrnehmung jenen zentralen Stellenwert einräumen, der ihr auch gebührt.

Das liest sich recht abstrakt, ist aber sehr konkret umzusetzen.

Schon beim Aufstehen am Morgen lassen sich zahlreiche Botschaften der Seele entdecken. Spüren Sie jeden Morgen intensiv hinein in die eigene Mitte. Recht häufig erhält man eine „Mitteilung“ darüber, welches Ergebnis die nächtliche unbewusste Arbeit hatte. Denn nachts gleicht ihr Unbewusstes regelmäßig Ist- und Sollzustand ab, es werden also alle Anteile Ihres gespeicherten Erlebens, Ihrer Wertmaßstäbe und Überzeugungen miteinander in Beziehung gesetzt. Das Ergebnis teilt sich dann als Grundgefühl in den Morgenstunden kurz nach dem Erwachen mit.

Fühlen Sie sich bei dieser „Mitteilung“ wohl, wird der Tag fröhlich beginnen, und Sie werden sich allen Anforderungen gewachsen fühlen. Das kann sich zwar während des Tages wieder ändern, aber ein guter Start ist es allemal.

Falls das Gefühl in Ihrer Mitte eher an Unbehagen, Depression oder Unwohlsein erinnert, ist es hilfreich und durchaus wirkungsvoll, sich die Frage zu stellen: Was kann ich denn heute im Verlauf des Tages für mich tun oder wie kann ich mich verhalten, damit ich mich wieder wohler fühle oder sicherer in meiner Haut?

Weniger bekömmlich wäre es dagegen, nun schwerpunktmäßig nach den Ursachen und Hintergründen zu suchen, die ein ungutes Gefühl ausgelöst haben könnten. Denn es ist Ergebnis einer inneren Arbeit und somit bereits abgeschlossen. Die Suche nach dem Weg heraus macht den Unterschied.

Der weitere Verlauf des Tages wird Sie mit vielen Herausforderungen, manchem Alltäglichen, einigen Neuigkeiten und sicher auch einem erheblichen Maß an Routine konfrontieren. Dem gilt inhaltlich viel Aufmerksamkeit. Und das ist auch gut so, denn es hätte wenig Sinn, beim Autofahren die Aufmerksamkeit nach innen zu richten, weil dann Unfallgefahr droht.

Gewöhnen Sie sich also die Frage an: Was sagt mein Gefühl dazu? Wie fühle ich mich dabei? Wie wirkt sich das auf mein Gefühl aus? Es geht also darum, eine zusätzliche Bewertung Ihrer Handlungen, Gedanken und Wahrnehmungen zu etablieren, die unabhängig von der sachlich-inhaltlichen ist. Denn hier kann es erhebliche Differenzen geben.

Arbeiten Sie zum Beispiel in einem Maklerbüro und haben nach langer Überredung ein teures Objekt verkaufen können, bessert sich die Bilanz deutlich; Ihr Chef oder das Bankkonto werden sehr zufrieden mit Ihnen sein. Inhaltlich stehen also die Zeichen auf Zustimmung.

Vom Gefühl her sieht das aber anders aus, weil Sie wissen: Es werden erhebliche zusätzliche Kosten auf den Käufer des Objektes zukommen, weil zahlreiche Reparaturen anstehen, die nicht offen zu erkennen, Ihnen aber wohlbekannt waren. Erwähnt haben Sie diesen Bedarf nicht. Besitzt nun der Erwerber ein dickes Finanzpolster, werden Sie vielleicht keinen Gedanken daran verschwenden. Ist er aber beim Kauf an die Grenzen seiner finanziellen Möglichkeiten gegangen, wird es für ihn zu einer Bedrohung.

Dabei geht es hier keinesfalls um die moralische Bewertung des Vorgehens. Es steht ganz allein die Bekömmlichkeit für Sie und Ihre Gesundheit im Vordergrund. Ein einmaliges Ereignis wird bekanntlich nichts verändern. Sind aber Ihre Berufsstrukturen so, dass Sie täglich oder sehr oft gegen Ihre inneren „Vorgaben" verstoßen, wird sich ein Spannungsfeld aufbauen zwischen Anspruch und Wirklichkeit, das sich ohne Zweifel in seiner Wirkung und Dynamik bemerkbar machen wird. Und auf lange Sicht gerät Ihre Gesundheit in Gefahr.

Innere Bewertungen sind nur selten spektakulär, weil auch der Alltag zu großen Teilen von Wiederholungen, Gleichmaß oder Ritualen gekennzeichnet ist. Aber genau diese unauffälligen Alltäglichkeiten sollte man nicht gering achten oder unterschätzen. Diese „Kleinigkeiten" summieren sich am Abend eines Tages oder nach einer Woche oder einem Jahr zu einer sehr beträchtlichen Zahl von entsprechender Dynamik. Nur in sehr seltenen Ausnahmefällen sind es die ganz großen Ereignisse, die einem Leben Richtung geben. Aber immer und ausnahmslos ist es der „ganz banale" Alltag.

Genau darin liegt auch oft das Verblassen der Konsequenz in der Umsetzung von Änderungswünschen: Man wird es einfach müde, sich immer und immer wieder mit ebendiesen Dingen zu beschäftigen. Dabei ist genau das von entscheidender Bedeutung.

Ihre Aufgabe und Ihr Ziel ist es, an jedem Tag einen klaren Überblick darüber zu erhalten, ob Sie Ihren Alltag stimmig mit den eigenen Grundsätzen und Überzeugungen leben, oder ob es beständig grundsätzliche Abweichungen gibt, die Spannungsfelder auslösen oder verstärken. Und dabei zählen alle Momente, Geschehnisse, Ereignisse, Handlungen, Unterlassungen, eben alles, was diesen Alltag ausmacht.

Natürlich werden Sie sich auf die Dauer keine Gedanken darüber machen müssen, welches Gefühl Sie dabei haben, wenn Sie eine Briefmarke anfeuchten. Zunächst geht es darum, die innere Wahrnehmung unter den Gesichtspunkten der Bewertung überhaupt zu erkennen und zu nutzen. Es wird sich nach einem bestimmten Zeitraum, der für jeden Menschen unterschiedlich ist, ein Gleichgewicht einstellen, und Sie werden ohne weitere Zusatzbemühungen relevante von weniger wichtigen Bereichen zu unterscheiden lernen und Ihre Aufmerksamkeit entsprechend „portionieren".

Zum Abend eines jeden Tages ist es Zeit für eine innere Bilanz. Die Abläufe im Alltag gestatten es ja nur selten, dass man sich mit Fragen angemessen auseinander setzt, die ihre neue Wahrnehmung betreffen. Diese Zeit sollte man sich in jedem Fall und regelmäßig nehmen.

Das Vorgehen ist Ihnen ja schon bekannt: der ungestörte Ort, ein Lieblingsplatz, die Augen schließen, nach innen wenden, die Atmung geschehen lassen, spürbar entdecken – um ein paar Stichworte noch einmal anzuführen. Und dann lassen Sie im Zeitraffer den Tag noch einmal vorüberziehen, die Gefühle, die Bewertungen. Es wird sich so sicher beurteilen lassen, wann und wo Sie mit dem Tag und Ihrem Leben einverstanden waren und wo nicht. Für den folgenden Tag ergeben sich dann daraus Konsequenzen.

Und falls es Unklarheiten in Bezug auf Bewertungen gibt, können Sie hier noch einmal das Ereignis oder das Gefühl in der eigenen Mitte wachrufen, sich ein weiteres Mal hineinvertiefen und dann Hintergründe oder Zuordnungen entdecken.

Wahrnehmung allein bewirkt indes noch keine Veränderungen. Aber auch für den Fall, dass Sie nur Orientierungshilfen im Alltag suchen und sich sonst recht wohl fühlen in der eigenen Haut, macht es sehr wohl Sinn, die Ergebnisse der inneren Beurteilungen auch zu nutzen. Denn zu wohl kann man sich gar nicht fühlen, oder?

Und deshalb richten Sie Ihre Aufmerksamkeit im Anschluss an die Analyse des abgelaufenen Tages immer auf den folgenden. Die Perspektive dabei sollte eindeutig sein: Wie kann es mir am morgigen Tag (noch) besser gehen?

Jeder ist in seinem Alltag in Unabänderlichkeiten eingebunden. So müssen die Kinder in einem Haushalt nun einmal versorgt werden. Kranke Patienten müssen nun einmal operiert werden. Die Mülltonnen stehen zur Entleerung an. Änderungen an einem grundsätzlichen Umfeld, die bei Krankheiten ja mitunter auch erforderlich werden können, haben erhebliche Konsequenzen und sind im eben beschriebenen Sinn hier nicht erforderlich. Aber die berühmten Kleinigkeiten lassen meistens deutlich mehr Spielraum, als man denkt.

So kann man morgens etwa eine Viertelstunde früher aufstehen, wenn ein gehetztes Frühstück den Tagesbeginn unerquicklich gestaltet. Denn 15 Minuten mehr Schlaf bringen selten einen großen Gewinn, wohl aber ein Tag, den man mit mehr Ruhe und Genuss beginnen kann. Und manche Dinge, die man am nächsten Tag benötigt, lassen sich bereits am Abend ordnen oder packen. Auch das bringt Ruhe in den Start am Morgen.

Am Arbeitsplatz lassen sich doch auch manche Dinge nacheinander erledigen, so dass Hektik nicht mehr so oft aufkommen kann. Das schafft Freiraum, und man vermeidet Fehler, weil sich die Konzentration erhöht.

Wenn Sie einmal mit einer solchen Sichtweise den Alltag durchforsten, werden Sie sicher fündig werden und zahlreiche eigene Möglichkeiten finden. Und für den Rest, an dem wirklich nichts zu ändern ist, ist es oft hilfreich, diese Unabänderlichkeit grundsätzlich anzuerkennen und nicht jeden Tag neu darüber Gram oder Wut zu entwickeln, dass die Dinge sind, wie sie nun einmal sind. Auch das schafft Ruhe und mehr Gelassenheit.

Dabei wird hin und wieder noch klarer, wo Verantwortlichkeiten sich verbergen. Denn es gibt Menschen, die nur ungern und scheu Verantwortung übernehmen möchten. Aber nicht kleiner ist sicherlich die Zahl jener, die ohne zu zögern nach jeder Verantwortlichkeit greifen, auch wenn sie fernab des eigentlichen Zuständigkeitsbereiches liegt.

Mit diesen Maßnahmen haben Menschen, die nur allgemein auf der Suche nach einer Orientierung sind, mit der sie sich an den eigenen inneren Werten, Maßstäben und Werten ausrichten, ihre persönlichen Konsequenzen bereits angemessen gezogen. Denn ein weiterer Handlungsbedarf besteht ja nicht. Und die Seele der Krankheit gilt es auch noch nicht zu verstehen, wenn gesunde Lebensweise sich nach innerer Orientierung richtet. Denn man ist und bleibt gesund!

Wenn allerdings die Seele mit beständiger Regelmäßigkeit des Morgens innere Zerrissenheit signalisiert, oder wenn der Körper Zeichen gibt, Symptome entwickelt, dann wird es Zeit, den Änderungsbedarf zu überprüfen. Denn in diesen Fällen besteht bereits mit großer Sicherheit ein Spannungsfeld, das täglich wirkungsvoll Ihr Immunsystem und die Organe stört.

Wenn solche inneren Botschaften nicht einem akuten Ereignis von gravierender Bedeutung zugeordnet werden können, oder wenn diese Gefühle sich länger als drei Wochen zu Wort melden dann besteht das Spannungsfeld.

Ähnliches gilt bei den Symptomen. Denn irgendwo im Körper zwackt oder zieht oder drückt es ja immer einmal, ohne dass man dem sogleich eine tiefere Bedeutung zuordnen müsste, wenngleich auch dies Mitteilungen der Seele sind. Sollte sich aber immer wieder oder in bestimmten Situationen immer gleich die Körpersprache melden, wird es Zeit, darüber nachzusinnen, welchen Inhalt diese Zeichen denn wohl haben könnten.

In jenen seltenen Fällen, da Symptome Bedrohlichkeit signalisieren, ist jeder natürlich am besten beraten, umgehend ärztliche Hilfe in Anspruch zu nehmen und nicht lange eigene Zuordnungen vorzunehmen. Das gilt für akute Atemnot in gleicher Weise wie für heftige akute Schmerzen, Enge in der Brust oder alle Zustände, die das Bewusstsein trüben. In keinem Fall ist dann zu zögern!

Weitaus häufiger wird das aber nicht nötig sein, weil Krankheit eben noch nicht eingetreten ist und lediglich die Zeichen aus der inneren Mitte durch den Körper nun Verstärkung finden, wenn etwa die Gefühle wenig oder nicht beachtet wurden.

In allen Zweifelsfällen: Verschaffen Sie sich Sicherheit und unterziehen Sie sich der einen oder anderen Untersuchung, deren Begründung man sich allerdings immer ebenso erläutern lassen sollte wie die praktischen Konsequenzen in diesem jeweiligen Fall. Denn kaum etwas wird so häufig unnötigerweise unternommen wie medizinische Untersuchungen. Überflüssig bedeutet: keine zusätzliche und erforderliche Klarheit, keine Konsequenzen, die sich aus dem Befund ergeben, da man zum Beispiel ohnehin nichts ändern kann, und mehr Risiken für den Patienten als Nutzen.

Wenn Sie die Übungen aus den früheren Kapiteln bereits durchgeführt haben, ist wahrscheinlich schon relativ klar, welche Organe bei Ihnen für welche Gefühle zuständig sind. Also etwa: Bei Angst zwickt immer der Magen, oder bei Unsicherheit spiegelt mir das mein Schwindel, oder bei schlechtem Gewissen rast mein Herz. Dieses Wissen können Sie nun nutzen.

In jedem Fall ist es sinnvoll, die Verbindung von Symptom und Gefühl herzustellen. Sie machen es sich wieder bequem, sind garantiert ungestört, und erinnern sich an das Körperzeichen. Wenn es ohnehin gerade spürbar sein sollte, ist das natürlich umso besser.

Und dann richten Sie Ihre Aufmerksamkeit weniger auf das Organ und die entsprechenden Beschwerden, sondern Sie spüren einmal, welches Gefühl aus einer früheren Begebenheit sich bei den Beschwerden einstellt, oder an welches Gefühl Sie sich bei den Beschwerden erinnern können.

Sollten Sie auf diesem Wege zu mehr Klarheit kommen, und das ist schon recht oft der Fall, beginnen Sie damit, die Hintergründe zu suchen. Bleiben weiter Fragen offen, hilft es meistens weiter, sich einmal alle Situationen vorzustellen, in denen die Beschwerden auftreten. Oft findet sich in allen diesen Begebenheiten eine Gemeinsamkeit wie Unsicherheit, weil man sich nicht traut, die eigene Meinung zu vertreten, oder die Wut darüber, dass wieder jemand von außen über die Freizeit oder Abläufe bestimmt und man sich nicht dagegen wehren kann.

Wenn Sie nun fündig geworden sind, ist es eine weitere Aufgabe, den Hintergrund herauszufinden: Warum sendet mir meine Seele diese Botschaft? Welche inneren Interessen habe ich nicht berücksichtigt? Gegen welche inneren Überzeugungen habe ich verstoßen? Welche widersprüchlichen Interessen meines Ichs sind sich nicht einig oder fühlen sich nicht angemessen gewürdigt bei meinen Entscheidungen oder überhaupt in meinem Leben?

Mit einem solchen Vorgehen leiten Sie bereits erste Veränderungen ein. Denn Sie stellen sich eben nicht taub oder stumm, nehmen eine Tablette oder geben die Verantwortung an Ihren Arzt ab, sondern Sie bestätigen die Botschaft und Ihre Bereitschaft, sich damit auseinander zu setzen. Das führt bereits zu einleitenden und ersten Heilungsbotschaften an die Organe und das Immunsystem.

Eine sehr große Hilfe und Entlastung im Umgang mit solchen Symptomen oder Spannungsfeldern und überhaupt allen „negativen“ Gefühlen ist es, wenn man sie als sinnvoll und hilfreich (an)erkennen kann. Ferner gilt es, Folgendes zu bedenken:

Ohne Probleme gibt es niemals Lösungen, denn es würde sich ja niemand auf den Weg machen, um danach zu suchen.

Ohne Fragen gäbe es keine Antworten, denn wozu sollte man sich denn äußern?

Ohne Zweifel gelänge auch keine Sicherheit. Denn Sicherheit kommt nicht angeflogen, man muss sie sich erwerben. Und wie ginge das besser und effektiver als mit Zweifeln? Man stellt immer wieder in Frage, überprüft, bekräftigt oder ändert, und damit wachsen dann innere Bestätigung und Sicherheit.

Auch ohne Angst gäbe es keine Sicherheit. Kaum etwas aktiviert die Suche nach Sicherheit so intensiv wie Angst. Wer sich vor einer Prüfung fürchtet, wird seine Leistung vorab immer wieder überprüfen oder eben mehr und länger lernen. Dadurch bildet sich Sicherheit. Wer Angst vor Einbrechern hat, wird die Sicherheitsmaßnahmen im Hause und um das Haus herum verstärken, bis er dadurch Sicherheit gefunden hat.

Angst oder Symptome sind keine Strafe, sondern ganz allein der Hinweis auf Spannungsfelder und innere Bedürfnisse, denen man nachspüren sollte, um Wohlbefinden und Gesundheit zu gewährleisten oder wiederherzustellen.

Wer dergestalt seine Zeichensprache für sich nutzen kann, wird viel gelassener, deutlich zielstrebiger und mit weniger Angst reagieren können und sich nicht länger ausgeliefert fühlen. Es ist ein sehr gutes Gefühl, auch auf diesem Gebiet sein Leben in die eigenen Hände zu nehmen. Und vor Botschaften, die dabei helfen, den richtigen Weg zu finden, muss man sich auch nicht länger fürchten.

Das Wissen um diese Zusammenhänge verkürzt die Symptome in der Dauer erheblich oder nimmt ihnen sehr schnell die Intensität, bevor Änderungen sie gänzlich verschwinden lassen.

Haben sich Spannungsfelder bereits zu Krankheiten entwickelt, die akut auftreten, sollte man zunächst eine Behandlung beginnen. In welcher Weise das erforderlich ist, hängt vom Schweregrad der Störung ab. Handelt es sich um eine Erkältung oder um einen grippalen Infekt, reicht es aus, viel zu trinken, sich zu schonen oder lösende Mittel aus dem natürlichen Bereich zu sich zu nehmen. Es hilft akut nicht und macht auch überhaupt wenig Sinn, hier nach Hintergrundsspannungsfeldern zu suchen. Auskurieren und abhaken lautet die Devise.

Sollten sich Erkrankungen dieser Art aber in Ihrem Leben häufen, müssen Sie weiter in die Tiefe gehen. Und natürlich ist es Ihnen unbenommen, einmal auf die Hintergrundssuche zu gehen. Vielleicht kam die kleine Unterbrechung gerade recht, weil Sie eigentlich die letzte Zeit überfordert waren, sich das aber nicht zu sagen trauten. Oder Sie wollten vielleicht einmal auf Ihre Bedeutung in der Familie oder am Arbeitsplatz hinweisen, weil niemand Sie sonst angemessen gewürdigt hat?

Andere kleinere Erkrankungen sind in gleicher Weise zu behandeln. Bei längerer Dauer von mehr als einer Woche sind Kontrollen ratsam und hilfreich, um Komplikationen nicht zu übersehen.

Bei Erkrankungen, die chronisch bestehen oder vom Verlauf als schwer zu bezeichnen sind, sollte man immer notwendige ärztliche Hilfe in Anspruch nehmen und selbstverständlich eine angezeigte Medikation nicht unterbrechen.

Parallel dazu sollten Sie sich unverzüglich auf die Suche nach den Hintergründen machen. Das Vorgehen dabei ist ja hinlänglich beschrieben und unterscheidet sich nicht vom Umgang mit den „einfachen“ Symptomen. Es gilt herauszufinden, welche Spannungsfelder so intensiv sind und so lange Zeit schon bestehen, dass sie diesen Schaden in Ihrem Gesundheitssystem anrichten und Ihr Immunsystem außer Kraft setzen konnten.

Das ist eine Aufgabe, der man sich mit Geduld und mit Zuversicht widmen muss. Ungeduld und „Erfolgsdruck" sind schlechte Ratgeber und hindern mehr, als dass sie hilfreich sind.

Um die Hintergrundspannungsfelder zu klären, stehen Ihnen auf der einen Seite die Ausführungen in den Kapiteln dieses Buches zur Verfügung. Wie erläutert, konnten hier aber nicht alle Erkrankungen dargestellt oder berücksichtigt werden. Und außerdem sind vielleicht gerade Sie und gerade Ihre Krankheit die Ausnahme von der Regel. Deshalb sollten Sie in jedem Fall auch die eigene Wahrnehmung nutzen, um Bestätigung zu finden oder um eigene Spannungsfelder zu entdecken.

Dann allerdings geht es an die Änderungen, und das ist keine leichte Aufgabe. Von Erfolg gekrönt ist solche Arbeit allerdings immer. Es ist immer wieder verblüffend, wenn Menschen, die jahrzehntelang unter Allergien gelitten haben, nach Änderung der Hintergrundspannungsfelder wieder alles essen oder riechen können, ohne dass eine Allergie in Erscheinung tritt. Oder wenn auch als aussichtslos beurteilte Krebserkrankungen eine Wende nehmen.

Diese Erfolge sind aber keine Wunder. Sie sind das Ergebnis von Arbeit und Konsequenz, vom Umsetzen der Erkenntnisse in die Praxis, und vor allem von der Überzeugung, dass solche Änderungen richtig sind. Denn Maßnahmen jeder Art blieben unwirksam, wenn die innere Überzeugung fehlte. Es bliebe auch ohne jeden Effekt, wollten Sie bei einer entsprechenden Erkrankung etwaige Änderungen nur durchführen, weil es hier in diesem Buch so steht. Einen solchen Aufwand sollten Sie sich sparen und die folgende Enttäuschung auch.

Wenn Sie aber konsequent und sicher die Hintergründe analysieren und nachvollziehen, die innere Sicherheit für die Notwendigkeit von Änderungen beständig aufbauen, und diese dann mit der so gewonnen Klarheit umsetzen, wird das Ergebnis sehr beglückend sein.

Mir ist eine große Anzahl von Patienten bekannt, die völlig ohne fremde Hilfe und ohne diese Kenntnisse instinktiv genau diese Änderungen vorgenommen und so schwerste Erkrankungen überwunden haben.

Um einen Erfolg der eigenen Arbeit zu gewährleisten, muss zunächst über die Art der Änderungen Klarheit herrschen. Ist es erforderlich, Maßnahmen einzuleiten, die sehr greifbarer Natur sind, die aber beängstigende oder sehr weit reichende Konsequenzen nach sich ziehen? Die Aufgabe eines Arbeitsplatzes, die Auflösung einer Beziehung, der Verkauf einer Firma, die Trennung von einem engen Geschäftspartner oder das Einreichen eines Rentenantrages könnten einen solchen Bedarf darstellen.

In diesen Fällen ist die Umsetzung relativ einfach, aber die Auswirkungen sind kaum überschaubar. Deshalb ist es wichtig, im Vorfeld alles nur Mögliche zu betrachten und alle Alternativen in Erwägung zu ziehen, damit die Entscheidung wirklich sicher und von innerer Überzeugung getragen ist. Denn es reicht oft nicht, wenn der Ehepartner, der Hausarzt oder eine andere Person aus dem Umfeld dazu raten.

Schwieriger ist es im Prinzip schon, wenn man innere Überzeugungen ändern möchte, die man schon viele Jahre so gelebt hat. Denn wer seinen Selbstwert dadurch definiert, dass er anderen stets und ständig zur Verfügung steht, immer die eigenen Interessen dabei vernachlässigt, sich sonst aber wertlos fühlt, der wird es nicht leicht haben, solche Glaubensgrundsätze wirklich zu ändern. Hilfreich ist dann oft die Suche nach der Herkunft dieser Maßstäbe und Forderungen. So lassen sich Missverständnisse Schritt für Schritt klären. Aber das erfordert Zeit und Geduld.

Was immer es zu ändern gilt, gehen Sie kleine Schritte. Nichts ist effektiver. Man stolpert seltener, jeder kleine Schritt bringt Sicherheit für den nächsten, man kann innehalten, wenn einem danach zumute ist. Kleine Schritte machen keine Angst, kleine Schritte wecken in einem selbst und in der Umgebung weniger Widerstand, man behält stets den Überblick und die Orientierung. Und die Sicherheit wächst und wächst.

Ziele machen nur dann einen Sinn, wenn man sie auch erreichen kann, ohne sich dabei völlig zu verrenken oder auf ein Wunder hoffen zu müssen. Anspruch und Wirklichkeit sollten immer aufeinander abgestimmt sein. Wenn Sie also beschließen sollten, sich nach der Brustkrebserkrankung um sich selbst und Ihre eigenen Bedürfnisse zu kümmern, weil ja auch das Spannungsfeld dahinter oft lautet, dass ein Missverhältnis zwischen Geben und Nehmen besteht, dann fangen Sie im kleinen Bereich an. Sagen Sie einfach hier und dort, wo es Ihnen wichtig ist und Ihnen spontan der Sinn danach steht, klar und deutlich Nein. Und ebenso bauen Sie nach und nach, keinesfalls auf einmal, immer mehr Dienstleistungen für andere ab. Dabei ist natürlich mindestens genauso wichtig, die andere Seite mit den eigenen Wünschen und Bedürfnissen wieder zum Leben zu erwecken. Das kann mit einer gemütlichen Tasse Tee am Nachmittag oder mit einem Partnet beginnen, und dann kommen Schritt für Schritt neue Entdeckungen hinzu. Nehmen Sie sich Zeit für Ihr Leben, denn niemand außer Ihnen kann das tun.

Bei allem, was Sie tun, sollte gelten: Üben Sie Nachsicht mit sich und Ihrem Handeln. Prozesse müssen sich entwickeln können; da kann schon einmal hier und dort eine Verzögerung eintreten oder ein anderes als das erwartete Ergebnis zu Tage treten. Sie leben keinesfalls allein auf dieser Welt, zahlreiche Menschen und Faktoren nehmen Einfluss auf ihr Leben, und der Alltag will ja auch weiterhin bewältigt werden.

Und alle Erkenntnisse, die Sie bei der täglichen Arbeit gewinnen, alle Änderungen, die Sie planen, sind ja dem Umfeld unbekannt. Nichts also ändert sich von außen. Sie müssen von innen das Außen verändern. Da ist schon an mancher Stelle mit Widerstand zu rechnen oder mit Gegenwind.

Aber von entscheidender Bedeutung ist: Sie stehen nicht mehr wartend da. Weder warten Sie darauf, dass noch mehr geschieht, dem Sie hilflos ausgeliefert sind, noch warten Sie darauf, dass Ärzte für Sie handeln und man Sie so entmündigt. Sie warten auch nicht mehr darauf, ob der nächste Tag Krankheit oder Gesundheit für Sie bringt, oder in welche Richtung sich Ihre Krankheit entwickelt.

Sie nutzen Ihr Wissen um die Zusammenhänge von Körper und Seele und verbinden damit sehr altes und immer wieder bestätigtes Erfahrungswissen aus dem Bereich der Medizin mit den neusten Erkenntnissen aus der Psychoneuroimmunologie.

Sie leben wieder oder weiter im Kontakt mit den eigenen inneren Werten, Ihren Maßstäben und Ihren ureigenen Überzeugungen. Denn nur diese haben für Sie verbindliche und absolute Gültigkeit.

Sie werden trotz des Wissens um all diese Verbindungen Hintergründe, Erklärungen und Zusammenhänge ganz sicher dennoch überrascht sein, was sich bei einer solchen Lebensweise alles in Ihrem Leben ändern wird – auch jenseits von Gesundheit und Krankheit.

Und wahrscheinlich werden Sie sich sehr bald fragen, warum Sie so wichtige Bereiche in Ihrem Leben so lange nicht berücksichtigt haben oder die Verantwortung dafür in hohem Maße anderen überließen, und warum Sie so lange auf dieses herrliche Gefühl einer stimmigen und selbstbestimmten Lebensweise verzichtet haben.

Sie werden es nie mehr missen wollen.

Ausblick

Das Wissen um ganzheitliche Zusammenhänge, um die Beziehungen von Körper und Seele, hat sich in den letzten zehn Jahren vervielfacht.

Umso erstaunlicher ist es wohl zu bewerten, dass nur ein sehr kleiner Teil dieses Wissens über die verschiedenen Medien auch als Information angeboten wird.

Es gibt sehr umfangreiche Studien zu den engen Verflechtungen von Psyche und Immunsystem mit Ergebnissen, die selbst Enthusiasten immer wieder überraschen.

Man liest aber nur selten von solchen Untersuchungen, es sei denn in der Esoterikecke.

Die Frage allerdings, wie Sie selbst mit diesem Wissen umgehen werden, und ob es in Ihrem Alltag und in Ihrer Lebensgestaltung Einzug halten wird, können Sie allein durch Ihre Entscheidung klären. Manche Menschen sind sehr glücklich, wenn sie Verantwortung und Zuständigkeit auch für eigene Lebensbereiche an andere Personen oder Einrichtungen abgeben können. Denn ihr Alltag ist mit Belastungen bereits grenzwertig ausgefüllt, und Ärzte und Krankenhäuser sind ja nun einmal für den Bereich Krankheit zuständig.

Wenn Sie aber zu jenen Menschen zählen, denen Verantwortung für das eigene Leben, seine Gestaltung, für Krankheit und Gesundheit wichtig und erstrebenswert ist, eröffnen sich neue Perspektiven.

Zunächst einmal werden Sie Ihr Leben wesentlich bewusster und intensiver leben können als ohne die Informationen der

Seele. Das gibt dem Dasein eine andere Tiefe und auch einen neuen Stellenwert. Dabei werden Sie immer zuverlässiger die Orientierung in der eigenen Mitte finden. Das vermittelt eine sehr klare und sichere Grundlage für die Herausforderungen, die der Alltag mit sich bringt.

Zudem wird Ihr Leben angstfreier verlaufen im Vergleich zu früheren Jahren. Denn wer seine Gefühle als wichtige Informationsquelle versteht und Körpersprache wie Symptome übersetzen kann, fühlt sich ihnen nicht mehr ausgeliefert. Und er wird sie als wichtige Wegweiser für ein bekömmliches und glückliches Leben zu schätzen lernen.

Sie werden Ihr Leben mit ungleich mehr Sicherheit gestalten können. Denn Sie sind von jetzt ab sicher, alle Anteile Ihres Selbst, die an einer Entscheidung beteiligt werden möchten, auch berücksichtigt zu haben. Vor Überraschungen durch die Seele oder durch den Körper sind Sie zukünftig gefeit. Und das vermittelt Sicherheit.

Wenn sich in Zukunft Fragen und Probleme in Ihrem Alltag stellen, dann wissen Sie: ohne Frage keine Antwort, ohne Problem keine Lösungen, ohne Zweifel keine Sicherheit. Und Sie werden mit Gelassenheit und Zuversicht die Herausforderungen als Angebote zu nutzen wissen. Die Lebensfreude wird dabei an Ihrer Seite sein.

Falls Sie konsequent und unbeirrt Ihre inneren Informationen nutzen und sich daran orientieren, werden Krankheiten der Vergangenheit angehören. Denn innere Spannungsfelder müssen nicht mehr über den Körper verdeutlicht werden, weil entweder keine mehr entstehen, oder weil Sie sich direkt darum kümmern. Dabei ist natürlich zu bedenken, dass eine Umstellungszeit von einigen Monaten erforderlich ist, und dass Sie natürlich trotzdem hin und wieder eine kleine Erkältung bekommen, sich eine Muskelzerrung beim Laufen zuziehen, oder dass Sie sich einmal in den Finger schneiden.

Krankheiten, die bereits länger bestehen, werden nicht von heute auf morgen verschwinden können, weil ja auch ihre Grundlage, die Spannungsfelder, schon älteren Datums sind.

Der Verlauf wird sich aber zunehmend günstig gestalten. Und Sie werden sicher ganz überrascht sein, welche Verbesserungen möglich sind selbst dort, wo das bis dahin für unmöglich gehalten wurde. Dennoch: Auch „Wunder" dauern auch auf diesem Wege etwas länger! Und manifeste Organveränderungen oder durch Kalkablagerungen oder Entzündung stark veränderte Gelenke werden nicht wieder wie neu werden. Aber mit großer Sicherheit werden Entzündungsprozesse gestoppt und Schmerzen weichen, und Ihre Beweglichkeit wird zunehmen.

Geduld ist währenddessen bei allem unabdingbare Voraussetzung und Konsequenz. Niemand ist perfekt, und auch bei Ihren Veränderungen wird es Hindernisse, Verzögerungen oder Stillstand geben. Sollte deshalb einmal akute ärztliche Hilfe dennoch erforderlich sein, nehmen Sie eine solche selbstverständlich in Anspruch. Dann übernehmen Sie wieder das Ruder und die Verantwortung für Ihre Gesundheit in dem Wissen, dass Tabletten nicht wirklich etwas verändern können, auch wenn man sie hin und wieder braucht. Das Magengeschwür heilt damit ab, aber den Rückfall verhindern ganz allein Sie.

Sie werden natürliche Reaktionen nicht mehr als Krankheit bezeichnen. Denn ein Trauerfall in der Familie löst natürlich Trauer aus und auch Betroffenheit. Eine Depression ist so etwas aber nicht. Wer die erforderliche innere Arbeit leistet, wird früher oder später seine Lebensfreude wieder finden. Wer sich hingegen der Diagnose „Depression" ergibt und entsprechende Tabletten nimmt, wird diese Arbeit nicht leisten können, stattdessen den negativen Stimmungszustand festschreiben und auch weiterhin auf die Tabletten angewiesen sein.

Die Perspektiven in Ihrem Leben können sich also sehen lassen: Tiefe, Sicherheit, Eigenverantwortung, Stimmigkeit, Lebensfreude und Gelassenheit! Arbeit ist dafür zu leisten, das ist keine Frage. Aber jede noch so kleine Krankheit kostet noch mehr Energie, und eine „große" nimmt Ihre Aufmerksamkeit und Ihre Kraft fast vollständig in Anspruch. Nur sehen dann die Perspektiven anders aus.

Für das Gesundheitssystem bringt eine solche ganzheitliche Sicht einschneidende Veränderungen. Die Ärzte wären gezwungen, sich wieder persönlich und intensiv mit jedem Patienten zu befassen, weil es mit einer maschinellen Diagnostik und der Verordnung von Medikamenten eben nicht mehr getan wäre.

Dem müsste auch bei der Ausbildung Rechnung getragen werden. Ärztliche Tätigkeit würde sich dann zum einen Teil auf Akutmaßnahmen beziehen, der andere und weitaus größere Teil müsste aber auf die Suche nach Hintergrundspannungsfeldern und die Anleitung zur Selbsthilfe bei kompetenter Begleitung ausgerichtet werden.

Daneben müsste ärztliche Tätigkeit sich einem Gebiet zuwenden müssen, das bislang ein nahezu unbeachtetes Dasein fristete: der Gesundheit. Immer neue Erklärungsversuche von Krankheit bringen wenig Gewinn und kosten immense Summen. Neue Ansätze bei der Anleitung zur Gesundheit wie das Training innerer Wahrnehmung zur Spannungsfeldanalyse oder Hilfen zu einer stimmigen und selbstregulierten Lebensweise kosten weitaus weniger, und ihr Nutzen ist ungleich höher.

Die Krankenkassen würden sich darauf einstellen müssen, ein neues Bewertungssystem zu erstellen, das diesen Anforderungen Rechnung trägt. Es kann für Ärzte unmöglich länger im Schwerpunkt darum gehen, Normen zu erfüllen, Budgets einzuhalten oder Formulare fehlerfrei auszufüllen. Und ein guter Arzt kann auch nicht länger derjenige sein, der möglichst dem statistischen Mittel entspricht.

In den Mittelpunkt der Aufmerksamkeit gehört wieder der Patient mit seinen Leiden, seinen Wünschen und seinen

Bedürfnissen. So ließe sich auch der völlig überdimensionierte Verwaltungsapparat der Krankenkassen reduzieren, weil es weniger zu kontrollieren gäbe. Und Gelder flössen wieder dorthin, wofür sie gedacht sind: zu den Patienten.

Die Verlierer einer Umstellung auf eine ganzheitlich ausgerichtete neue Medizin, auf die Betonung von Gesundheit und Eigenverantwortung, wären die pharmazeutischen Firmen. Denn der Arzneimittelbedarf würde drastisch sinken.

Und so bleibt nur noch abzuwarten, wann diese seit vielen Jahren bekannten Zusammenhänge und Hintergründe von Gesundheit und Krankheit nun auch ins Gesundheitssystem einfließen werden und endlich eine angemessene Berücksichtigung finden werden. Die Zeit ist dafür längst schon reif.

Sie aber können bereits heute Ihren ganz persönlichen Anfang machen.

Dank

Ich danke Birgit, die mit mir den Grundstock für dieses Buch gelegt hat.

Sehr zu danken habe ich auch Hermann Chaloupsky, der mir unbeirrbarer Freund, Ratgeber und Sponsor über all die Jahre ist. Seine Treue, seine stete Ermunterung und sein Glaube an die gemeinsame Sache sind mir Sicherheit und Basis.

Dankbar bin ich auch Kornelia, die in bewährter Weise dieses Buch mit großer sprachlicher und intuitiver Sicherheit begleitet hat.

Und ich danke meinen Söhnen Urs, Mats und Rasmus, weil jeder auf seine Weise mein Leben sehr bereichert und erfüllt.

Literatur

Achterberg, J.: *Die heilende Kraft der Imagination. Gedanken, Vorstellungen und innere Bilder als heilende Kraft in der modernen Medizin. Grundlagen und Methoden einer neuen Heilkunst.* München 1987.

Ader, R., et al. (Hrsg): *Foundation of Psychoneuroimmunology.* Berlin 1985.

Aebischer, K.: *Brustkrebs. Psychische Belastung und deren Bewältigung.* Freiburg/Stuttgart 1987.

Alman, B. M.; Lambrou, P. T.: *Selbsthypnose. Das Handbuch zur Selbstbehandlung.* Heidelberg 1996.

Ammusat, J. Z.: *Quelques reflexions sur la curabilité du cancer.* Paris 1845.

Bachmann, C.: *Die Krebsmafia.* Monaco 1981.

Bahnson, C. B.: „Das Krebsproblem in psychosomatischer Dimension". In: Uexküll, Th. V.: *Lehrbuch der psychosomatischen Medizin.* München 1979, 685-698.

Baltrusch, H. J. F.: „Psychosozialer Stress, Krebs und Krankheitsbewältigung". In: *Mitteilungsdienst der Gesellschaft zur Bekämpfung der Krebskrankheiten Nordrheinwestfalen e.V.,* Nr. 44, 1984.

Bammer, K.: *Krebs und Psychosomatik.* Stuttgart 1981.

Barasch, M. I.: *Ich suchte meine Seele und wurde gesund. Heilung als Reise nach innen.* München 1996.

Barasch/Hirschberg: *Spontanheilungen.* Augsburg 1997.

Bartsch, H. H.; J. Bengel (Hrsg.): *Salutogenese in der Onkologie.* O. O. 1997.

Beck, A.: *Kognitive Therapie der Depression.* Beltz 1999.

Beck, D.: *Krankheit als Selbstheilung.* Frankfurt 1981.

Beck, D.; König, U.; Blasner, P. et al.: „Zur Psychosomatik des Mammakarzinoms". In: *Zeitschr. F. Psychosom. Med. und Psychoanalyse,* 101-117.

Becker, H.: *Psychoonkologie.* Berlin/Heidelberg 1986.

Beitel/Krischat/Niesel/Schumacher: *Bochumer Gesundheitstraining. Ein Trainingsprogramm zur Unterstützung der natürlichen Heilkräfte bei Krebs und anderen Erkrankungen.* Bochum 1983.

Benson, H.: *Heilung durch Glauben.* München 1997.

Beyersdorff, D.: *Biologische Wege zur Krebsabwehr.* Heidelberg 1984.

Bieliauskas, L. et al.: „Psychological Depression and cancer mortality". In: *Psychosom. Med.* 1979, 1:77,41 (Abstract).

Bierach, A.: *Krebs ist heilbar.* Düsseldorf/Wien 1977.

Blohm, W.: *Hypnotherapie und Selbsthypnose.* Kreuzlingen/München 2002.

Blohm, W.: *Kribbeln im Bauch – Gefühle als Wegweiser.* Frankfurt a. M. 2004

Borysenko, J.: *Gesundheit ist lernbar. Das klinisch getestete Programm zur Steigerung der Abwehrkräfte des Körpers und zur Förderung der Selbstheilung.* Bern/Wien/München 1989.

Büntig, W.: „Krebsheilung durch Psychotherapie?" In: *Ärztliche Praxis* 26/1980, 908-910.

Büntig, W.: *Selbsthilfe in der Krebsbehandlung durch Unterstützung der natürlichen Heilungskräfte.* Unpubl. Man. 1981.

Chopra, D.: *Die Körperseele.* München 1993.

Cousins, N.: *Der Arzt in uns selbst.* Reinbek 1984.

Dahlke, R.: *Lebenskrisen als Entwicklungschancen.* München 1995.

Diamond, J.: *Der Körper lügt nicht.* Freiburg 1983.

Ducan, B. L., et al. : *Aussichtslose Fälle.* Stuttgart 1998.

Gass, G.: *Heilmeditationen für Krebskranke.* Frankfurt 1991.

Geesing, H.: *Immun-Training. So stärken Sie Ihre körpereigenen Abwehrkräfte.* München 1988.

Gilligan, S.: *Therapeutische Trance. Das Prinzip Kooperation in der Ericksonschen Hypnotherapie.* Heidelberg 1995.

Grawe, K.; Donati, R.; Bernauer, F.: *Psychotherapie im Wandel: Von der Konfession zur Profession.* Göttingen 1994.

Grossarth-Maticek, R.: *Krankheit als Biographie. Ein medizinsoziologisches Modell der Krebsentstehung und -therapie.* Köln 1979.

Grossarth-Maticek, R.: „Krebserkrankung und Familie“. In: *Familiendynamik,* 4/1976, 294ff.

Grossarth-Maticek, R.: „Mit halber Kraft voraus“. In: *Psychologie Heute,* 2/1980, 72-75.

Grossarth-Maticek, R.; Bastiaan, J.; Kanazier, D.: „Psychosocial factors as strong predictions of mortality from cancer, ischemic heart disease and stroke: Yugoslav Prospective Study“. *Journal of Psychosomatic Research, 29/1985,* 167-176 ff.

Hackethal, J.: *Keine Angst vor Krebs.* Wien 1978.

Haley, J.: *Gemeinsamer Nenner Interaktion. Strategien der Psychotherapie.* München 1987.

Hartmann, M.S.: *Praktische Psycho-Onkologie. Therapiekonzepte und Anleitungen für Patienten zur psychosozialen Selbsthilfe bei Krebserkrankungen.* München 1991.

Heim, M. E.; Schwarz, R.; unter Mitwirkung von Gallmeier W. M.: *Spontanremissionen in der Onkologie: theoretische Modelle und klinische Befunde.* Stuttgart/New York 1998.

Helmkamp, M.; Paul, H.: *Psychosomatische Krebsforschung.* Bern 1987.

Jaffe, D. T.: *Kräfte der Selbstheilung.* Stuttgart 1983.

Justice, B.: *Wer wird krank? Der Einfluß von Stimmungen, Gedanken und Gefühlen auf unsere Gesundheit.* Hamburg 1989.

Koppe, A.: *Innere Reisen – Selbstheilungsquellen* (Audiokassetten). Walluf 2001.

Kossak, H.-Ch.: *Hypnose. Ein Lehrbuch. Psychoneuroimmunologische Untersuchungen.* Wien/New York 1990.

Lambley, P.: *Psyche und Krebs.* Hamburg 1989.

Lermer, S.: *Immunkraft. Der mentale Weg zur Stärkung unserer Gesundheit.* Düsseldorf 1996.

LeShan, L.: *Psychotherapie gegen den Krebs.* Stuttgart 1997.

Medelung, E.: *Kurzzeittherapien: Neue Wege zur Lebensgestaltung.* München 1996.

Meerwein, F.: *Einführung in die Psycho-Onkologie.* Bern 1981.

Menninger, K.; Maymann, M.; Pruyser, P.: *The Vital Balance.* Magnolia, Mass. 1983.

Oyle, I.: *The Healing Mind.* New York 1975.

Pelletier, K. R.: *Die neue Medizin.* Frankfurt a. M. 1982.

Pelletier, K. R.: *Mind as a Healer, Mind as a Slayer.* New York 1977.

Pert, C. B.: *Moleküle der Gefühle. Körper, Geist und Emotionen.* Hamburg 1998.

Psychologie Heute: „Kann man Krebs doch wirksam vorbeugen – und heilen?“ In: 5/1998.

Remmel, A.: „Psyche und Tumor.“ In: *Bunte,* 23/1994.

Retzer, A.: *Passagen.* Stuttgart 2002.

Revenstorf, D.; Zeyer, R.: *Hypnose Lernen. Leistungssteigerung und Stressbewältigung durch Selbsthypnose.* Heidelberg 1997.

Rosen, S. (Hrsg.): *Die Lehrgeschichten von Milton H. Erickson.* Hamburg 1990.

Rossi, E. L.: *Die Psychobiologie der Seele-Körper-Heilung: neue Ansätze der therapeutischen Hypnose.* Essen 1991.

Rossi, E. L.; Cheek, D.: *Mind-Body Therapy: Methods of Ideodynamic Healing in Hypnosis.* New York 1988.

Schedlowski, M.; Tewes, U. (Hrsg.): *Psychoneuroimmunologie.* Heidelberg/Berlin/Oxford 1996.

Selby; Lühmann: *Das Immunsystem aktivieren. Selbstheilung in praktischen Übungen.* München 1987.

Shazer, S. de: *Das Spiel mit Unterschieden: Wie therapeutische Lösungen lösen.* Heidelberg 1994.

Shazer, S. de: *Der Dreh. Überraschende Wendungen und Lösungen in der Kurzzeittherapie.* Heidelberg 1997.

Siegel, B.: *Mit der Seele heilen. Gesundheit durch inneren Dialog.* Düsseldorf 1991.

Siegel, B.: *Prognose Hoffnung. Liebe, Medizin und Wunder.* Düsseldorf 1988.

Siegel, J.: „Psychotherapie bei ambulant behandelten Tumorpatienten in onkologischen Schwerpunktpraxen“. In: *Ethik in der Onkologie. Ergebnisbericht der 12. Jahrestagung der Deutschen Arbeitsgemeinschaft für Psychoonkologie vom 1.-3.6.1994 in Wiesbaden.*

Simonton, O. C.; Henson, R. M.; Hampton, R.: *Auf dem Wege der Besserung: Schritte zur körperlichen und spirituellen Heilung.* Reinbek 1995.

Simonton, O. C.; Simonton, S. M.; Creighton, J.: *Wieder gesund werden. Eine Anleitung zur Aktivierung der Selbstheilungskräfte für Krebspatienten und ihre Angehörigen.* Hamburg 1982.

Simonton, O.C.; Simonton, S.: „Belief systems and management of emotional aspects of malignancy". In: *Journal of Transpersonal Psychology* 7/1975, 1, 29-47.

Spiegel, D.; Kraemer, H. C.; Bloom, J. R.; Gottheil, E.: „The effect of psychosocial treatment on survival of patients with metastatic breast cancer." In: *Lancet.,* 14. Oktober 1989, Bd. II (8668): 888-891

Stierlin, H.; Grossarth-Maticek, R.: *Krebsrisiken Überlebenschancen. Wie Körper, Seele und soziale Umwelt zusammenwirken.* Heidelberg 1998.

Tetzer, A.: *Passagen.* Stuttgart 2002.

Verres, R.: *Die Kunst zu leben. Krebsrisiken und Psyche.* München 1997.

Watzlawick, P.: *Die erfundene Wirklichkeit. Wie wissen wir, was wir zu wissen glauben?* München 1981.

Watzlawick, P.; Beavien, J. H.; Jackson, D. D.: *Menschliche Kommunikation.* Bern/Stuttgart/Wien 1969.

Watzlawick, P.; Weaklaud, J. H.; Fisch, R.: *Lösungen. Zur Theorie und Praxis menschlichen Wandels.* Bern 1974.

Zeig, J. K.: *Die Weisheit des Unbewussten. Hypnotherapeutische Lektionen bei Milton H. Erickson,* Heidelberg 1995.

Über den Autor

Dr. med. Wolfgang Blohm ist Jahrgang 1949 und Vater von drei Söhnen. Er engagierte sich 20 Jahre als Landarzt internistischer Ausrichtung und gilt als überzeugter Verfechter einer ganzheitlichen und am Patienten orientierten Medizin. Aus Leidenschaft und Überzeugung betreibt Wolfgang Blohm seit 15 Jahren erfolgreich Hypnotherapie. Seine Bücher *Kribbeln im Bauch – Gefühle als Wegweiser,* erschienen 2004 im mvgVerlag, sowie *Hypnotherapie und Selbsthypnose* legen neben einigen CDs davon Zeugnis ab. Im Norden betreibt er eine kleine Privatklinik für Hypnotherapie und arbeitet daneben auf dem Gebiet der Psychoneuroimmunologie mit Hochschulen und anderen Häusern im Austausch von Daten zusammen. Seit Jahrzehnten beschäftigt sich Blohm intensiv mit dem Zusammenhang von Körper und Seele und hat umfangreiches Material aus der Praxisarbeit auswerten können.

Im Privatleben ist er radikaler Konstruktivist, liebt Pferde, Hunde, Landschildkröten und die Nordsee. Heimisches Domizil ist ein Reethaus. Wolfgang Blohm lebt konsequent nach den von ihm propagierten Thesen.

Register

A
Akne vulgaris 205, 212
Allergische Bronchitis 139
Allergische Entzündung204
Ambivalenz 60, 97, 98, 118
Angina 132, 139
Angina pectoris 153
Angina tonsillaris 139
Appendicitis 179
Ärger 63, 80, 81, 82, 93, 114, 116, 162, 164, 236
Arrhythmie 154
Asthma 13, 26, 133, 134, 145, 149

B
Basaliom 202
Blinddarmentzündung 26, 179
Bluthochdruck 13, 79, 80, 154, 160
Bronchialkarzinom 140
Bronchitis 132, 139

C
Colitis ulcerosa 13, 178
Crohn'sche Erkrankung 178

D
Darm 5, 13-15, 29, 32, 68, 74, 79, 83, 173, 175, 178-200, 232
Darmverschluss 179
Depression 13, 23-26, 41, 64, 71, 89-96, 119, 225, 238, 253, 260
Divertikulitis 178
Duodenitis 177
Durchfall 23, 29, 68, 83, 179, 233

E
Embolie 153, 154
Enttäuschung 63, 74-77, 81, 84, 92, 247
Entzündung 26, 29, 30, 31, 132, 139, 141, 154, 161, 176-179, 193, 198, 204, 205, 209, 218, 227, 253
Epitheliom 203, 212

F
Fibrom 203
Fibrose 133
Fieber 29, 42, 128, 129, 133, 135, 138, 140, 201
Fremdkörper 30, 131, 132, 179, 200

G
Gallenstein 178
Gastritis 177
Geborgenheit 66, 101-104, 117, 166, 192, 217
Gelassenheit 7, 68, 84, 91, 99, 101-104, 118, 128, 160, 164, 166, 167, 170, 184, 190, 196, 197, 217, 237, 242, 252, 253
Gelbsucht 178
Gingivitis 176

H
Hämorrhoiden 179
Hautanhangsgebilde 212
Heiterkeit 59, 68, 91, 102, 197
Herpeserkrankung 211
Herzinfarkt 13, 20, 21, 53, 56, 80, 153- 155, 157, 158, 161
Herzinsuffizienz 154, 160
Herzklappeninsuffizienz 154
Herzrhythmusstörung 79, 154, 155, 160
Hintergrundspannungsfeld

I
Ileus 179

K
Klarheit 189, 192, 195, 196, 204, 213, 215, 220, 221, 230, 235, 243, 244, 248
Koronare Herzerkrankung 153
Koronare Herzkrankheit 160
Krampfadern
Krebserkrankung 21, 26, 29, 33, 45, 46, 50, 58, 177, 179, 247, 249, 261, 264

L
Leberfleck 203
Leere 76, 91, 93-97
Lipom 203
Lungenblähung 133
Lungenembolie 153, 154
Lungenentzündung 132, 141
Lungenkarzinom 133
Lungenkrebs 20
Lymphknoten 31, 32
Lymphsystem 31, 35, 36

M
Magendurchbruch 177
Magengeschwür 13, 25, 26, 177, 198, 253
MCS 204
Melanom 203
Melanomerkrankung 212
Meteorismus 179
Milz 32, 70
Morbus Crohn 178
Myocarditis 154

N
Neurodermitis 13, 52, 204, 105, 107, 209, 211

O
Ösophagitis 176

P
Pankreatitis 177
Pigmentnaevi 203
Polypen 178
Polyposis 178
Psoriasis 205, 211
Pylorospasmus 176

R
Rachenmandeln 31, 132, 136
Reizcolon 178
Resignation 7, 63, 64, 76, 78, 91-94

S
Schleimbildung 138, 179
Schleimhautentzündung 177
Schluckbeschwerden 176
Schmerz 7, 22-24, 31, 61, 63, 65, 71, 74, 76, 79, 83, 89-91, 97, 128, 129, 133, 138, 140, 153, 159, 176-180, 182, 201, 202, 210, 211, 227-233, 243, 253
Schnupfen 132-135, 173
Schuldgefühl 58, 59, 63, 65, 72, 84, 86, 87-89, 147, 229, 230
Schuppenflechte 205, 211
Sicherheit 7, 14, 37, 45-47, 65, 66, 69-74, 79, 86, 89, 98-104, 106-108, 113, 117-120, 122-124, 137, 160, 161, 164, 166, 167, 169, 170, 187-197, 207, 215, 217, 220, 230, 233, 236, 242, 243, 245, 247-249, 252, 253, 257
Sinusitis 139
Spannungsfeldhintergrundanalyse 158
Stenose 154
Stomatitis 176
Strahlenschäden 202
Stress 35, 36, 75, 77-80, 83, 84, 126, 157, 164, 194, 236

T
Thrombose 153, 161
Thymusdrüse 32
Tonsillitis 31, 132
Traurigkeit 63, 64, 71, 76, 89-91, 93, 95

U
Ulcus 177
Ulcus duodeni 177
Unverträglichkeit 204

V
Venenentzündung 161
Venöse Erkrankung 161
Verstopfung 179
Vertrauen 99, 100, 102, 104-106, 160

W
Warze 203, 212
Weiße Blutkörperchen 30, 34
Wut 63, 76, 82-84, 93, 94, 161, 164, 242, 244

Z
Zähne 176
Zufriedenheit 66, 101, 102, 187, 229
Zwölffingerdarmgeschwür 177

Druck:
CPI Druckdienstleistungen GmbH
im Auftrag der
Zeitfracht GmbH
Ein Unternehmen der Zeitfracht - Gruppe
Ferdinand-Jühlke-Str. 7
99095 Erfurt